Fukushima Medical University Hospital / Aizu Medical Center

福島県立医科大学附属病院・会津医療センター附属病院

最新医療がわかる本

バリューメディカル

院長あいさつ

発刊にあたって
福島県民の“健康寿命日本一”を目指して

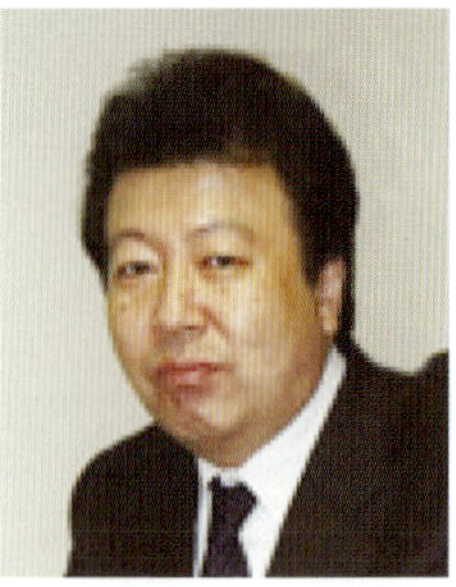

福島県立医科大学附属病院長　**紺野《こんの》 慎一《しんいち》**

福島県立医科大学附属病院は、豊かな知識と確かな医療技術を持ち、患者さんへの温かい眼差しとやさしい心を持つ医師の養成を目標としてきました。多くの出身者が、本県地域医療の向上に貢献するだけでなく、幅広い分野で世界中の医療の充実と発展に貢献しています。

この良き伝統と診療・教育・研究における成果を生かし、2011年3月11日に発生した東日本大震災と、それに引き続く東京電力福島第一原子力発電所の事故に際しては、全職員一丸となって、県の基幹病院、国の二次被ばく医療施設としての役割を果たすことができました。

これからも、先進的で高水準の安全な医療を提供し、将来を担う優秀な医療人を育成するとともに、“健康寿命日本一”を目指す福島県の復興へ向け、日本一の予防・診断・治療機能を整備すべく動きだしています。

中でも人材育成は重要な課題であり、そのためのシステムは非常に充実しています。当院の研修プログラムは、研修医の希望に応じて多くの協力病院で研修を行うことが可能で、大学病院では「医療のフロントライン＋考える診療」、協力病院などでは「日常技術の習得＋common diseaseへの対応」を学ぶことができます。

また、大学病院としては東北地方初のドクターヘリが日常的に運用されており、充実した救急医療研修を行うことができます。さらに、当院でしか経験できない災害医療・放射線被ばく医療の研修も充実しています。

研修期間中は、メンター教員による一対一のサポート体制をとり、研修達成度の評価だけでなく、不安定になりがちな研修生活の全般的なサポート、キャリアパス選択の援助などを行っています。

当院には、医師としての基礎を築く最適な研修プログラム、充実した施設・研修環境、優れた研究環境、親身にやさしくサポートしてくれる先輩たちがそろっており、優れたキャリアパスが創造できます。

本書を通じて、当院の持つ高度かつ先進的な医療体制の一端を知っていただければ幸いです。

2015年9月

発刊に寄せて

優秀なスタッフをそろえ、若い熱気に包まれた病院

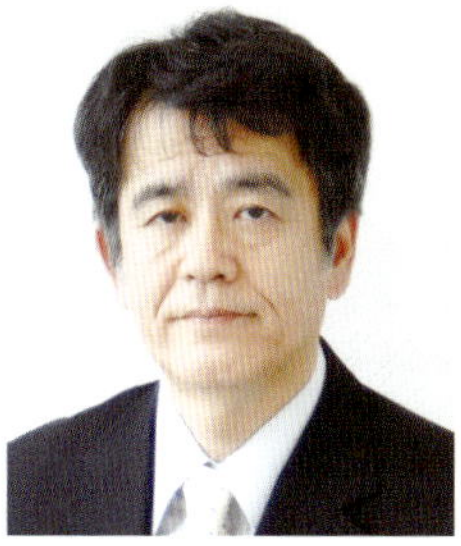

会津医療センター附属病院長　**鈴木《すずき》啓二《けいじ》**

公立大学法人福島県立医科大学会津医療センターは 2013 年５月に開院した新しい病院です。高久史麿センター長のもと、政策医療である結核を含めた感染症医療やへき地医療の支援などを行い、さらに大学附属施設として医療・教育・研究を支える拠点として活動しています。

基本理念として高度な先進医療の研究・開発、人間性豊かな優れた医療人の育成、安全で質の高い医療の提供、新しい地域医療の創造を掲げています。理念に基づき、「地域完結型医療」の提供を目指しています。

①**政策医療の継続的提供と充実強化**／「へき地医療拠点センター病院」として２つの「へき地医療拠点病院」、国保診療所および会津医療圏の多くの医療機関へ支援を行い、結核を含む感染症医療、救急医療なども強化しています。

②**地域に不足する診療科の設置、高齢化などの地域特性に対応した診療科の強化**／会津に初めての血液内科、漢方内科を新設し、整形外科・脊椎外科、耳鼻咽喉科などの充実強化を図り、がん患者に快適な療養環境を提供する緩和ケア病棟を設置しています。また患者さんがどの診療科を受診したらよいのか分からない場合や、病気を複数抱えたりしている場合などにも対応するため総合内科を設け、専門診療科との連携を図っています。

③**専門領域に特化した高度医療の提供**／「漢方医学センター」「血液疾患治療センター」「最先端内視鏡診断・治療センター」「脊椎・脊髄先進医療センター」「緩和ケアセンター」を設けています。消化器内科では胆管、膵疾患超音波内視鏡などによる診療、小腸・大腸・肛門科は下部消化器管の診療に特化、整形外科・脊椎外科は脊椎・脊髄外科を中心に診療を行っています。

④**職員の連携による医療サービスの提供**／看護専門外来の設置、患者さんの初診時から入院・退院・退院後の医療保健福祉支援まで一貫して調整する PFM（Patient-Flow- Management）システムによる患者支援センターを設置しています。

⑤**大学の附属施設として教育機能の整備**／福島県立医科大学の医学部・看護学部学生実習を行い、国内初の有給の鍼灸研修制度も設け、厚生労働省から臨床修練病院の指定を受けて海外からの医師の研修も受け入れています。

⑥**研究機能の整備**／臨床疫学、医療工学、漢方医学の研究室や教育資材などを研究開発する医学教育システム開発センターを設置しています。

当院は中小規模ではありますが、病床数に比べて優秀なスタッフを多数そろえ、臨床・教育・研究に活躍しており、実習学生、臨床研修医、後期研修医たちの若い熱気に包まれた病院です。

2015 年９月

福島県立医科大学附属病院・会津医療センター附属病院

最新医療がわかる本　──もくじ

院長あいさつ

発刊にあたって　福島県立医科大学附属病院長　紺野 愼一 …… 2

発刊に寄せて　会津医療センター附属病院長　鈴木 啓二 …… 3

パート① 福島県立医科大学附属病院　11

福島県民の健康長寿日本一を目指して

ふくしま国際医療科学センター
県民の皆さんの医療の砦として　理事・副学長・附属病院長　紺野 愼一 …… 12

ＰＦＭシステム
患者の入退院をスムーズにするＰＦＭ　地域連携部部長　青田 恵郎 …… 14

地域医療
広大な面積を担う地域医療の重要性　理事・副学長・教授　八木沼 洋行 …… 16

救急医療
震災前から注力していた災害医療態勢　救急科部長・救命救急センター部長　田勢 長一郎 …… 18

先端臨床研究センター
創薬、研究、臨床の３つを導入　先端臨床研究センター教授　伊藤 浩 …… 20

臨床研究イノベーションセンター
医師を元気にして、福島の医療と県民を元気にする！
福島県立医科大学副学長・臨床研究イノベーションセンター長　福原 俊一 …… 22

臨床研究教育推進部
福島県内での医師定着を目指す
臨床研究教育推進部部長　長谷川 毅／臨床研究教育推進部副部長　栗田 宜明 …… 24

診療科の最新治療

急性心筋梗塞
循環器内科　部長・教授　竹石 恭知 …… 28

造血幹細胞移植
血液内科　部長・教授　小川 一英 …… 30

肝細胞がん
消化器内科　部長・教授　大平 弘正 …… 32

関節リウマチ
リウマチ・膠原病内科　部長・教授　渡辺 浩志 …… 34

慢性腎臓病
腎臓・高血圧内科　部長・教授　中山 昌明 …… 36

糖尿病
糖尿病・内分泌代謝内科　部長・准教授　佐藤 博亮 …… 38

パーキンソン病
神経内科　部長・教授　宇川 義一 …… 40

気管支喘息
呼吸器内科　部長・教授　棟方 充 …… 42

がんの薬物療法
腫瘍内科　部長・教授　佐治 重衡 …… 44

肺がん
呼吸器外科　部長・教授　鈴木 弘行 …… 46

食道がん
消化管外科　部長・教授　竹之下 誠一 …… 48

膵がん
肝胆膵・移植外科　部長・教授　後藤 満一 …… 50

乳がん
乳腺外科　部長・教授　大竹　徹 …… 52

ヒルシュスプルング病
小児外科　部長・教授　後藤 満一 …… 54

甲状腺・副甲状腺・副腎内視鏡手術
甲状腺・内分泌外科　部長・教授　鈴木 眞一 …… 56

冠動脈疾患
心臓血管外科　部長・教授　横山 斉 …… 58

脳腫瘍
脳神経外科　部長・教授　齋藤 清 …… 60

腰部脊柱管狭窄（症）
整形外科　教授（病院長兼副学長）　紺野 愼一 …… 62

遊離組織移植
形成外科　部長・教授　上田 和毅 …… 64

不妊症
産科・婦人科　部長・教授　藤森 敬也／講師　菅沼 亮太 …… 66

ＩｇＡ腎症
小児科　部長・教授　細矢 光亮 …… 68

難治性白血病
小児腫瘍内科　部長・教授　菊田 敦 …… 70

糖尿病網膜症
眼科　部長・教授　石龍 鉄樹 …… 72

悪性黒色腫
皮膚科　部長・教授　山本 俊幸 …… 74

ロボット支援手術
泌尿器科・副腎内分泌外科　部長・教授　小島 祥敬 …… 76

音声障害
耳鼻咽喉科・頭頸部外科　部長・教授　大森 孝一 …… 78

統合失調症
心身医療科　部長・教授　矢部 博興 …… 80

放射線画像診断とＩＶＲ
放射線科　部長・教授　鈴木 義行 …… 82

高精度放射線治療
放射線治療科　部長・教授　鈴木 義行 …… 84

全身麻酔管理
麻酔・疼痛緩和科　部長・教授　村川 雅洋 …… 86

悪性リンパ腫
病理診断科　部長・教授　橋本 優子 …… 88

人工歯根（インプラント）
歯科口腔外科　部長・准教授　長谷川 博 …… 90

重症外傷（多発外傷）
救急科　部長・教授　田勢 長一郎 …… 92

運動器リハビリテーション
リハビリテーション科　部長・准教授　大井 直往 …… 94

病院案内

福島県立医科大学附属病院の概要 …… 96

基本理念・基本方針 …… 98

医療体制の充実と地域医療との連携 …… 99

組織図 …… 100

外来診療のご案内 …… 101

外来診療の流れ …… 102

フロアガイド …… 103

漢方診療
漢方内科・漢方外科　教授　三潴 忠道 …… 126

循環器疾患
循環器内科　教授　鶴谷 善夫 …… 128

造血器腫瘍の化学療法
血液内科　教授　大田 雅嗣 …… 130

膵がん
消化器内科　教授　入澤 篤志 …… 132

代謝疾患
糖尿病・代謝・腎臓内科　教授　塚本 和久 …… 134

結核
感染症・呼吸器内科　教授　新妻 一直 …… 136

認知症
心身医療科　教授　川勝 忍 …… 138

大腸がん
小腸・大腸・肛門科　教授　冨樫 一智／教授　遠藤 俊吾 …… 140

消化器外科
外科　教授　齋藤 拓朗 …… 142

脊椎・脊髄（背骨や神経）疾患
整形外科・脊椎外科　教授　白土 修 …… 144

天疱瘡・類天疱瘡
皮膚科　准教授　鈴木 重行 …… 146

難聴
耳鼻咽喉科　教授　小川 洋 …… 148

画像診断
放射線科　准教授　歌野 健一 …… 150

局所麻酔
麻酔科　教授　村山 隆紀 …… 152

病院案内

＊所属名、役職は 2015 年 9 月 1 日現在のものです。

パート1

福島県立医科大学附属病院

Fukushima Medical University Hospital

――― 福島県民の健康長寿日本一を目指して

ふくしま国際医療科学センター

県民の皆さんの医療の砦として

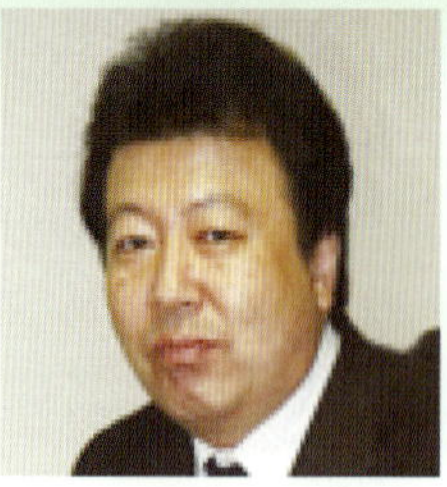

紺野《こんの》 慎一《しんいち》
理事・副学長・附属病院長

2011年の東日本大震災と原発事故後、県民の健康を将来にわたり見守り、福島復興を健康の面から支えていくことを目的に「ふくしま国際医療科学センター」は発足した。同センターは、5つの組織で構成される。

「県民の皆さんの健康を長期にわたり見守るための調査検査を行う『放射線医学県民健康管理センター』。超早期診断と最先端の医療技術で早期治療を実現する『先端臨床研究センター』。高度かつ最先端であると同時に患者さんの診療環境に配慮した医療を提供する『先端診療部門』。医療界と産業界の橋渡し役となり高度医療を支える新薬開発などの支援を行う『医療 - 産業トランスレーショナルリサーチセンター』。これらの組織を支え、県民の健康を生涯にわたって見守ることのできる人材を育成する『教育・人材育成部門』の5つです」

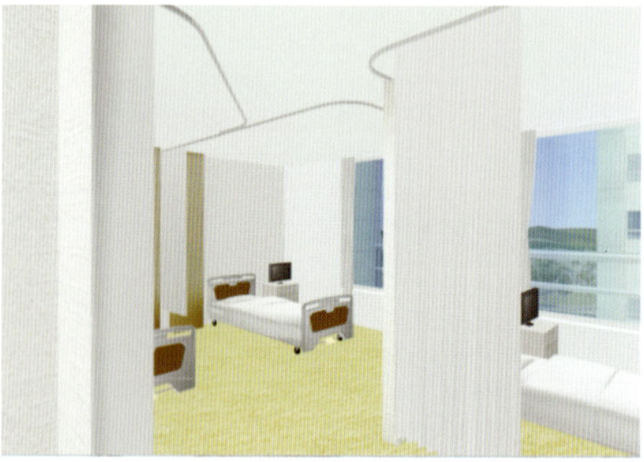

4床病室イメージ

そう説明するのは、附属病院長の紺野慎一さんだ。事業そのものは既に進んでいるが、2016年内にはこれらの事業をより確実、精緻に実現できる建物、設備が整備される。

「このうち、『先端診療部門』の整備は現在の附属病院機能の充実でもあります。主に『救急』『女性』『子ども』に対する先端医療の充実と、診療環境の向上を図ることに力を注いでいます」（紺野さん）

災害の教訓を生かした「安全」な医療の提供

災害や緊急被ばく、救急医療に強い医療体制の確立は、同大に課された歴史的使命だと紺野さん。高度被ばく医療機能を併せ持つ「災害医療・救命救急センター」の設置は、その使命を果たすための中核施設となる。

また、母と子どもを守り、福島で安心して子どもを産み育てることのできる医療環境の整備も、同大が担う福島の復興には欠かせない課題である

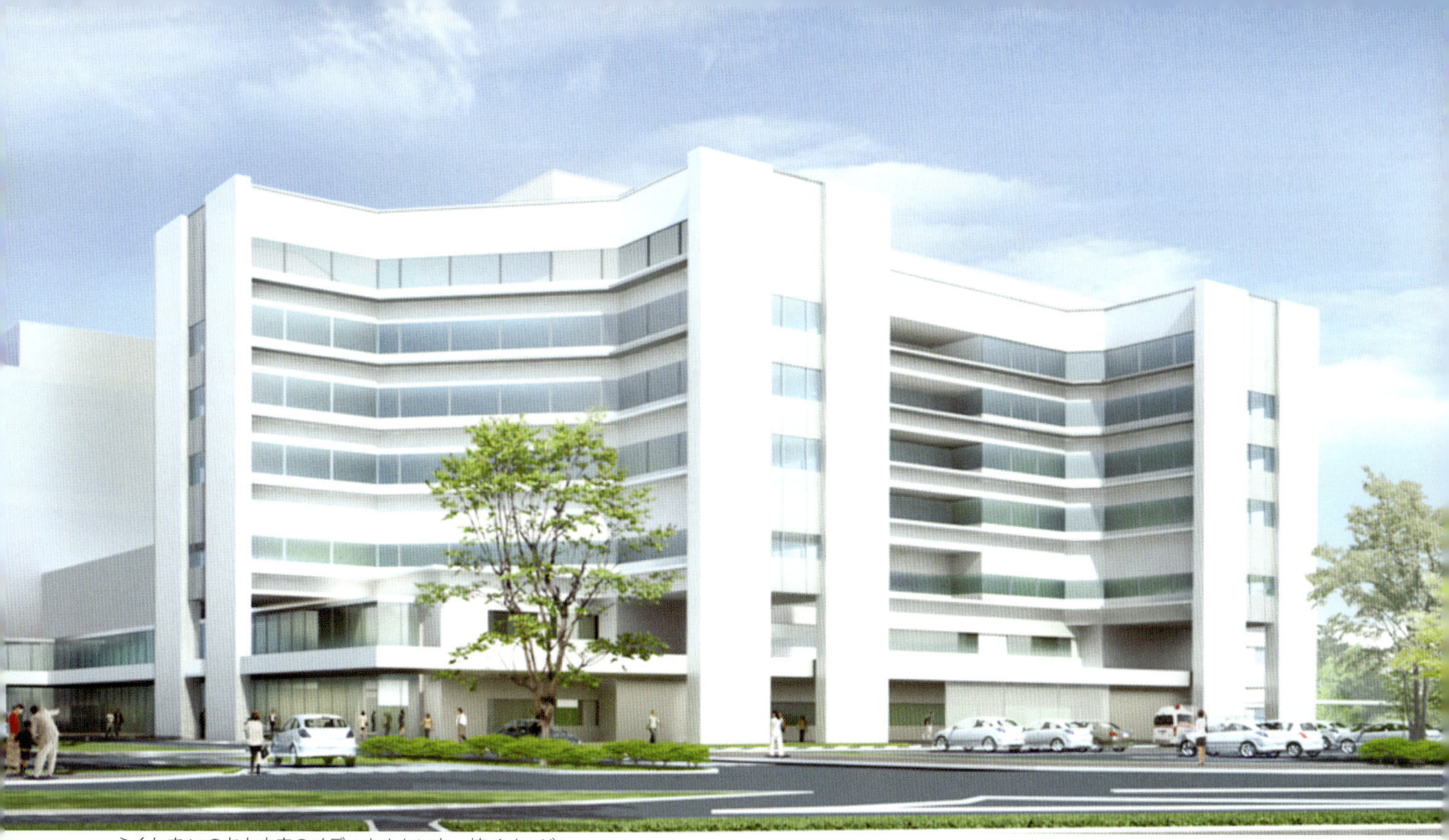

ふくしまいのちと未来のメディカルセンター棟イメージ

と紺野さんは強調する。

「そのため、『総合周産期母子医療センター』の拡充と『こども医療センター』の整備を行います。新生児特定集中治療室（NICU）・継続保育室（GCU）の病床を増やし、福島県内初となる小児集中治療室（PICU）を新設することになっています。福島県にはこれまで『子ども病院』がありませんでした。それに相当する機能をこれらの施設が担うことで、福島における出産、子育てへの『安心』をお届けできます」（同）

さらに、「先端臨床研究センター」に設置するサイクロトロンで製造される放射性薬剤を使用したラジオアイソトープ内用療法に対応した病床を９床設置する。国内最大級の内用療法拠点となる。

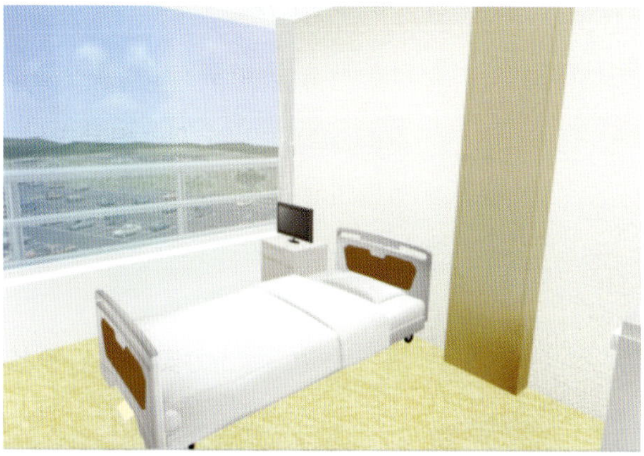

個室イメージ

「これらの最先端医療による早期診断・早期治療の実現は、患者さんの体への負担を少なくすることができます」

快適な診療環境の実現

「先端診療部門」では、最先端の医療設備を導入するだけにとどまらず、患者の診療環境を少しでも快適なものにするための整備も行う。

母子への医療体制の充実に伴い、子どもの年齢層に合わせた生活空間の確保もそのひとつだ。小さい子どものプレイスペースはもちろん、長期入院を必要とする就学年齢の子どもたちのための自主学習専用のスペースも確保する。

「さらに、病棟の一部には女性専用の病室エリアを設け、女性の入院患者さんの精神的な負担の軽減を図ります。そのほかにも個室の増加、プライバシーと快適性に最大限配慮したレイアウトの４床病室、開かれたスタッフステーションなど、安心して療養していただける環境づくりをします」

これらすべての取り組みを通して、県民が安心して福島で生活できる医療の砦となり、全国、世界の最先端の知見が集積する中核組織を目指す。

PFMシステム

患者の入退院を スムーズにするPFM

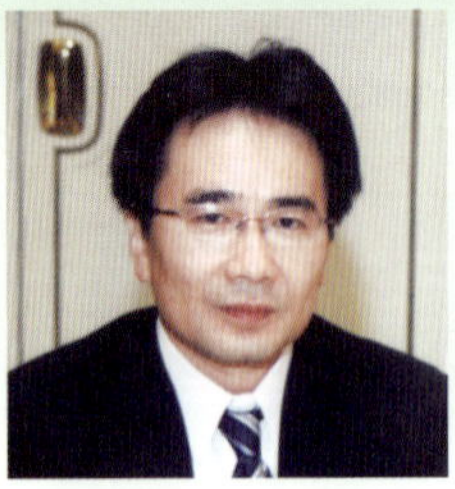

青田《あおた》 恵郎《しげお》
地域連携部部長

患者は、手術などの治療後早く退院して自宅へ戻りたいと望み、国の医療政策も、患者の入退院期間の短縮を望む。医療スタッフは、患者の入退院をスムーズに行うことで、仕事の効率化とストレスの軽減を図りたい。これらの要望に応えられるのが、PFM（Patient Flow Management）という患者の入退院とその前後の流れを円滑にするシステムだ。

「PFM導入のきっかけは、スタッフの業務が煩雑であったため病棟での業務効率を改善しようということでしたが、結果的に患者さんには好評で、スタッフの仕事も円滑にまわるようになったと思います」

PFMを導入した地域連携部の責任者である整形外科准教授の青田恵郎さんはそう話す。

PFMは、初診時に専門の看護師が、患者個々の病態や生活背景、家族構成、持病その他を専門カルテに記入し、総合的かつ綿密にチェックして問題点を把握し、解決策を事前に計画するのだ。問題点の解決には、医事課、薬剤部、検査部など随時、多職種が関わる。

いざ入院という時スムーズになり、療養中の看護や、退院後も在宅や別の施設へ課題を速やかにリレーできる。

院内すべてが情報を共有し、よりよい看護を

福島県立医科大学附属病院では、2014（平成26）年5月からPFMを導入。モデルケースとして、整形外科から始め、同年10月には消化管外科と肝胆膵外科も加わった。

「患者さんに対する細やかな把握は、医師にはなかなかできません。患者さんも看護師が話しやすいという点も功を奏して、さまざまなリスク管理が円滑に進んでいます」（青田さん）

院内の外来や病棟担当の看護師も、患者について詳細に記入されたカルテによって事前に状況を把握

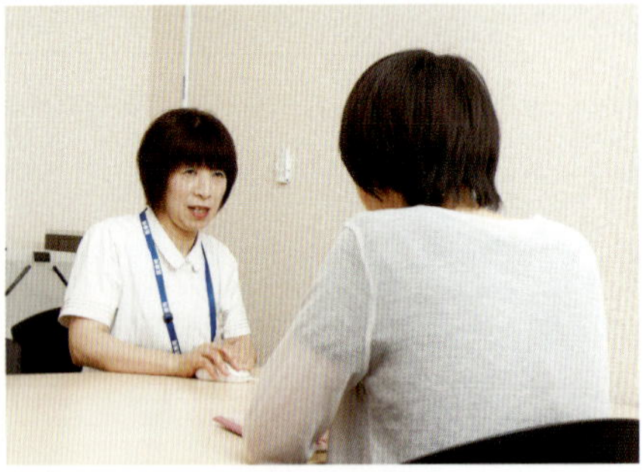

PFM看護師による患者さんとの面談

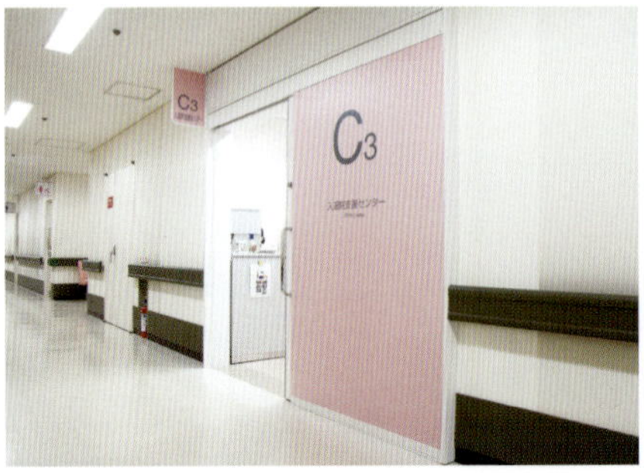

入退院支援センター

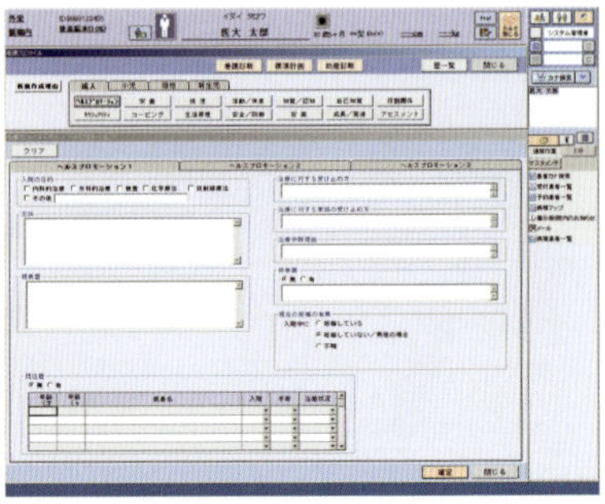

看護プロファイル

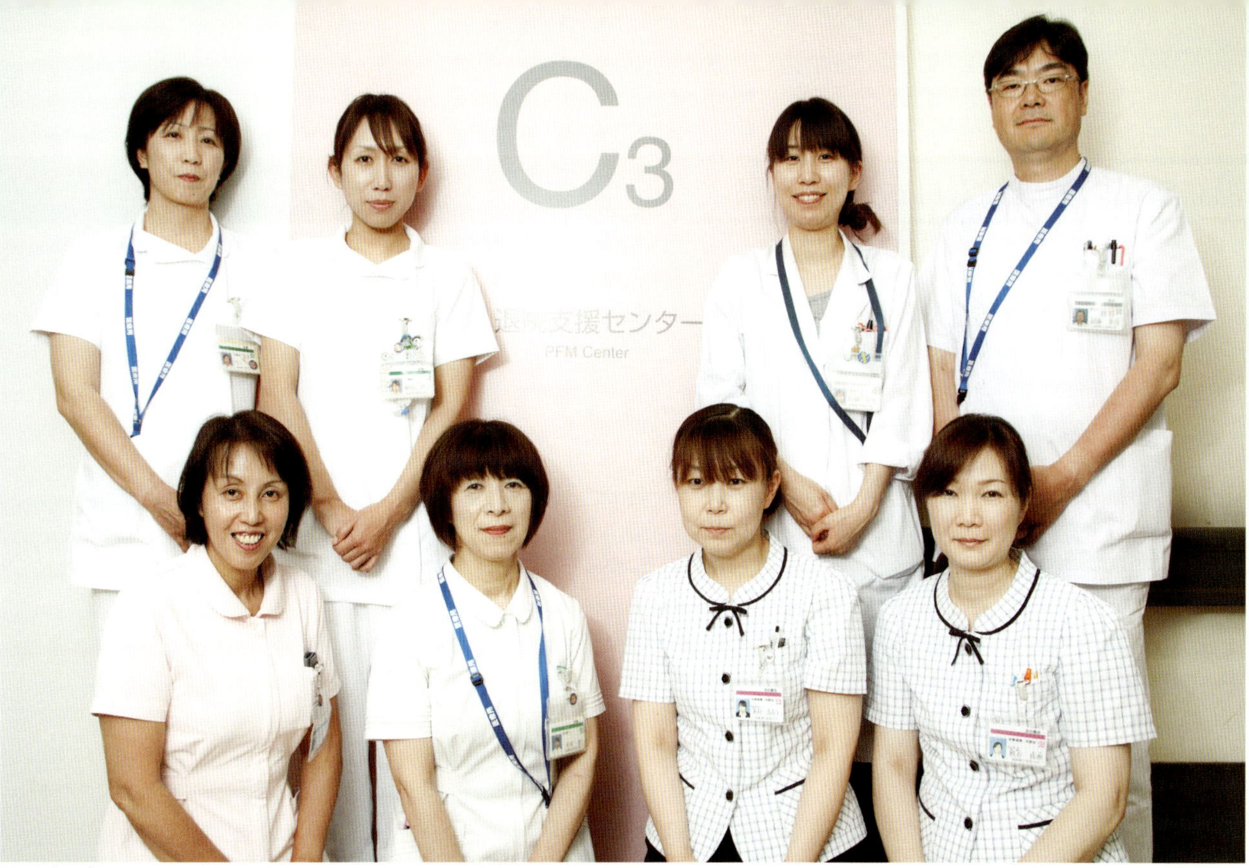

PFM メンバー

できるため、より良い看護に当たることができる。

研修医や若手医師の育成にも寄与する

PFM 看護師の適性とは「対人関係のスキルが高く、改革意識があり、前向きに自分の意見を言え、スタッフからも信頼の厚い人だ」と青田さん。

その PFM 看護師の適性は、医師の適性にも通じるものがある。

そこで、青田さんが考える PFM のもう一つのメリットは、研修医や若い医師の成長にも寄与するという点だ。

たとえば、PFM 看護師が担う、問診の仕方、綿密なカルテの記述などに触れることで刺激を受け、患者の情報を把握することの大切さを学べることだ。さらに、患者とのコミュニケーションにより、良好な関係をつくって、円滑に治療を進めていくスキルを学べる。このスキルは、将来、地域医療に従事し、高齢者の診療にあたる医師にとっては重要なものだ。また、PFM 看護師は、扇の要的な存在として、研修医や医師たちとの協力態勢のもと、患者に対する手厚い看護にあたれる。

「高齢者の場合、科を横断して受診している人も多いので、管理を一元化できる点も強みです」

患者と医師、看護師のコミュニケーションが密になることで、患者の安心感につながり、病院への信頼度が高まるため、治療にも協力的になるという。地元のかかりつけ医との連携も円滑になる。

今後の課題は、各科への普及を進め、2016 年のふくしま国際医療科学センター設立を機に全科へ導入することだ。

「病院全体で PFM が導入できれば、県民の皆さんにはさらに安心して、当院を活用していただけるようになります」

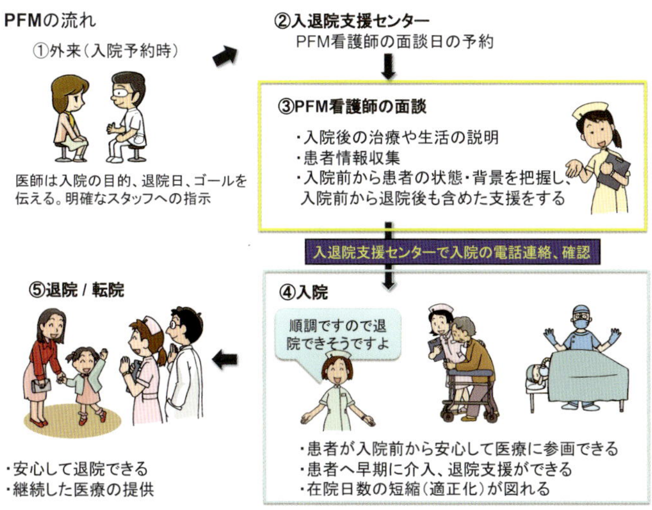

PFM フロー

地域医療

広大な面積を担う地域医療の重要性

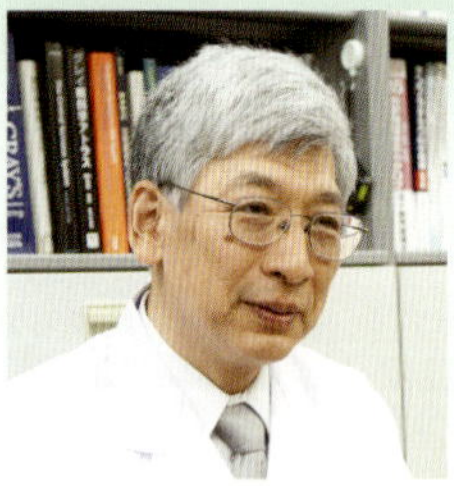

八木沼《やぎぬま》 洋行《ひろゆき》
理事・副学長・教授

地域医療とは、特定の住区域の中で暮らしている住民に、風邪のような初期段階の医療から、高度な医療まで満遍なく行きわたるようにすることだ。全国のあらゆる地域で、この理想の実現に向け、さまざまな努力がなされている。

福島県は昨今、特に地域医療を重視してきた。福島県は日本で３番目に広く、首都圏に匹敵する面積を有する。過疎で知られる南会津は、神奈川県と同じ面積に人口わずか３万人という背景がある。県内を７つの地域に分けて地域医療を推進してきたが、特に医療過疎地域への対策として実施されたのが、へき地医療支援システムとしての『地域医療支援教員等制度』だ。

震災後の2次医療圏の医師数の動向

医療圏	常勤医師数（人） 病院数	H23.3.1 A	H24.8.1 B	H25.12.1 C	H26.8.1 D	H26.12.1 E	増減 B-A	増減 C-A	増減 D-A	増減 E-A
県北	32	676	674	680	708	716	▲2	4	32	40
県中	33	607	576	579	572	568	▲31	▲28	▲35	▲39
県南	9	110	112	111	107	107	2	1	▲3	▲3
会津	19	238	235	276	287	281	▲3	38	49	43
南会津	1	12	12	11	11	11	0	▲1	▲1	▲1
相双	16	120	74	77	83	84	▲46	▲43	▲37	▲36
いわき	27	256	256	256	261	261	0	0	5	5
合計	137	2, 019	1, 939	1, 990	2, 029	2, 028	▲80	▲29	10	9

相双→７病院が閉鎖
県中≒郡山が大きく減少→契約更新せず
関東圏内の大学からの派遣中止？
会津→会津医療センター開院

震災後3年を経て、県全体としては震災前の水準に戻る

へき地医療を助けた『地域医療支援教員等制度』

「2003（平成15）年、只見町の国保朝日診療所で医師が倒れていなくなり、『地域医療の崩壊』とマスコミに報道されたのを機に作った仕組みです。地域医療支援を目的に15人の医師を採用し、大学の助教（助手）として常勤医師になってもらいました。その代わりに、月５回地域へ出向いて医療に当たることを義務化し、15人が交代で当時の会津県立総合病院（現会津医療センター）に勤務し、そこからさらに地域の診療所へ医師を派遣する『玉突き方式』という方法を確立しました」

そう説明するのは、理事・副学長で、企画・地域医療担当の教授・八木沼洋行さんだ。

この制度は2004年から行われていた。まさに地域医療のセーフティーネットとしての役割を果たした。その後、功績が認められ、この制度により教員として採用された医師は95人にまでなった。全国に誇れるユニークで先進的な制度事例としての『福島方式』の誕生だった。

「この制度で任命した教員は、地域医療を支えるだけではなく、奇しくも震災の時、常勤医として当院の医療を支えてくれました」

県内医師数の動向

人口10万あたり

	全国	福島	
H18	206.3	176.1	38位
H20	212.9	183.2	37位
H22	219.0	182.6	41位
H24	226.5	178.7	44位

医師数が減少しているのは、
本県と栃木県のみ

栃木県　205.3→205.0人

全国平均との比較　H20 -600名　H22 -735名　H24 -938名

福島県の医師数の動向

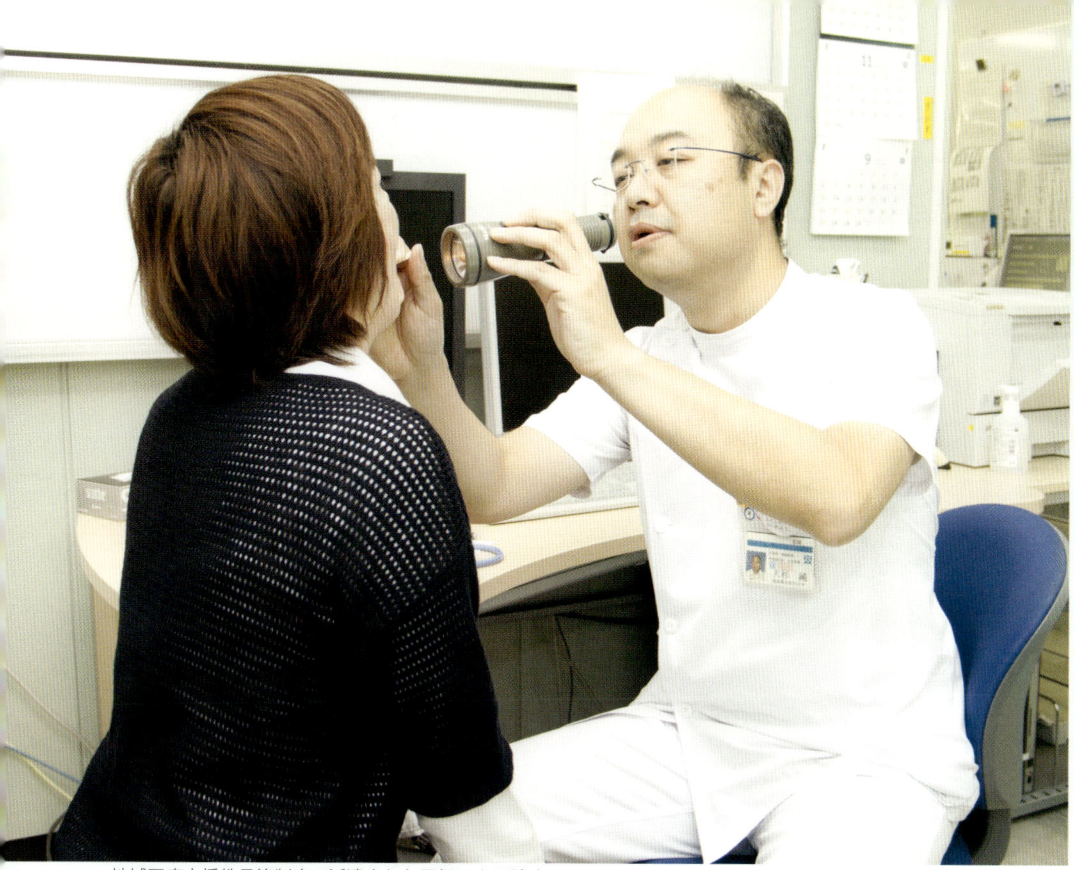
地域医療支援教員等制度で派遣された医師による診療

- 周産期・小児科地域医療支援講座
- 災害医療支援講座
- 地域救急医療支援講座
- 地域産婦人科支援講座
- 白河総合診療アカデミー
- 東白川整形外科アカデミー
- 疼痛医学講座
- 地域整形外科支援講座
- 外傷学講座

本学に設置されている寄附講座
（2015 年７月現在）

地域医療支援を目的とした４つの講座

その後、地域医療支援を目的とした寄附講座を設置して、人材の確保も始まった。2015 年３月末までに４つの講座が生まれている。

１つは災害医療支援講座。震災で甚大な被害を受けた太平洋沿岸地域である浜通り（相双地区・いわき地区）の再生のための医療再生基金で、県外から医師を募り、のべ常勤 13 人、非常勤６人が就いた。

「講座であるため、先の 15 人同様、大学の役職に就けました。2014 年までは浜通り限定でしたが、2015 年から全県へ波及させます」

次に周産期・小児科地域医療支援講座。

須賀川地方の周産期・小児医療支援を行うため、学内の医師２人を確保し常勤として採用した。

３つ目は、地域救急医療支援講座。福島市での救急システムの強化を進め、県外から医師を呼んだ。二次輪番病院へ大学から救急医を派遣し、当直医と一緒に診療に当たり指導も行う。

４つ目は、地域産婦人科支援講座。大学から常勤医３人を磐城共立病院へ派遣した。これにより人的バックアップとレベルの向上を行った。

そして現在は、臨床研究イノベーションセンター（P.22 参照）による白河総合診療アカデミーなど次々と生まれている。

今後は地域医療を旗印に、福島モデルとして全国に発信したいと八木沼さんは考えている。

「福島医大＝地域医療をブランドの１つにして、そのための知識や技術を身に付けることでの資格や役割をいろいろ用意します。そして、みんなが幸せになる福島の医療をつくりたいと考えています」

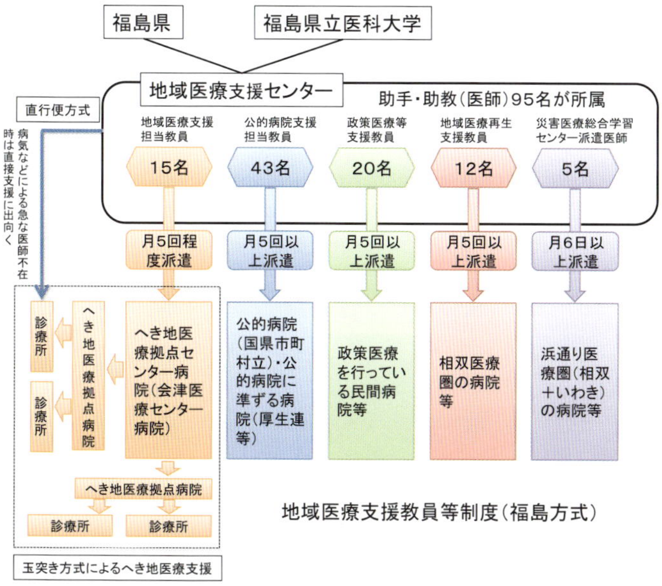

地域医療支援教員等制度（福島方式）

救急医療

震災前から注力していた災害医療態勢

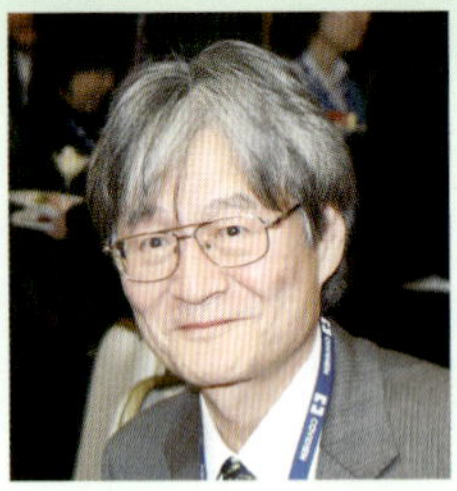

田勢《たせ》 長一郎《ちょういちろう》
救急科部長・救命救急センター部長

県民の命に直結する医療が救急医療だ。一言で救急医療といってもその守備範囲は広い。大きく分けると、さまざまな事故による外傷ややけどなどの処置、緊急を要する命にかかわる重篤な病気への対応、そして災害で被災した人々の救出・搬送と治療だ。

福島県の災害医療は、東日本大震災を契機に、その教訓をさまざまな対策に生かし続けている。高度救命救急センターは、災害医療には力を入れてきた。先の震災が起こる半年前にも、同センターは、震度6が発生したという想定でDMAT（Disaster Medical Assistance Team＝災害派遣医療チーム）を中心とする訓練をしていた。自衛隊の駐屯地にドクターヘリで急行したり、通信機能の強化やトリアージ（患者の重症度によって対処の仕方を決めるためのふるい分け）など実践的な訓練を行った。

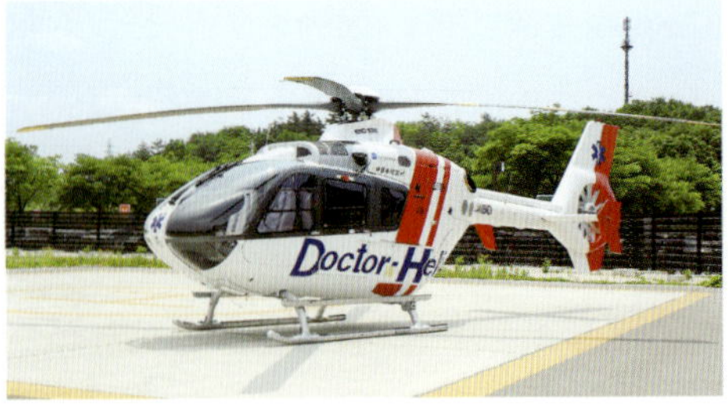

ドクターヘリ

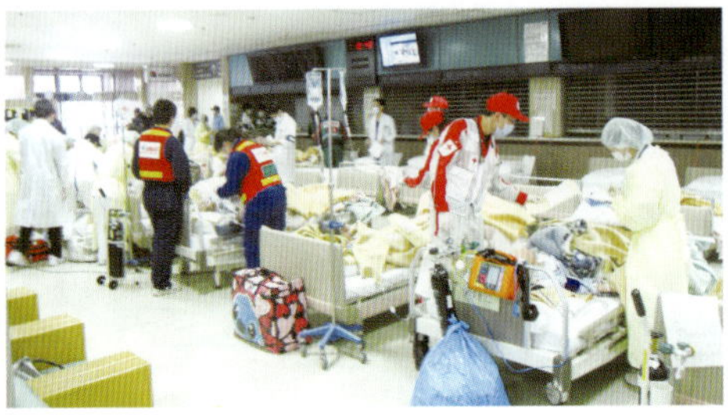

DMATの活動

震災での経験を救急・災害医療に生かす

奇しくもその訓練が、生かされることとなった。同センターは、災害医療の最前線に立ち、医療インフラを最大限活用しながら陣頭指揮に当たってきた。

「先の震災では、DMATという災害の緊急事態に対応できる機動性を持った、トレーニングを受けた医療チームの出動や全国のDMATとの連携、被災者の受け入れなど、多くの部分で貢献できたとは思います。しかし、もっと出来なかったのかというじくじたる思いもありました。震災での経験を通じて、見えてきた救急・災害医療の課題をひとつひとつ成し遂げています」

そう話すのが、高度救命救急センター長で教授の田勢長一郎さんだ。田勢さんは、1995（平成7）年の阪神・淡路大震災で災害医療に関わり、15年前、同センターに赴任した。医師の研修も含め、県内の救急医療態勢整備の要となってきた。

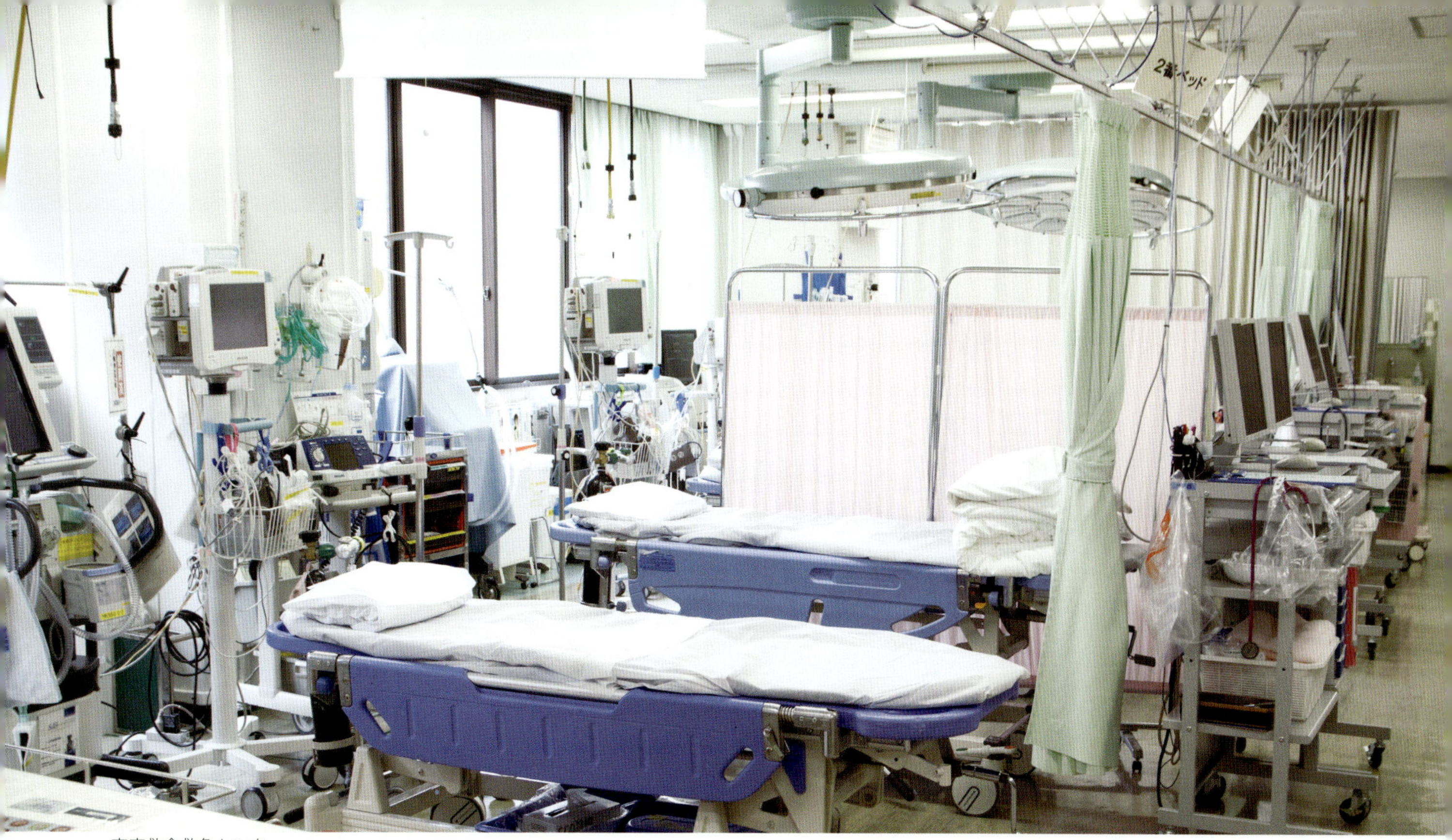

高度救命救急センター

震災後の県内救急医療態勢の再整備へ

田勢さんが、メディカルコントロール協議会会長として、震災後の福島県の救急医療態勢を再構築するために実践しているのは次の点だ。

まず､救急車の受け入れ態勢の向上だ。2008（平成20）年、救急車の患者受け入れに4回以上問い合わせを行った割合は、全国平均が3.6%であったのに対し、福島県は3.2%とわずかながら低かった。しかし、震災後は地域差はあるものの全国平均を上回り、地域ごとに検証してその改善を図っている。

次に急性心筋梗塞《しんきんこうそく》に対するカテーテル治療などの高度医療を地域でも実践できる指導と医師の派遣、そしてドクターヘリの急行などの地域救急医療体制の向上と援護だ。

現在、県内の救命救急体制は県北、県中・南、浜通り、会津の4地域の救命救急センターが核となり、お互いに連携しながら地域の救急医療コントロールをさらに強化している。

救急医療は医の原点

県民の命を守る救急医療について田勢さんはこう述べる。

「救急医療は医の原点。病名ではなく、患者さんが今どういう症状なのかを診て、それに対処する治療で患者さんの状態を安定させる医療です。各診療科にわたるさまざまな患者さんを横断的に診察し、その都度、応用力と柔軟性を持って、瞬間の危機管理をしながら医療に当たっています」

現在、同センターのスタッフは14人。災害対策や地域医療、救急医療など、さまざまな医療を包括した活動に尽力しながら、県民の安全を守るために、日夜、研さんを重ねる心優しいチームだ。

福島県12消防本部

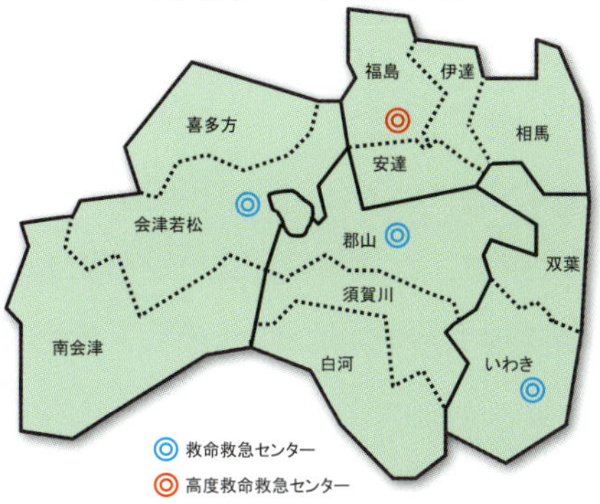

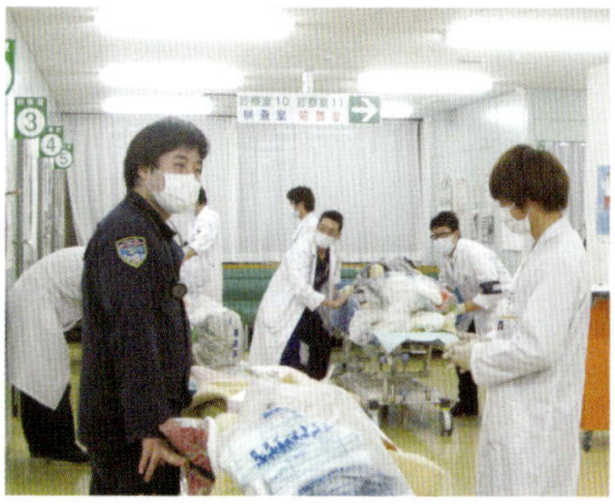

震災関連の出動時

先端臨床研究センター

創薬、研究、臨床の3つを導入

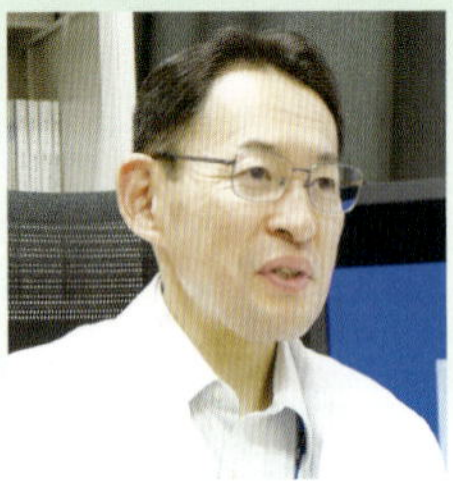

伊《い》藤《とう》 浩《ひろし》
先端臨床研究センター教授

「先端臨床研究センターは、震災後の福島県民の健康増進が目的で、そのために、最先端の医療機器を導入して、創薬、研究、臨床に役立てていこうということで設立されました。当センターは、薬剤生成、新薬候補の動物による非臨床試験の実施、次の段階のヒトに新薬候補を投与しての臨床研究や治験の3つを導入するという、全国でも珍しい施設です。医薬品を開発し、速やかに臨床応用、産業利用し、国際的に展開する最先端研究を推進します」

そう話すのは、ふくしま国際医療科学センターの一翼を担う先端臨床研究センター教授の伊藤浩さんだ。

伊藤さん自身、福島県立医科大学の卒業生で、就任以前は、放射線医学総合研究所で画像による病態解明と治療薬の効果判定についての研究に従事していた。専門は脳核医学で、秋田県立脳血管研究センターで、脳についての臨床と研究に当たっていた経歴を持つ。震災をきっかけに母校とのやりとりが始まり、センター立ち上げに尽力することになった。

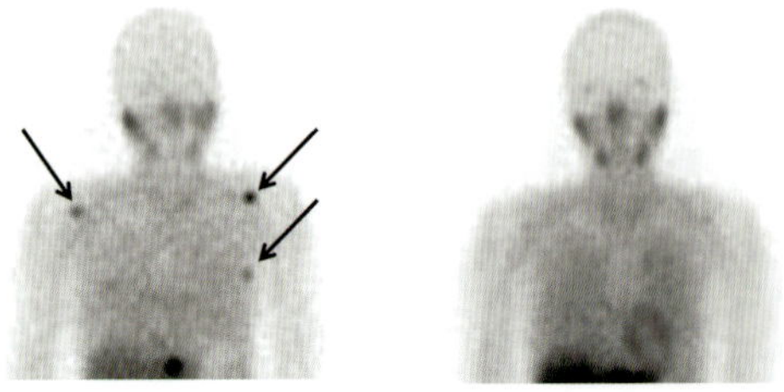

悪性褐色細胞腫の^{131}I-MIBGによる治療
治療前（左）に両肩と左胸部に見られた骨転移巣は、治療後（右）には消失した。
出典：織内 昇. ホルモンと臨床 58:893-896, 2012

RI内用療法

画像診断装置による治療や薬の効果判定も

伊藤さんが部門長を務める分子イメージング部門は、基礎イメージングユニット、臨床イメージングユニット、放射性薬剤ユニットに分かれている。分子イメージングとは、生体内の生命現象を、体を傷つけずに見えるようにする技術だ。

基礎イメージングユニットでは、がんの検査などに使うPET（陽電子放射断層撮影）という画像診断装置を使って動物実験を行い、病態生理や薬物による治療効果などを調べている。

臨床イメージングユニットでは、PET／MRIという国内初の画像診断機械を導入した。放射性薬剤で、がん細胞に目印をつけるPETと脂肪や筋肉など軟部組織の陰影を浮き立たせやすく、微細な病巣もとらえることのできるMRI（核磁気共鳴画像法）との組み合わせで、腫瘍《しゅよう》の広がりを正確にとらえ、骨軟部腫瘍や肝転移、骨転移などの診断能を向上させている。脳や心臓の病気も診断できる。投与した薬の体内での集まり方や作用を調べ

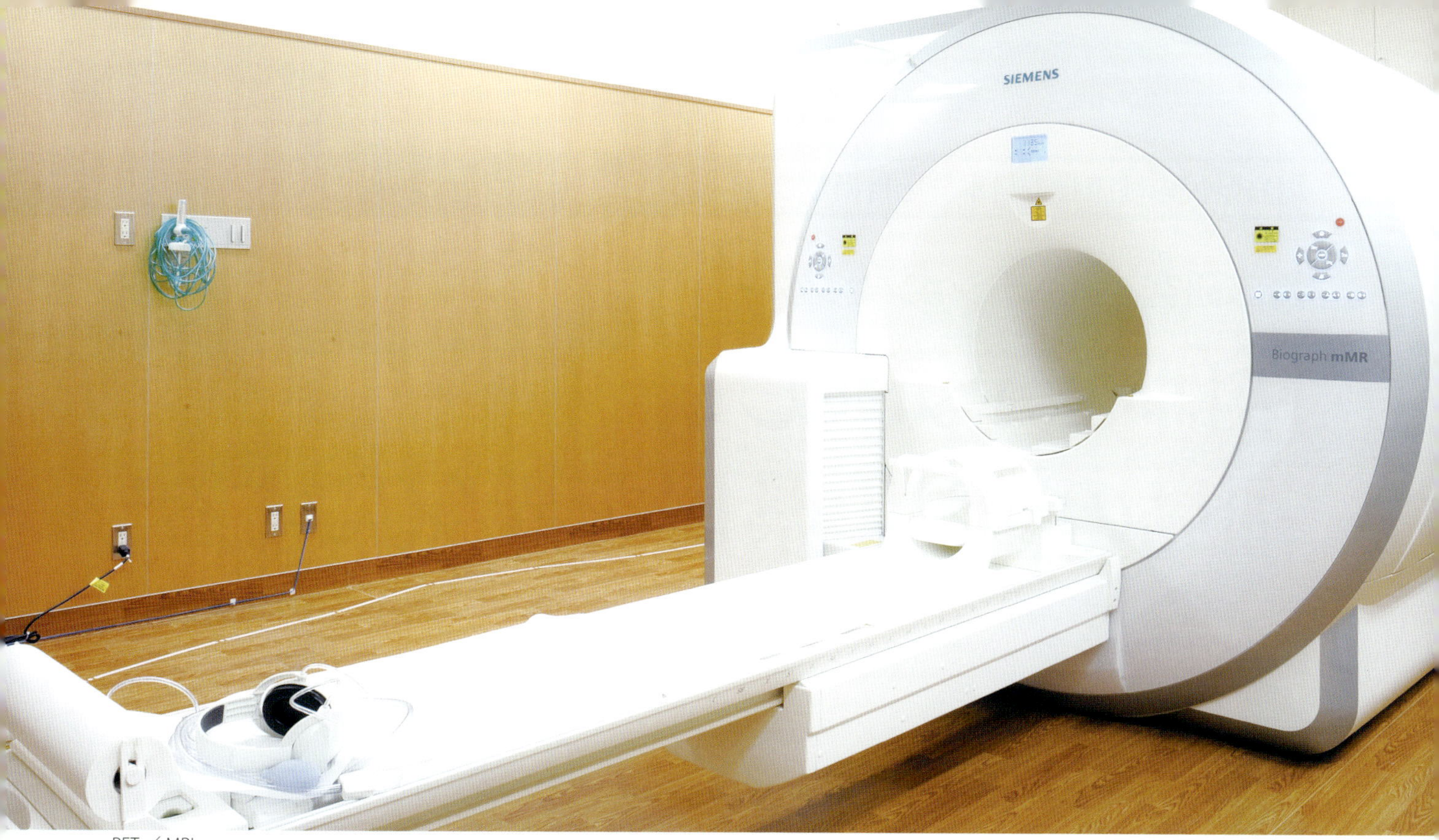

PET／MRI

ることもでき、うつ病、統合失調症などの精神疾患、認知症などの病態評価も可能だという。

「PET は、がんや脳、心臓のほか、病気のメカニズムを解明したり、治療や薬の効果の判定もできます。さらに PET は薬を作ることにも役立てることができます」

放射性薬剤ユニットでは、2016（平成 28）年にサイクロトロンという水素原子核などの粒子を加速する装置を 2 台導入し、原子炉に頼らない方法で、いろいろな種類のがんを治療する RI（ラジオアイソトープ）内用療法用薬剤の開発､製造を実施する。

「RI 内用療法は、病床も 9 つと全国で一番です。甲状腺がん、小児腫瘍などの治療ができます」

将来は福島発の 多くの最先端医療が

画像診断は医療に客観的な物差しを持ち込むことのできる画期的な分野だ。各診療科の病気の解明や治療効果の判定ができ、伊藤さんたちが中心となり、各科をつなぐ架け橋になる。

「私が培ってきた経験を元に、各科の先生方とどのような臨床研究ができるか、順次話し合っています。福島医大発の最先端医療の研究論文が量産されるのも夢ではありません。その成果が、将来、必ず県民の皆さんに恩恵を及ぼします」

福島に心を寄せる人々の力を結集し、復興に向けた医療の拠点となるふくしま国際医療科学センター。その一翼で、伊藤さんたちは、未来の県民の健康のためのさまざまな医療技術の開発に日々まい進している。

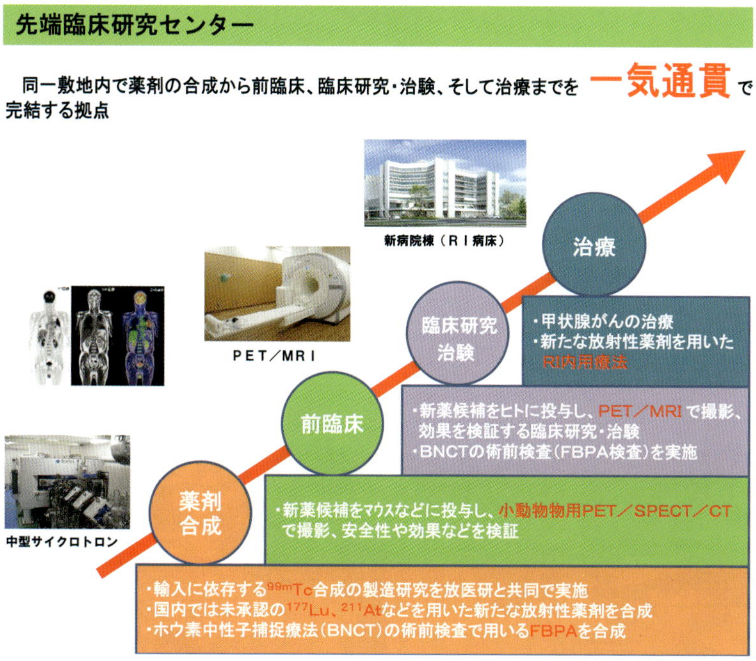

先端臨床研究センター概要図

臨床研究イノベーションセンター

医師を元気にして、福島の医療と県民を元気にする！

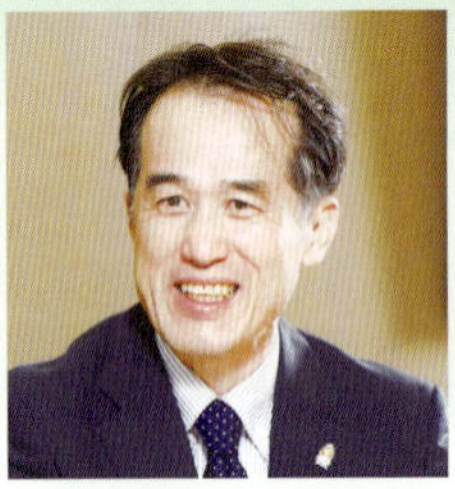

福原《ふくはら》 俊一《しゅんいち》
福島県立医科大学副学長・
臨床研究イノベーションセンター長

「震災後の福島を元気にするには何をすべきか？まず 10 年、20 年のスパンでのグランドデザインを描くことが必要と感じました。次にゴールを時間軸で分解し、短期的には医師不足の改善、中期的には医療システムの転換とこれを担う医師の人材育成、長期的には『県民の健康長寿』に設定しました。特に健康長寿が達成できれば、放射線健康被害の不安を霧散できると考えました」

そう話すのは、京都大学医学研究科 副研究科長・教授の福原俊一さんだ。福原さんは、2012（平成 24）年 10 月、菊地臣一理事長の要請を受け、副学長／理事長付特命教授に就任し、その後、臨床研究イノベーションセンターの責任者を務める。

「県外から医師を連れて来よう、臨床の能力はもちろん、志が高く向上心がある医師を集めようと考えましたが、三重災害の福島に医師を集めるのは至難の技。医師を呼ぶには相当な動機付けが必要と考え、辿り着いた結論は、報酬や名誉ではなく、医師に社会貢献の達成感と、自らの成長の機会を与えることでした。そこで、これを可能にするプログラムを理事会や県に提案しました」

福原さんの志に応えた 10+4人のサムライたち

2012 年 3 月、「臨床研究イノベーションセンター」を立ち上げた後、福原さんは、センター最初の仕事として「臨床研究フェローシップ」を開始した。日本で初めての画期的なプログラムだ。

県外からきた優秀な若手医師を助手（フェロー）として雇用し、診療支援を通じて県民の命を守ってもらう。同時に、福原さんが京都大学や NPO 法人で培ってきた臨床研究教育のノウハウと実績を生かし、フェローに臨床研究を学ぶ 3 つの資源（教育、時間、場）を提供し成長してもらう、というものだ。この提案は、理事会や県議会に承認され、同年 6 月に予算化された。

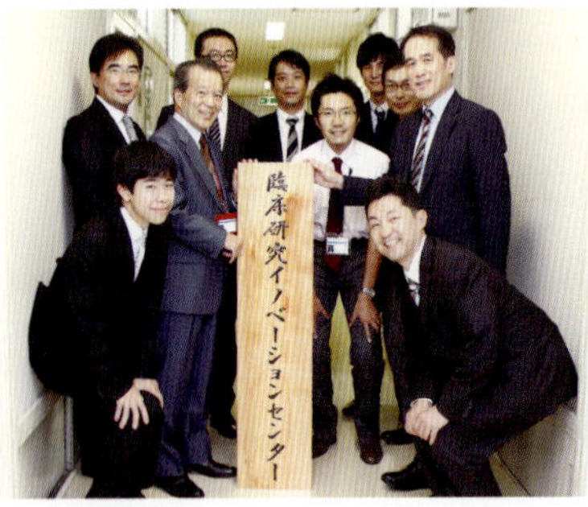

臨床研究イノベーションセンター

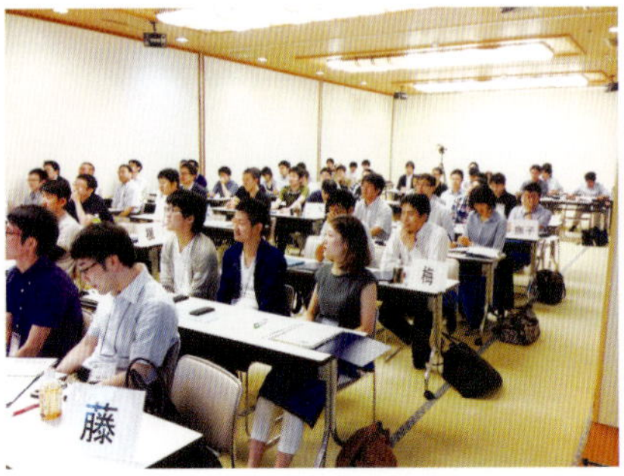

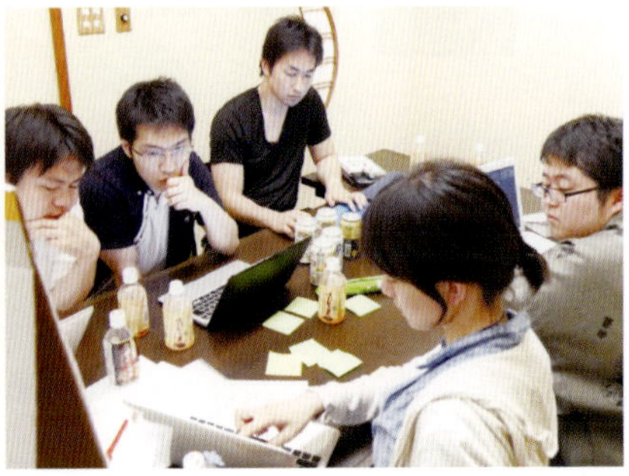

会津藩校日新館臨床研究デザイン塾の開催

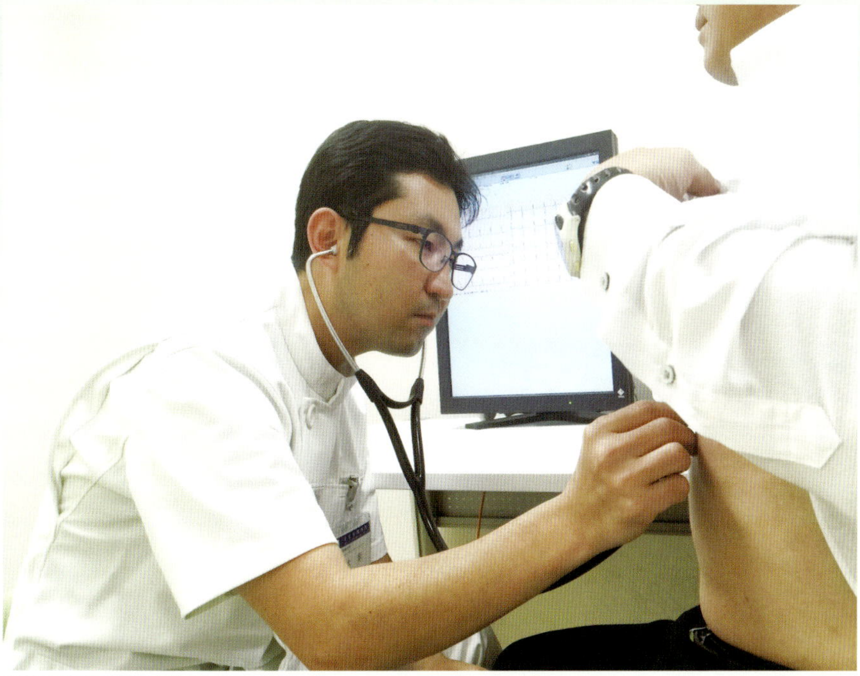

須賀川岩瀬病院での診療

その後の福原さんの動きは速かった。自らの講演やセミナー、雑誌記事、ウェブサイト、そして幅広い人的ネットワーク等あらゆる手段を講じてこのプログラムを広報した。その結果、わずか1年半で８人のフェロー医師の確保に成功した。

当初３年間でと考えていた予定を大幅に短縮して目標を達成した。福原さんは、全国の若手医師の中に、社会貢献や自己の成長への潜在的なニーズがいかに大きいかを痛感した。

「さらに常勤教員２名も来ました。全国から集まってきた医師たちは全員、優れた臨床医であるのはもちろんのこと、私と志を共有し、患者や住民に役立ちたい、そして自らが学び成長したいというすばらしい医師ばかりでした」（福原さん）

センターの活動における３本柱の１番目である医師確保は、ある程度達成できた。次は、医療システムの転換とこれを担う未来医師人材育成だ。

「福島県は全国でも高齢化のスピードが特に速いため、医療システムを、これまでの高度専門医療中心の医療から、地域中心そして予防中心の医療に、いち早く転換する必要があります。さらにこの新しい医療システムを支える『総合診療医』を育てていく必要があると考えました」

そして、福原さんは、2014年秋、福島医大の寄付講座として「白河総合診療アカデミー」設置を提案し、承認された。そして、早速、この講座の教員を探す使命を担った。これはフェローの獲得より困難なことであったが、４人の教員を県外からリクルートすることができた。そして2015年４月に、総合診療医の育成プログラムも開始した。医師としての技量を習得させると同時に、臨床研究も学べるという日本にこれまでなかった画期的なプログラムで、全国から注目されている。

そして第３の柱が健康長寿事業だ。

「高齢者が要介護状態（寝たきり）になる３大原因は、転倒、衰弱、認知症です。予防というと保健所などの仕事と考えられがちでしたが、それだけでは高齢化のスピードにとても間に合いません。医師も積極的に予防に関与する必要があります。中でも期待されるのが総合診療医なのです。総合診療医は、診療と予防の両方を担う、“ハイブリッドドクター”としての活躍が期待されます」

センターの３本柱は、お互いにしっかりと結びつき、相乗効果が期待できる。今後、センターがどのような展開をみせるのか注視したい。

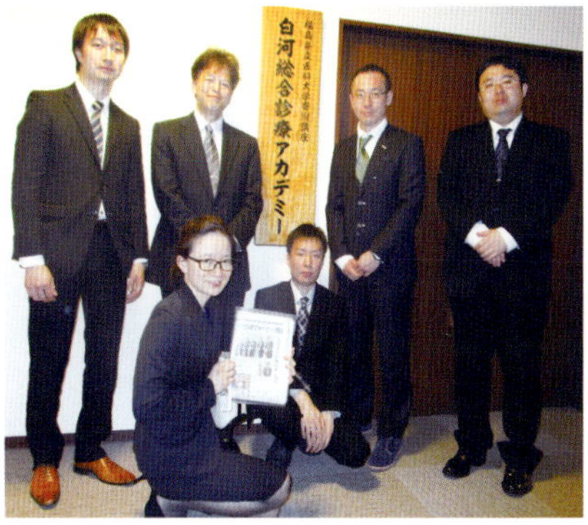

白河総合診療アカデミー

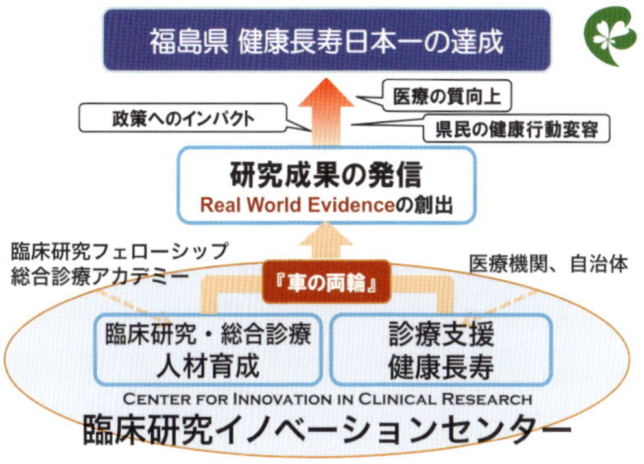

臨床研究イノベーションセンターのコンセプト

臨床研究教育推進部

福島県内での医師定着を目指す

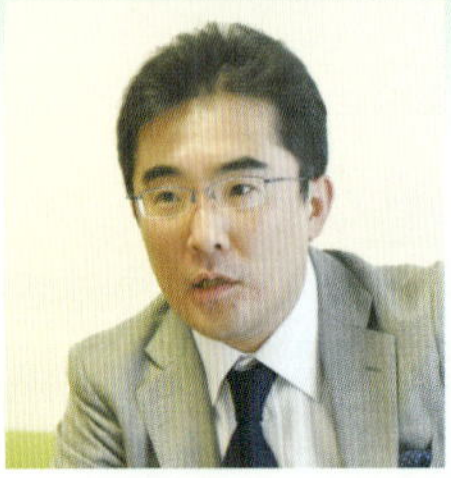

長《は》谷《せ》川《がわ》 毅《たけし》
臨床研究教育推進部部長

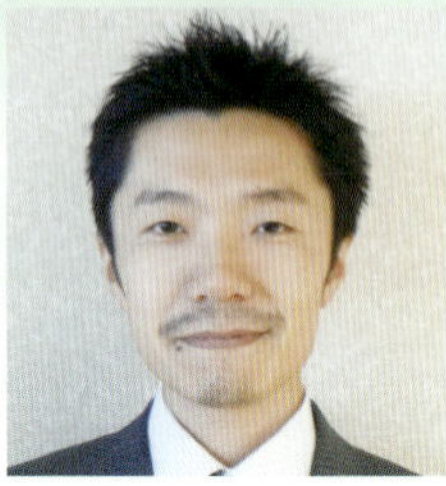

栗《くり》田《た》 宣明《のりあき》
臨床研究教育推進部副部長

県民の命を守るため、県外から医師を確保し、福島を元気にするために立ち上がったのが、臨床研究イノベーションセンター（P.22 参照）だ。同センターから派生する形で、2015（平成 27）年 4 月、新たに設立されたのが、臨床研究教育推進部 DiRECT だ。福島県内に医師を定着させることが使命だ。目的達成のための任務に当たるのは、同部部長で准教授の長谷川毅さんと副部長で講師の栗田宜明さん。臨床研究イノベーションセンター開設に伴って、2 人は県外から福島医大に着任した。着任前、京都大学で臨床研究の手法についての研さんを積んだ。

Eラーニングにより、居ながらにして受講可能

臨床研究とは、実際の診療の中から課題を見いだし、患者の協力をもとに効果を検証し、実際の治療に結びつける研究で、さまざまな方法がある。

長谷川さんは「県内に医師を定着させるには、まず、福島医大生と大学院生、研修医に残ってもらうことです。そのために現在、さまざまな方策を考えているところです。その 1 つとして私たちが昨年から実施していた臨床研究に関する講義を、今年から E ラーニングで提供し、自宅のパソコンや勤務先の病院からでも講義を受けてもらえるようにしました」と説明する。

さらに、現場で診療に携わっている医師としての経験から、多忙を極める臨床医の日常では、講義に参加しづらいことを考慮してのことだという。

栗田さんは「現在、約 80 人が登録。好きな時間にアクセスできるため、昨年に比べ受講者は 2 倍になりました」と言う。

講義の内容は、前期に研究デザイン学という臨

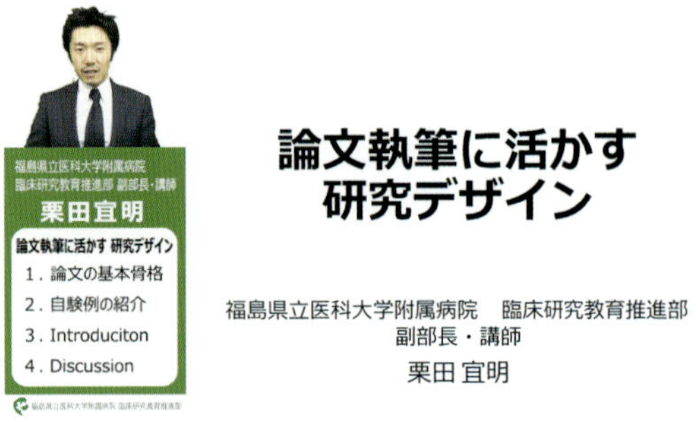

E ラーニングによる講義（栗田講師）

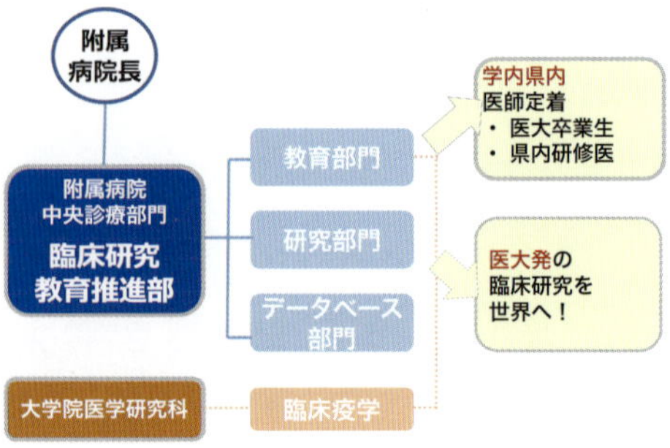

臨床研究教育推進部の組織と目標

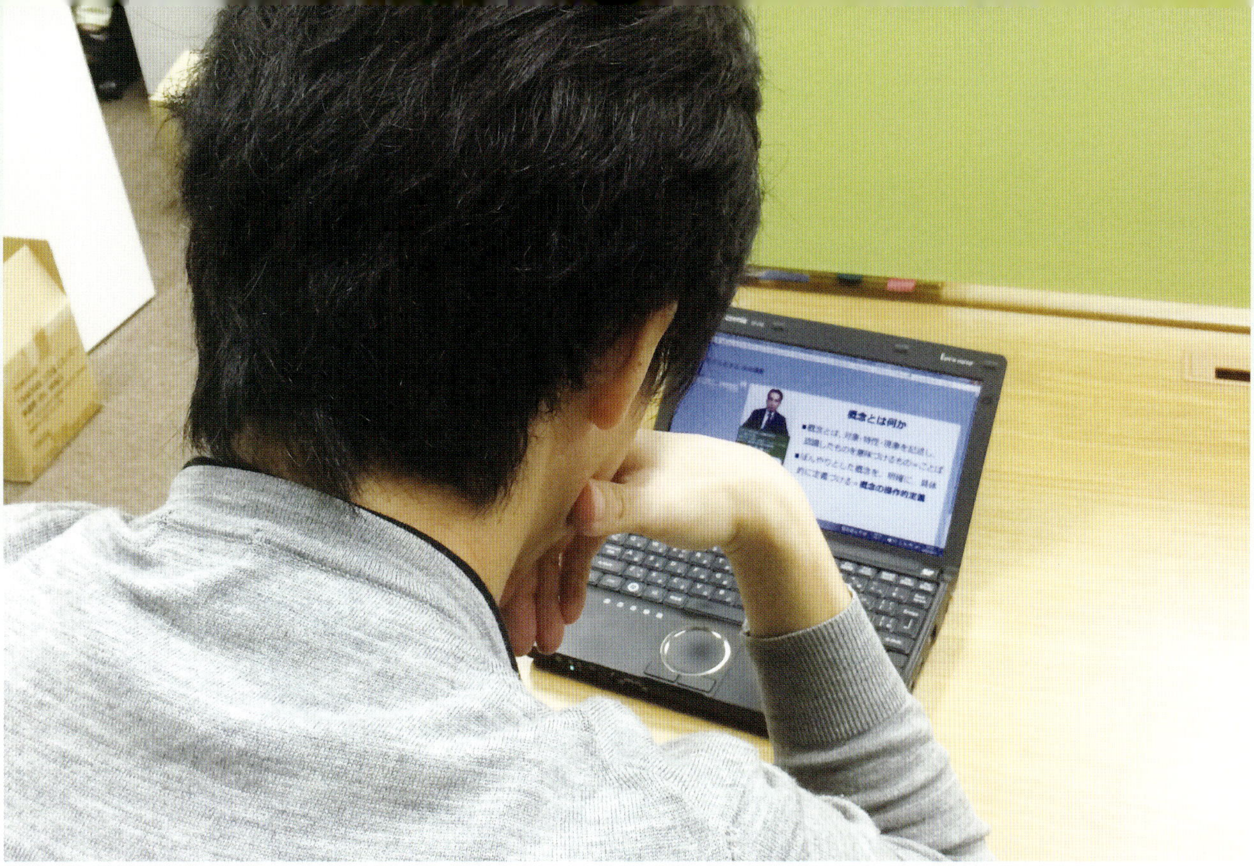

E ラーニング受講

床研究のための理論を学び、後期は研究に必要な臨床統計についてとコンピュータを使ってのデータ解析などの実践的なことを学ぶ。クイズやテスト、アンケートなど双方向性のあるプログラムもある。数か月に一度は、対面による講義も行うという。

医大生は先輩を見て
自分の将来をイメージできる

「県内、しかも大学病院ではなく、地域の診療所にいても、実践的で質の高い臨床研究の講義が受けられることを目指します。臨床研究のノウハウを身につけ、研究論文に結びつけたり、研究成果を日常の診療に生かす若手医師の輩出を目指しています。それによって、医大生は若手先輩医師の活躍を目にし、近い将来の自分をイメージしやすくなります」（長谷川さん）

この試みを数年続けていくことで、ロールモデルとなる医師が増え、屋根瓦式の教育体制が構築されることで、福島に居ながら、臨床研究に対する知見を深め、日常の診療と両立する医師が増えていくものと考えている。

「臨床研究のことが分かってくると、きちんと効果のある治療を患者さんに提供する合理的な診療ができるようになります。研究を発信することで満足感も得られ、研究結果を日常の診療にも生かせるのです」（栗田さん）

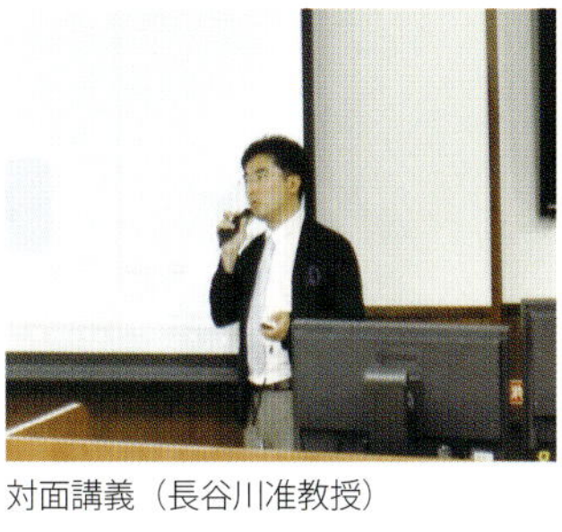

対面講義（長谷川准教授）

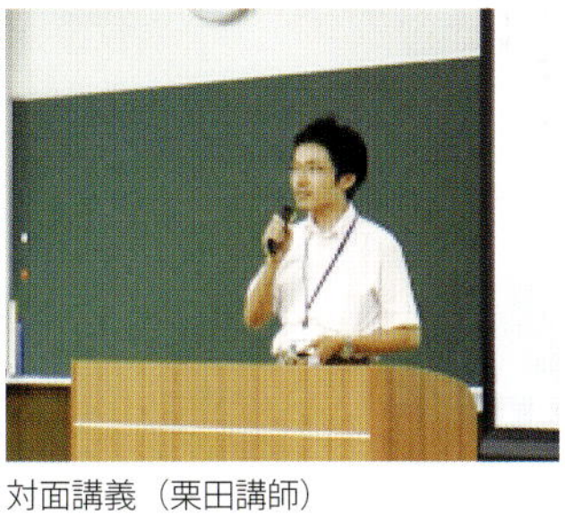

対面講義（栗田講師）

臨床研究を日常の医療に還元し、
県民の健康を守る

開設してまだ2か月余。課題は山積している。運営のための資金の獲得。各種スタッフの充実。研究データを蓄積するためのシステムの構築などだ。「病院の各診療科や既存の教室との連携による新しい試みも、今後は次々に進めていきたい」と口をそろえる。

さらに「臨床研究は、研究のための研究ではなくて、臨床に生かせるものです。診療の現場により還元しやすく、福島の皆さんにも良い医療を提供できます」（長谷川さん）。

福島県民の健康長寿を目指すためのもう一つのプロジェクトは、今始まったばかりだ。

パート1 福島県立医科大学附属病院

診療科の最新治療

循環器内科 迅速な治療が命を救う

急《きゅう》性《せい》心《しん》筋《きん》梗《こう》塞《そく》

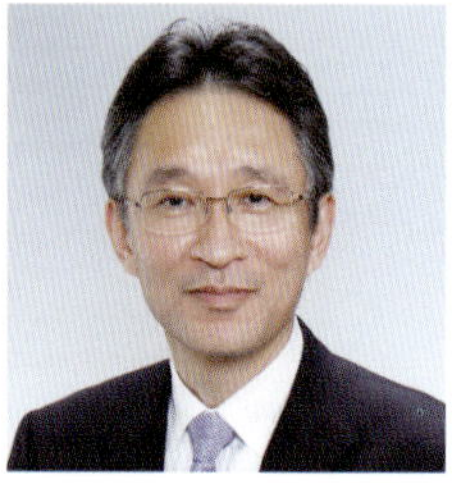

竹石《たけいし》 恭知《やすちか》 部長・教授

急性心筋梗塞とは

発症数は年々増加している

急性心筋梗塞は、心臓に酸素と栄養を供給している冠動脈《かんどうみゃく》が突然閉塞《へいそく》し、血流が止まることで、心臓の筋肉の一部が壊死《えし》（細胞が死ぬこと）を起こす病気です。食事の西洋化や高齢化に伴い、発症数は年々増加傾向にあります。日本では１年間に約４万人の方が、この病気で亡くなっている現状です。福島県で急性心筋梗塞患者の治療を行っている計 35 の病院が協力して実施している福島県急性心筋梗塞発症登録調査によると、同県内で年間約780人が急性心筋梗塞の治療を受けており、発症率は人口 10 万人あたり約 40 人です。

症状

突然の胸痛、胸部圧迫感、背部痛、失神には注意を

急性心筋梗塞の症状は、突然に生じる 30 分以上続く胸の痛み、胸の圧迫感、背中の痛み、呼吸困難・失神《しっしん》（意識がなくなる症状）などで、冷や汗を伴うこともあります。みぞおちの痛みや吐き気・嘔吐《おうと》など腹部の症状を認める患者さんもいて、消化器の病気と間違えることもあり、注意が必要です。

検査・診断

急性心筋梗塞を疑った場合は冠動脈造影が必要

まず問診を行い、急性心筋梗塞の症状かどうかを確認します。次に心電図検査を行い、心筋虚血《しんきんきょけつ》（心臓の血のめぐりが悪い）のサインがないかを調べます。血液検査で心筋が壊れた場合に血液中に現れる心筋逸脱酵素《しんきんいつだつこうそ》の上昇を確かめます。さらに、心エコー図検査を行って左心室の動きに低下がないかを調べます。

以上の検査で、急性心筋梗塞を強く疑った場合には、冠動脈造影検査を実施し、冠動脈の閉塞か狭窄を判断します。

治療・予後

早期の再灌流《さいかんりゅう》（再開通）が重要

急性心筋梗塞の治療は、いかに早く閉塞した冠動脈を再開通させ、心筋の壊死を最小限に食い止めるかがポイントとなります。このため、主にカ

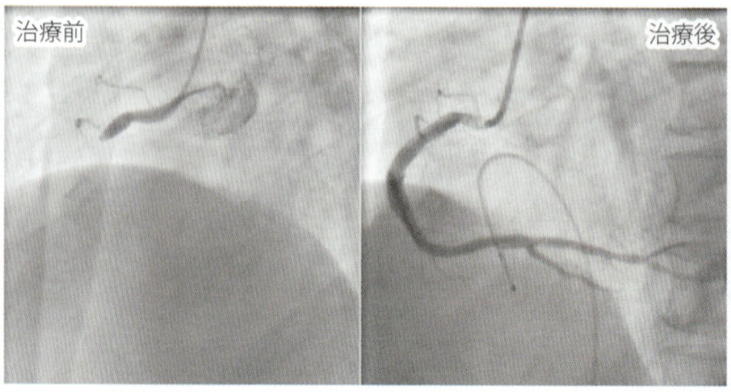

治療前後の右冠動脈

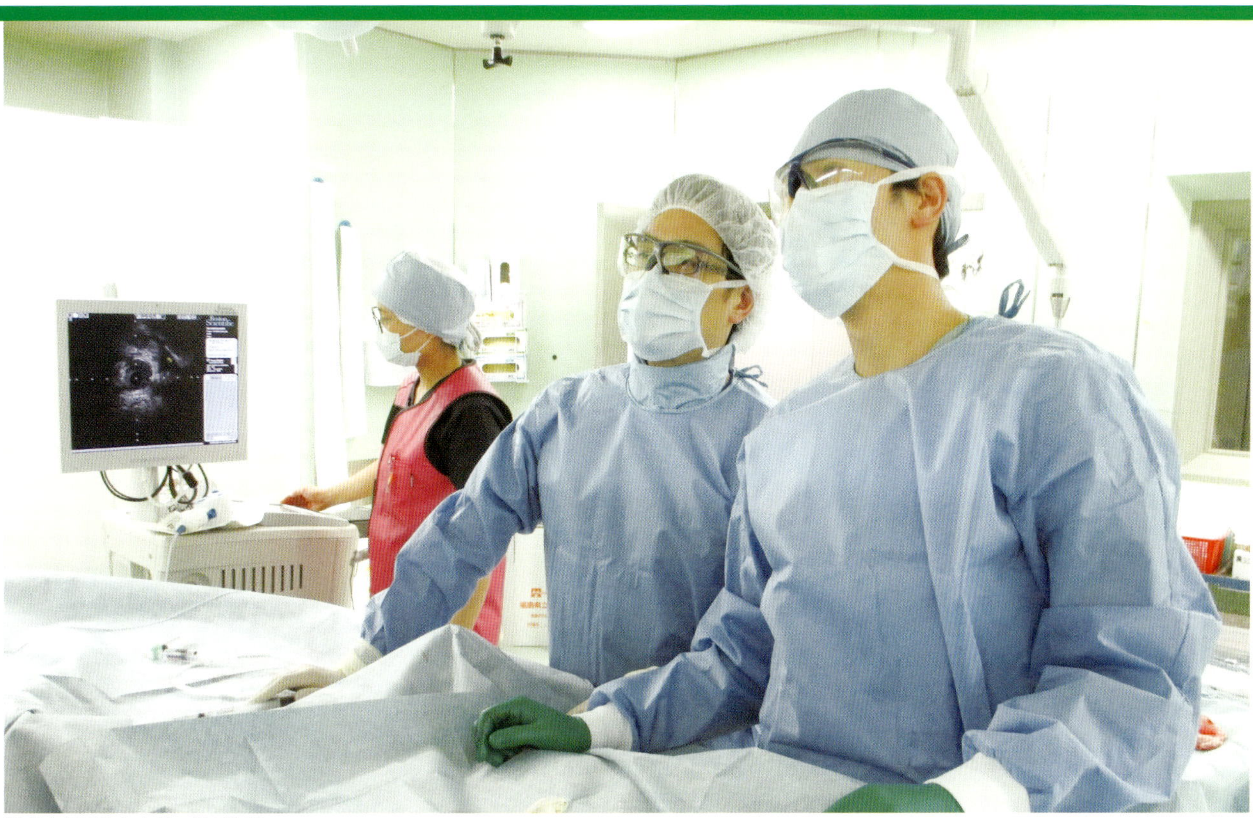

IVUS を使用したカテーテル治療

テーテル（管）を用いた血管内治療を行います。①血栓を吸引する　②バルーン（風船）カテーテルで拡張する　③ステントと呼ばれる金網を留置する　④血栓を薬で溶かすなどの方法で、冠動脈を治療し血流を改善させます。血管内超音波検査《けっかんないちょうおんぱけんさ》（IVUS）や光干渉断層法《ひかりかんしょうだんそうほう》（OCT）で冠動脈内の判定を行い、適切な血管内治療を行っています。

早期に血流を回復することができた場合、心臓のポンプ機能の低下や不整脈などの合併症《がっぺいしょう》を減らすことができ、予後（回復経過）は大きく改善します。当院では昼夜を問わず、急性心筋梗塞の緊急カテーテル治療に対応し、早期の冠動脈の再開通を実践しています。

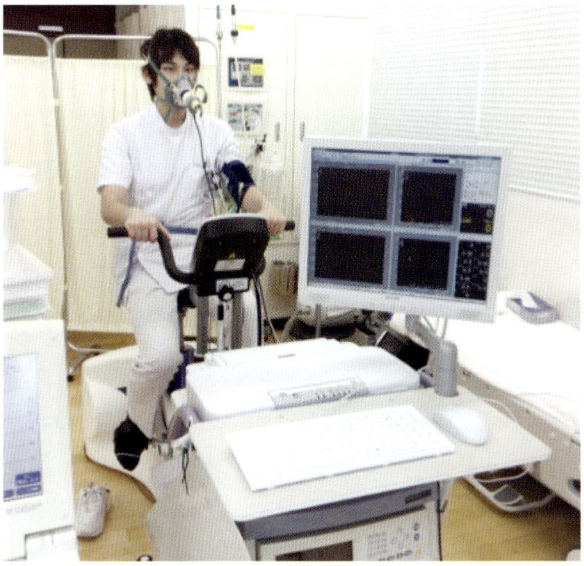

心肺運動負荷試験

この病気の場合、来院する前に亡くなる方の多くは心室細動《しんしつさいどう》と呼ばれる不整脈が原因です。急性心筋梗塞が疑われる場合は、すぐに救急車を呼び、一刻も早い受診が大事です。

また、冠危険因子（高血圧、糖尿病、脂質異常症、喫煙）の是正、および心筋梗塞発症後の運動療法（心臓リハビリテーション）は、急性心筋梗塞の再発予防に非常に重要で、その継続的な管理にも力を入れています。退院前には心肺運動負荷試験《しんぱいうんどうふかしけん》を行い、患者さんに応じた運動処方を実践し、退院後に推奨される運動強度を指導しています。

当科での主な治療

- **冠動脈疾患** / 冠動脈バルーン形成術、冠動脈ステント留置術、高速回転式冠動脈アテレクトミー
- **末梢動脈疾患** / バルーン形成術、ステント留置術
- **弁膜症** / バルーン大動脈弁形成術、経皮的僧帽弁交連切開術
- **閉塞性肥大型心筋症** / 経皮的中隔心筋焼灼《しょうしゃく》術
- **慢性血栓塞栓性肺高血圧症** / バルーン肺動脈形成術
- **徐脈性不整脈** / 恒久的ペースメーカー移植術
- **頻脈性不整脈** / カテーテル心筋焼灼術、植込み型除細動器移植術
- **難治性心不全** / 心臓再同期療法

血液内科　3つの移植法を積極的に実施

造《ぞう》血《けつ》幹《かん》細《さい》胞《ぼう》移《い》植《しょく》

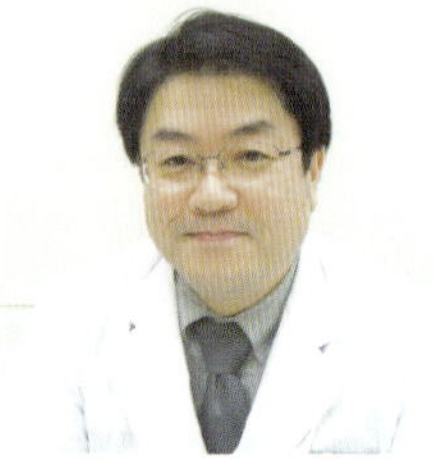

小川《おがわ》一英《かずえい》 部長・教授

造血幹細胞移植とは

3種類の移植法

造血幹細胞移植は、再生不良性貧血のような造血不全をきたす疾患や、白血病のように腫瘍《しゅよう》細胞が骨髄《こつずい》を占拠してしまうような疾患に対して、患者さん自身やドナーの造血幹細胞を移植することで正常の造血を取り戻すことを目的とした治療法です。

移植に先立って、大量の抗がん剤や放射線照射で患者さんの骨髄にある細胞をほぼ完全に駆逐します（移植前処置）。前処置の後に造血幹細胞を静脈から輸注（点滴で投与）すると幹細胞は骨髄に生着し造血を始めます。移植前処置の後に、採取しておいた自分の造血幹細胞を移植するのが自己（自家）移植、他人の造血幹細胞を移植するのが同種（非血縁者間）移植です。

骨髄移植は、腸骨（骨髄を形成する腰の骨）から骨髄液を採取します。ドナーから採取される骨髄液量は1000ml以上になることもあり、通常、全身麻酔で行います。同種移植の多くは、この骨髄移植によって行われています。

末梢血幹細胞移植は、末梢血から造血幹細胞を採取します。末梢血（全身を流れる血液）にG-CSF（白血球を増やす薬）を投与すると、骨髄から造血幹細胞が末梢血中に流れ出されます。末梢血に幹細胞が増えてきた時期に血液成分分離装置で採取し、移植に用います。

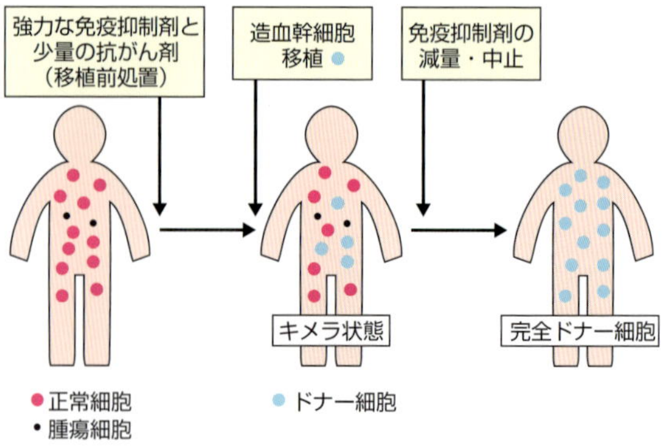

ミニ移植のしくみ／移植後一時的にキメラ状態となるが、やがてドナー細胞が残存する腫瘍細胞を含む患者細胞を完全に駆逐する

末梢血から採取できるので全身麻酔も不要で、体への負担が軽く済みます。同種移植の一部や自己移植のほとんどは、この末梢血幹細胞移植で行います。

臍帯血移植は、出産の際に提供された臍帯から造血幹細胞を採取して保存しておき、移植に用います。通常、臍帯血バンクから患者さんに合った臍帯血を供給してもらいます。

当科は、これらすべての移植を積極的に行っています。

ミニ移植とは

移植前処置を軽減して行う同種移植

移植前から非常に強力な免疫抑制剤を使用して患者さんのリンパ球の働きを抑えておけば、強力な移植前処置をしなくてもドナーの造血幹細胞を生着させることができます。この場合の抗腫瘍効果は、移植後に患者さんの体内で増えるドナーリンパ球が、残っている腫瘍細胞を異物と認識して攻撃していることにあります。いわゆる免疫力で腫瘍細胞を「殺傷する」というものです。

この移植法をミニ移植といいます。同種移植で白血病などを完治させることができるのは、ドナーの免疫細胞によることが大きいと分かっています。ミニ移植は、大量の抗がん剤などを使わなくて済むこ

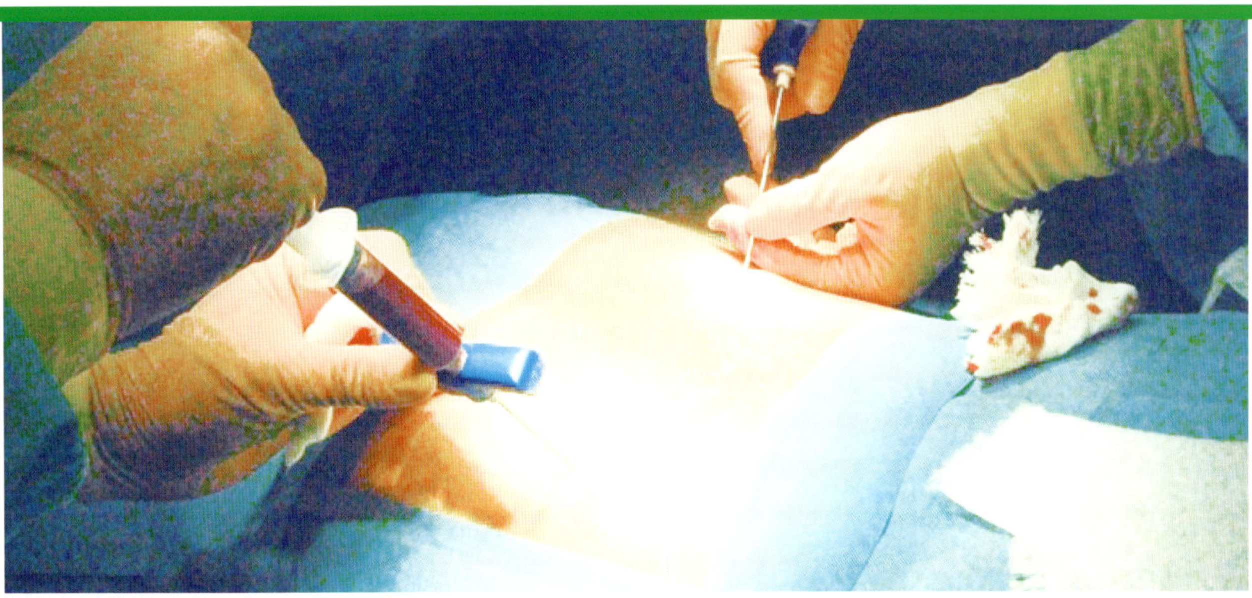

腸骨からの骨髄採取の様子

とから、高齢者や臓器障害がある患者さんにも移植が可能で、移植の適応となる患者さんが増えました。

当科における造血幹細胞移植

心アミロイドーシスの長期生存例も

当科では2014（平成26）年末までに自己移植103例、同種移植131例を行ってきました。自己移植の中には難治性疾患であるアミロイドーシスに対する移植も含まれています。特に、心アミロイドーシスは極めて予後不良で、およそ半数の患者さんは1年以内に死亡します。当科では循環器内科の協力のもと、デバイス使用下に移植を行い、長期生存例も得られるようになりました。

なお、当科病棟は、2016年度にオープンする「ふくしま国際医療科学センター」に移転します。新病棟内ではNASA規格クラス100の無菌スペースの中に3部屋の個室が入ります。この無菌スペースにはシャワールームや運動器具なども設置し、移植中でも患者さんが快適に過ごせるよう工夫しました。

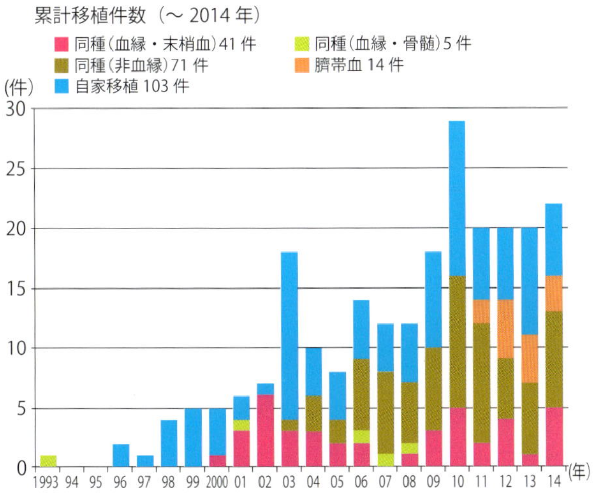

当科の造血幹細胞移植

これからの造血幹細胞移植

難治性の自己免疫疾患への応用も

同種移植の場合、通常、ドナーと患者さんのHLAは完全に合っていなければなりません。しかし、移植法を工夫することで、両親から由来するHLAの片方が全く違っていても移植可能なことが最近の研究で分かってきており、既に多くの臨床試験が行われています（当科も参加しています）。

この移植法が確立すれば理論的には、親子間では100%、兄弟間では75%の患者さんにドナーが見つかることになり、移植適応が大幅に拡大します。近年、同種移植の安全性は高まり、当科でも移植後100日以内の死亡はほとんど見られなくなりました。

さらに長期的な安全性も高まれば、難治性の自己免疫疾患への応用も広がります。実際に、当科でも血液疾患を併発した自己免疫疾患が移植後、治癒した例を複数経験しています。

当科での主な治療

- **造血器腫瘍**／急性白血病、悪性リンパ腫、多発性骨髄腫などに対する化学療法および造血幹細胞移植。慢性骨髄性白血病は分子標的療薬でほとんどの患者さんが長期生存しています（かつては移植でしか治せませんでした）。
- **貧血**／一部の貧血に対して分子標的治療薬が劇的に症状を改善させます。
- **止血凝固異常**
- **後天性免疫不全症候群**／当院は福島県のエイズ診療中核拠点病院です。

消化器内科　全国で年間３万人が死亡

肝細胞《かんさいぼう》がん

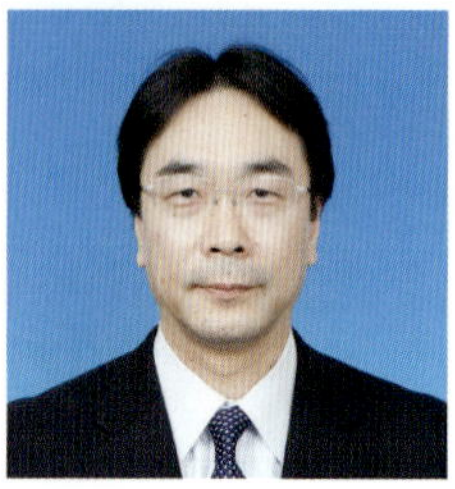

大平《おおひら》 弘正《ひろまさ》 部長・教授

肝細胞がんとは

非Ｂ非Ｃ型肝炎の肝細胞がんが増加

肝細胞がんは、世界の全がん死亡の中で肺がん、胃がんに続いて3番目に多く、年間70万人が亡くなっています。日本でも3万人余りが毎年亡くなっているのが現状で、非常に予後（回復経過）の悪い悪性腫瘍《あくせいしゅよう》の一つです。また成因《せいいん》が年代とともに変わってきており、2012（平成24）年の全国集計ではC型肝炎が55%に減少し、B型肝炎が15%、非B型・非C型が20%に増加しています。

症状

初期はほとんど自覚症状がない

初期には自覚症状がほとんどありません。肝細胞がんが進行した場合に腹部のしこりや圧迫感、痛みなどを訴える人もいます。肝細胞がんが破裂すると、腹部の激痛や血圧低下を起こします。

肝硬変《かんこうへん》に伴う症状として、食欲不振、だるさ、微熱、お腹が張った感じ、便通異常、黄疸《おうだん》、貧血、こむら返り、浮腫《ふしゅ》、皮下出血などがあります。肝硬変が進むと肝性脳症《かんせいのうしょう》という状態になり、意識障害を起こすこともあります。また、肝臓に血液を運ぶ門脈《もんみゃく》の流れが悪くなり、食道や胃などに静脈瘤《じょうみゃくりゅう》ができることがあります。これらのこぶが破裂して大量の吐血《とけつ》や下血《げけつ》が起こるケースもあります。

検査・診断

超音波検査やCT、MRIなどの画像検査と腫瘍マーカー検査の組み合わせ

肝細胞がんの検査は、超音波検査やCT《シーティー》、MRI《エムアールアイ》などの画像検査と腫瘍マーカー検査を組み合わせて行います。必要があれば針生検《はりせいけん》などの検査を追加します。

造影《ぞうえい》超音波検査は、血管から造影剤（ソナゾイド）を注射して検査を行うことで、より詳しく腫瘍の性質を調べることができます。CTはX《エックス》線を使い、治療前にがんの性質や分布、転移《てんい》や周囲の臓器への広がりを調べます。病変を詳しく見るため、通常、ヨード造影剤を使いながら撮影します。造影剤を入れてから何回かタイミングをずらして撮影することで、がんの性質や状態を調べます。

MRIは磁気《じき》を使った検査です。MRIでも造影剤（EOB《イーオービー》プリモビスト）を使用し、がんの拾い上げに有用です。また当院では肝臓に振動を与えて硬さを調べる検査（MRエラストグラフィ）も同時にできます。

腫瘍マーカーは血液の検査で、体のどこにがんが潜んでいるかを知る目安になり、AFP《エーエフピー》やPIVKA-II《ピブカツー》、AFP-L3《エルサン》分画と呼ばれるマーカーが使われます。

治療・予後

手術治療、局所療法、肝動脈塞栓術《かんどうみゃくそくせんじゅつ》の３つが中心

肝細胞がんの治療は、手術治療、局所療法《きょくしょりょうほう》（穿《せん》刺《し》療法）、肝動脈塞栓術の3つが中心になります。患者さんの多くは、がんと慢性肝疾患《まんせいかんしっかん》という2つの病気を抱えています。そのため治療は、病期《びょうき》だけではなく、肝機能の状態なども加味した上で選

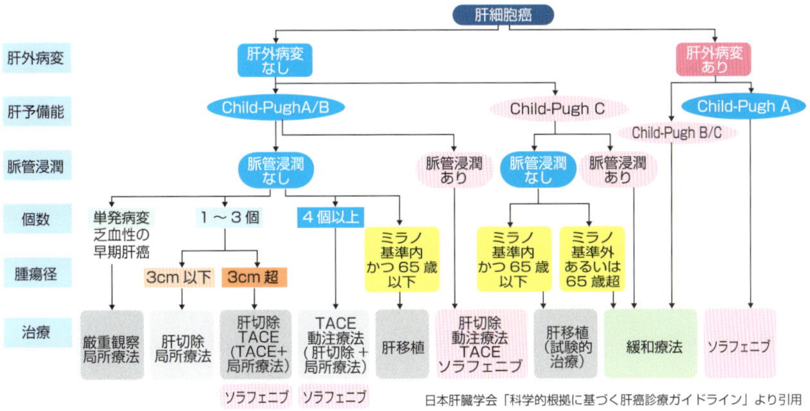

肝細胞癌治療のアルゴリズム 2010

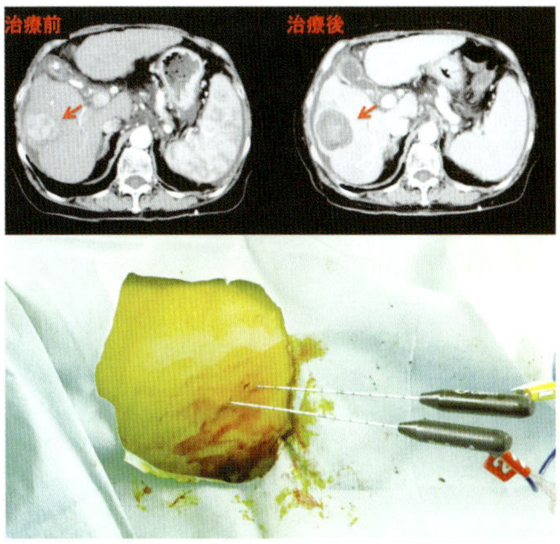

バイポーラ型ラジオ波焼灼術

択する必要があります。病期は一般に、がんの大きさ、個数、がん細胞が肝臓内にとどまっているか、体のほかの部分まで広がっているかによって分類されます。また、肝臓がどのくらい障害されているかの評価には、Child-Pugh《チャイルド ピュー》分類が用いられます。 AからCの順序で、肝障害の程度が強いことを表します。これらを踏まえ日本肝臓学会の「科学的根拠に基づく肝癌診療《かんがんしんりょう》ガイドライン」に記される肝細胞癌治療アルゴリズムを参照し、治療法を決定します。

局所療法は、体の外から針を刺し、がんに対して局所的に治療を行う療法をひとまとめにして経《けい》皮的《ひてき》局所療法と呼びます。手術に比べて体への負担の少ないことが特徴です。この治療は一般に、がんの大きさが3cmより小さく、3個以下が対象とされています。

特に、ラジオ波焼灼療法《はしょうしゃくりょうほう》（RFA《アールエフエー》）は、体の外から特殊な針をがんに直接刺し、通電してその針の先端部分に高熱を発生させることで、局所のがんを焼いて死滅させる治療法です。焼灼時間は10～20分程度で、腹部の皮膚の局所麻酔《きょくしょますい》に加えて、焼灼で生じる痛みに対して当院では麻酔科管理の静脈麻酔《じょうみゃくますい》を行い、痛みを感じることなく治療ができます。

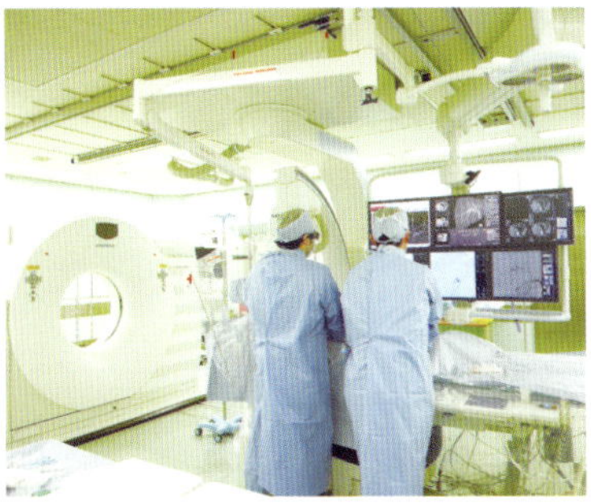

血管造影下CT装置を用いた冠動脈塞栓術

さらに、当科では従来のMonopolar《モノポーラー》型電極《がたでんきょく》に加え、新しいBipolar《バイポーラー》（Multipolar《マルチポーラー》）型電極での治療が可能で、直接がんを刺すことなく挟み込むようにして焼灼します。この方法は出血が少なく、播《は》種《しゅ》（近接する膜組織に散らばること）の予防が可能になり、大きな焼灼範囲を得ることができます。

肝動脈塞栓術（TAE《ティーエーイー》）は、がんに栄養を運んでいる血管を人工的に塞ぐ治療です。血管造影に用いたカテーテルの先端を肝動脈《かんどうみゃく》まで進め、塞栓物質《そくせんぶっしつ》（多孔性《たこうせい》ゼラチン粒《りゅう》や球状《きゅうじょう》塞栓物質）を注入し、肝動脈を詰まらせます。また、肝動注化《かんどうちゅうか》学療法《がくりょうほう》（TAI《ティーエーアイ》）は、抗がん剤と肝細胞がんに取り込まれやすい造影剤を混ぜてカテーテルを通じて投与する治療です。

これらの治療手技は熟練が必要ですが、当科では専門的にこの治療を行っています。さらに、当院では血管造影下《けっかんぞうえいか》CT装置を備えていて、より詳細に病変部の評価ができます。

当科での主な治療

- 早期胃がん、食道がん、大腸がんに対し、積極的に内視鏡《ないしきょう》的粘膜下層剥離術《てきねんまくかそうはくりじゅつ》を行っています。
- 自己免疫性肝疾患（自己免疫性肝炎《じこめんえきせいかんえん》・原発性胆汁性肝硬変《げんぱつせいたんじゅうせいかんこうへん》）は、「難治性の肝・胆道疾患に関する調査研究」班の分担研究を担い、より専門的な診断・治療を行っています。
- 劇症肝炎《げきしょうかんえん》に対しては、血漿交換を中心とした人工肝補助療法《じんこうかんほじょりょうほう》行い、移植外科医との連携で肝移植も念頭に治療し、救命につなげています。
- 重症急性膵炎《じゅうしょうきゅうせいすいえん》に対しては、動注療法を含めた集学的《しゅうがくてき》治療を行っています。
- 難治性炎症性腸疾患《なんじせいえんしょうせいちょうしっかん》（潰瘍性大腸炎《かいようせいだいちょうえん》・クローン病）の専門的な診断・治療を行っています。

リウマチ・膠原病内科 治療は、10年で劇的な変化

関節《かんせつ》リウマチ

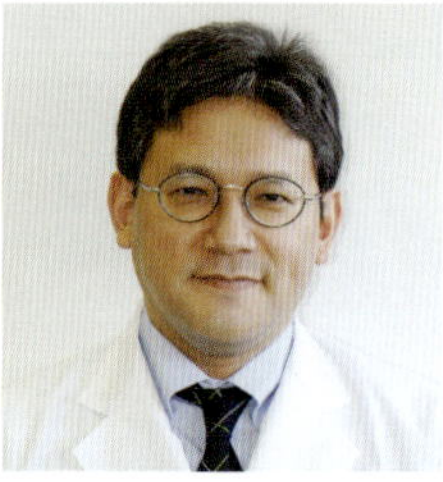

渡辺《わたなべ》 浩志《ひろし》 部長・教授

関節リウマチとは

治療が大きく進歩

関節リウマチは、関節炎を主病変とする原因不明の炎症性疾患で、日本では70万人以上の患者さんがいます。病気が進行すると、関節だけでなく肺や心臓などの内臓にもダメージを与えます。以前は早期診断が困難だったことや、有効な薬剤がなかったことで、寝たきりになったり、内臓病変で亡くなる方もまれではありませんでした。

しかし、早期診断が可能な検査や新しい薬剤の登場によって、苦痛なく日常生活が送れるだけでなく、関節破壊の阻止や関節機能の正常化が現実的な目標となり、関節リウマチの診療は、この10年間で劇的な変化を遂げています。

症状

関節症状と全身症状がある

①朝のこわばり

関節周囲のこわばりが朝に強く起こります。

②関節痛

小さな関節（手指、足指、手首）の、左右対称性の痛みが多くみられますが、大きな関節（肘《ひじ》、膝《ひざ》、肩、股関節《こかんせつ》）に起こることもあります。

③全身症状

微熱、体重減少、だるさなどのほかに、内臓にダメージが及ぶと息切れやむくみなどを自覚することもあります。

検査・診断

検査所見・診察所見から総合的に行う

関節の炎症程度を的確につかむため、C反応タンパク（CRP）や赤血球沈降速度（赤沈）を調べます。関節リウマチの疾患マーカーとして、リウマトイド因子や抗環状シトルリン化ペプチド抗体（抗CCP抗体）をチェックします。抗CCP抗体はリウマチ以外の疾患では陽性になることが少なく、早期診断にも有用性が高い検査です。さらに、マトリックスメタロプロテイナーゼ3（MMP-3）で関節の内部を覆う滑膜細胞《かつまくさいぼう》のダメージを調べます。

X線では、骨が虫食いのようになっている所見（骨びらん）や、関節の隙間の状態などから、リウマチの進行度を調べます。関節超音波検査は、炎症の状態が早期から分かり、早期診断に有用です。また、MRI検査では、骨びらんや骨の中の炎症の状態が早期から分かります。

以上の検査値や画像所見、診察所見などを、診断基準に照らし合わせて関節リウマチと診断します。関節炎を起こす疾患は数多く、関節リウマチ以外の疾患を除外することが重要です。以前よく使用されていた診断基準は、確実に診断するためには有用でしたが、早期の診断には適していないという問題点がありました。最近では、より早期の診断をめざし、2010（平成22）年に発表された

1か所以上の関節腫脹（ただし、ほかの関節炎をきたす疾患を除外してから）

⬇

A	関節病変	
	大関節　1か所	0
	大関節　2～10か所	1
	小関節　1～3か所	2
	小関節　4～10か所	3
	関節　＞10か所　少なくとも小関節1か所を含む	5
B	血清学的検査（少なくとも1項目は必須）	
	RF、抗CCP抗体ともに陰性	0
	RF、抗CCP抗体いずれかが軽度陽性	2
	RF、抗CCP抗体いずれかが強度陽性	3
C	炎症反応（少なくとも1項目は必須）	
	CRP、赤沈ともに正常	0
	CRP、赤沈いずれかが異常	1
D	症状の持続期間	
	＜6週間	0
	＞6週間	1

スコアを合計し、6以上であれば関節リウマチと診断

ACR/EULARによる分類基準（2010年）

アメリカリウマチ学会(ACR)/ヨーロッパリウマチ学会(EULAR)による分類基準が用いられています。

治療

薬物療法を中心に、手術やリハビリテーションを組み合わせる

薬物療法を中心に、手術療法やリハビリテーションを、状態に応じて組み合わせて治療を行います。薬物療法に使用される薬剤には、以下の4種類があります。

①非ステロイド性抗炎症薬

痛みや炎症を軽減する働きがあります。

②副腎皮質ステロイド

痛みや炎症を軽減する目的で少量が使用されます。

③抗リウマチ薬

リウマチ治療の主体で、メトトレキサート、スルファサラゾピリジン、タクロリムス、ブシラミンなどがあります。特にメトトレキサートは有効性に優れ、関節破壊の進行を遅らせることから、世界中で第一選択薬となっています。ただ、間質性肺炎などの重い副作用が起こることがあるため、定期的な検査が必要です。

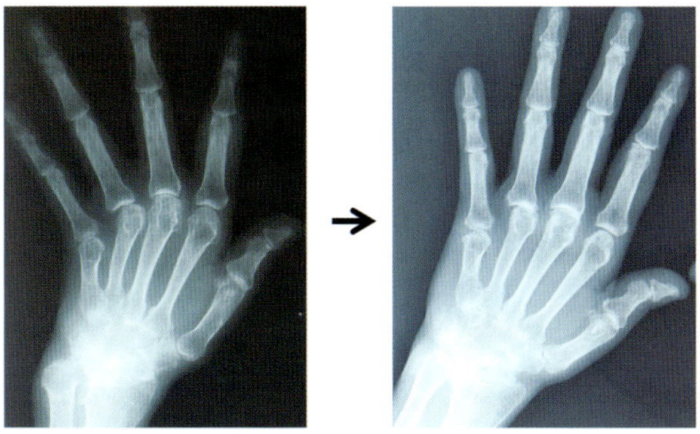

治療による関節病変の修復

一般名	製品名	標的	投与方法
インフリキシマブ	レミケード®	TNFα	点滴
エタネルセプト	エンブレル®	TNFα/β	皮下注射
トシリズマブ	アクテムラ®	IL-6	点滴、皮下注射
アダリムバブ	ヒュミラ®	TNFα	皮下注射
ゴリムマブ	シンポニー®	TNFα	皮下注射
アバタセプト	オレンシア®	CTLA4	点滴、皮下注射
セルトリズマブペゴル	シムジア®	TNFα	皮下注射

生物学的製剤一覧

④生物学的製剤

炎症性サイトカイン（リウマチの炎症を促す物質）を抑制し、軟骨や骨のダメージの進行を抑えることができます。上記のメトトレキサートとの併用で、進行を抑えるだけでなく、骨のダメージが修復されたケースもあります。効果が大きい半面、感染症などの副作用や、高価であることなどの問題点もあります。

現在では①早期に診断②メトトレキサートを第一選択薬として使用③活動性が高い場合は積極的に生物学的製剤を導入する――というスタイルへ変化しています。このような早期からの積極的な治療によって、関節のダメージの進行を止めるだけでなく、ダメージを修復したり、薬剤を中止するケースも出てきています。

当科で診療する疾患

関節リウマチ、全身性エリテマトーデス、強皮症《きょうひしょう》、多発性筋炎・皮膚筋炎、混合性結合組織病、シェーグレン症候群、IgG4関連疾患、ベーチェット病、血管炎症候群（結節性多発動脈炎、顕微鏡的多発血管炎、多発血管炎性肉芽腫症《にくげしゅしょう》（旧ウェゲナー肉芽腫症）、好酸球性多発血管炎性肉芽腫症（旧チャーグストラウス症候群）など

慢《まん》性《せい》腎《じん》臓《ぞう》病《びょう》

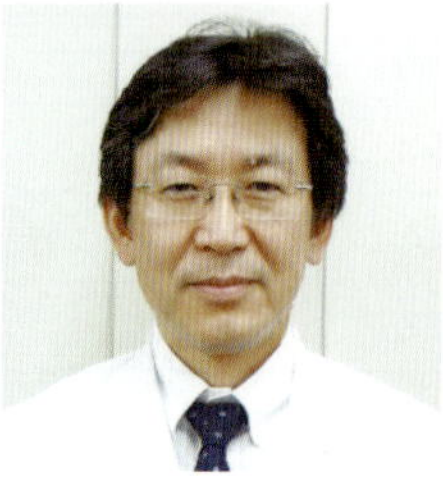

中山《なかやま》 昌明《まさあき》 部長・教授

慢性腎臓病とは

全身に重大な影響を与える静かな病気

腎臓は体全体の機能とバランスを維持する臓器です。老廃物を尿中に排出し、必要なミネラルや水分量を調節します。最近の研究で、腎臓は体の老化現象にも深くかかわっていることが分かってきました。その大切さを表す言葉に「肝腎」があるように、腎臓は健康を維持する上で大きな役割を担っています。

腎臓の働きが低下している状態を慢性腎臓病と言います。腎機能が正常の60%以下に低下した状態や、尿にタンパクが出ている場合、慢性腎臓病と診断します。国内に約1300万人。実に成人の8人に1人が、この病気があるものと推定されています。慢性腎臓病が進行すると、腎臓自体の障害に加えて、心臓病、脳卒中、認知症、骨折など、ほかの全身の病気が発症する危険性が増えてきます。

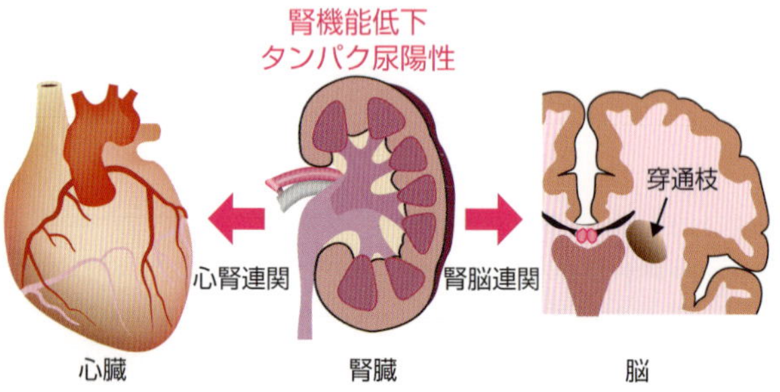

慢性腎臓病は心臓病、脳卒中などの疾病を引き起こす原因となります

慢性腎臓病

症状

自覚症状がない例も少なくない

特殊な腎疾患の場合、体のむくみ（浮腫《ふしゅ》）や尿の泡立ち（タンパク尿）、茶褐色の尿（血尿）、微熱などが認められる場合もあります。しかし、全く自覚症状がない人も珍しくありません。自覚症状がなくても健診などで定期的にチェックし、病気の早期発見に努めることが大切です。

原因・検査

生活習慣病が主因の一つ
検尿で早期発見、特殊な例では
精密検査が必要

慢性腎臓病が起きる原因はさまざまで、生活習慣の乱れが主因の一つになっています。肥満、喫煙、運動不足、早食い、塩分の取り過ぎ、ソフトドリンクの飲み過ぎも危険です。一方、生活習慣とはかかわりなく発症する腎炎、ネフローゼ、血管炎、遺伝性疾患といった病気もあります。

慢性腎臓病の発見には検尿（尿検査）が有効です。尿タンパクや潜血反応が陽性だと詳しい検査が必要です。血液検査では、クレアチニン濃度を調べることで腎機能を推測できます。腹部超音波検査やCT検査などで腎臓の形態を調べ、病気の状態や原因をつかみ、その上で特殊な腎臓病が疑われる場合は、腎生検を行います。腎臓組織の変

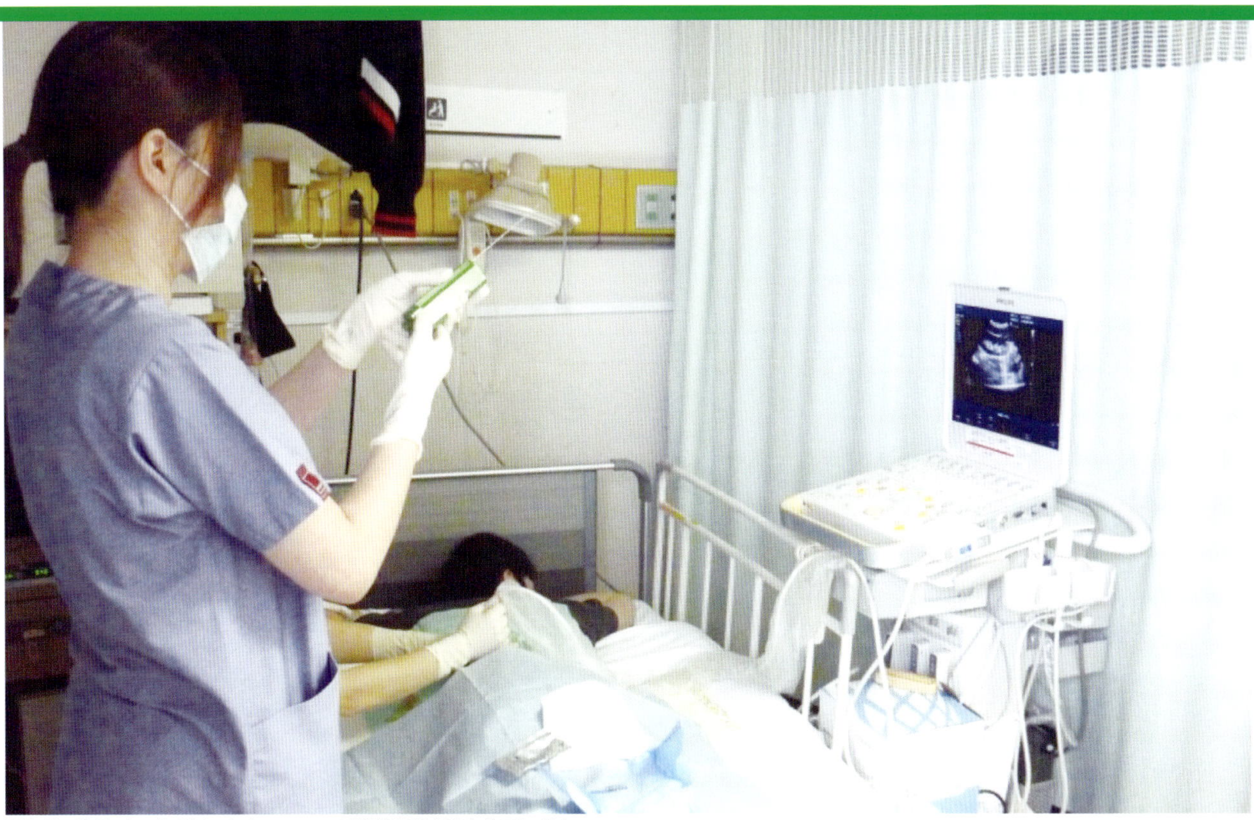

腎生検／入院ベッドで行います。エコーで腎臓の形を確かめています

化を詳細に調べるためのもので、短期間の入院が必要です。

治療

進歩する薬物療法、末期腎不全には透析治療と腎移植

生活習慣と食生活の改善、肥満、高血圧、高血糖、高コレステロール血症、高尿酸血症の是正が重要です。必要に応じて薬物治療を行います。これによって腎臓の機能低下を阻止することができます。

一方、特殊な腎疾患に対しては、腎炎やネフローゼでは必要に応じて副腎皮質ホルモンや免疫抑制薬、遺伝性疾患には酵素補充療法や特殊薬物療法、血管炎や膠原病《こうげんびょう》などの重症例には血漿交換《けっしょうこうかん》や生物学的製剤も使用され治療成績が向上しています。

腎臓の機能が大幅に低下し、回復の見込みがなくなった状態の末期腎不全の場合は、透析治療や腎移植を行います。透析治療を継続しながら元気に社会復帰している方は大勢います。最近では、透析を行わない早期の腎移植も実施しています。

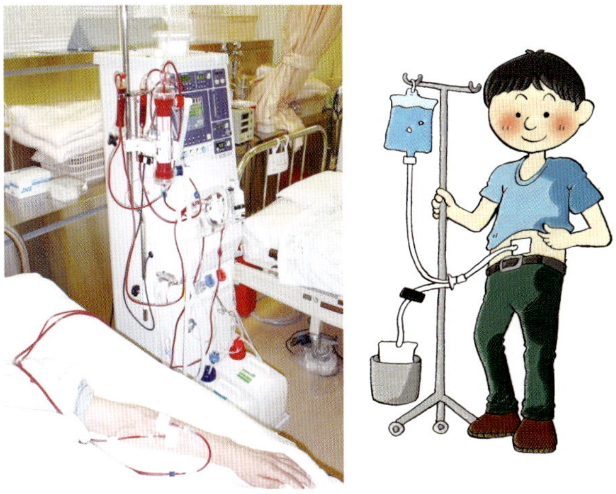

末期腎不全の患者さんに行う血液透析（左）と腹膜透析（右）

当科での主な治療

- 当科は県内随一の腎疾患医療の拠点として、難治性の腎炎やネフローゼ症候群、全身病に伴う腎臓病、急性・慢性腎不全、悪性高血圧などの特殊な重症腎疾患を数多く診療し、年間100例以上の腎生検を実施しています。
- 透析治療、腎移植についても個別に相談を行い、血液透析に加えて、患者さんの家庭・社会復帰のために積極的に腹膜透析を推進しています。
- 現在、当科には1000人を超える腎臓病の患者さんが通院していますが（2015〈平成27〉年2月現在）、外来では患者さんそれぞれの病気と状態に沿って必要な検査・生活指導を行い、適切な治療につなげています。

糖尿病・内分泌代謝内科　糖尿病はサイレントキラー

糖《と う》尿《にょう》病《びょう》

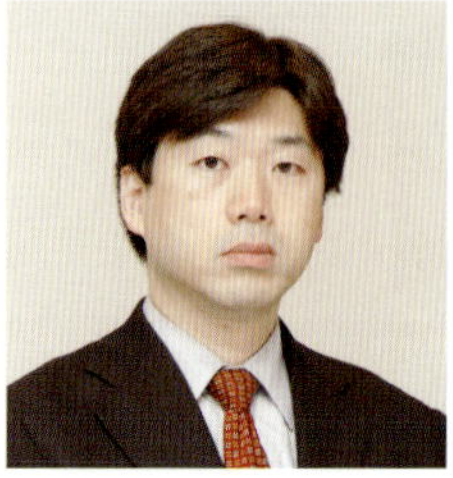

佐藤《さとう》 博亮《ひろあき》 部長・准教授

糖尿病とは

糖尿病は増加の一途

糖尿病は、インスリンの分泌が低下したり（インスリン分泌低下）、インスリンの血糖を下げる力が低下したり（インスリン抵抗性）することで、血糖値が高くなる病気です。

厚生労働省の「2011年国民健康・栄養調査報告」によれば、糖尿病が強く疑われる人や可能性を否定できない「予備群」を合わせると、実に40歳以上の４人に１人以上が糖尿病か、その予備軍であることが明らかになりました。また、厚生労働省の患者調査によると、2011（平成23）年の糖尿病患者数は270万人と推定され、2008年の前回調査より32万9千人増加しています。福島県も例外ではなく、県内の糖尿病患者数は、人口１万人あたり221.63人と全国第12位の多さです。

原因

肥満が糖尿病の主な原因

糖尿病の原因はさまざまです。戦後、増加している原因の一つに、食生活の欧米化と運動量の低下によって増えた肥満が挙げられます。特に内臓脂肪が増えると、「アディポネクチン」という脂肪細胞から分泌される善玉のホルモンが減少し、インスリン抵抗性を引き起こします。インスリン抵抗性が進行すると糖尿病となります。

症状

ほとんど自覚症状がない

口渇、多飲、多尿、体重減少などの症状があるものの、自覚症状に乏しい病気です。しかし、糖尿病を長く患っていると、血管や神経を障害し、さまざまな合併症を引き起こしていきます。

検査・診断

早期発見には健診が有効

糖尿病は、自覚症状に乏しいだけに、早期発見には、特定健診などの健康診断が有効です。血糖値は、刻々と変動しています。空腹時なのか、食後何時間経過したかによって、評価が変わってきます。空腹時血糖値126 mg/dl以上、随時血糖値200mg/dl以上、１～２か月間の血糖値の平均を示すＨｂＡ１c《ヘモグロビンエイワンシー》が6.5%以上だと糖尿病になります。

合併症

網膜症《もうまくしょう》、腎症、神経障害、大血管障害など

糖尿病の最大の問題は、治療せずに放置していると網膜症、腎症、心筋梗塞《しんきんこうそく》や脳梗塞《のうこうそく》などの合併症を引き起こすことです。

１.網膜症 ── 自覚症状がなくても定期的に眼底検査

網膜には細い血管が網の目のように走っています。この血管が障害されるのが網膜症です。網膜症の早期は、微小な出血などが起こりますが、自覚症状はありません。網膜症が進行し、重篤な眼底出血が起きると、視力低下をきたし、最後には失明に至ります。網膜症が原因で毎年約3500人が失明し、失明の原因疾患の第２位です。網膜症は、末期になるまで自覚症状がないため、１年に１回は眼底検査を受け、早期発見することが大切です。

２.腎症 ── 早期発見に尿中アルブミン定量検査

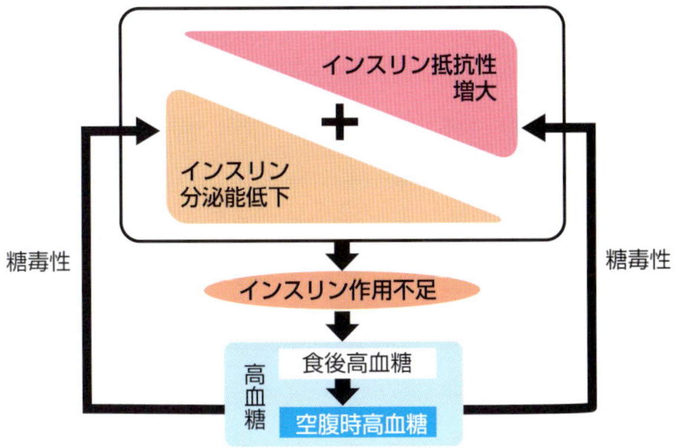

日本糖尿病学会編：糖尿病治療ガイド 2012-2013, 血糖コントロール目標改訂版, p.29, 文光堂より

２型糖尿病の病態

腎臓は、細い血管がたくさん集まっていて、体内の老廃物や余分な水分を尿として体外に出す大切な臓器です。糖尿病によって腎臓が障害されると、最初、尿中に微量アルブミン、次にタンパクが排泄《はいせつ》されます。その後、腎機能を示す血清クレアチニン値が上昇し、腎不全となり、最後には生命維持のために血液透析が必要になります。腎症で、毎年約１万４千人が血液透析導入となり、血液透析導入の原因疾患の第１位です。腎症は末期になるまで自覚症状がないため、尿検査で微量アルブミン尿やタンパク尿を調べ、早期発見することが大切です。

3. 神経障害 ── 壊疽《えそ》や切断防止にはフットケアを

神経障害には、自律神経障害と末梢神経障害《まっしょうしんけいしょうがい》があります。自律神経が障害されると、立ちくらみ、排尿障害、発汗異常、勃起障害《ぼっきしょうがい》などの症状が現れます。末梢神経障害では、左右対称性に足のしびれ、足裏の違和感、足先の冷えなどの自覚症状が現れます。

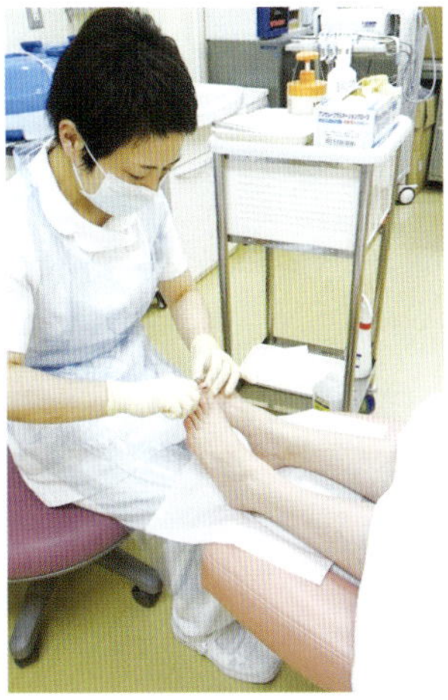

フットケア外来

さらに末梢神経障害が進行すると足の傷に気がつかず放置し、壊疽を起こし、最後には足を切断することもあります。末梢神経障害は、ほかの合併症に比べ早期から足に自覚症状が現れるため、足をよく観察することが大切です。当院では、末梢神経障害の患者さんには、定期的にフットケア外来を受診してもらい管理をしています。

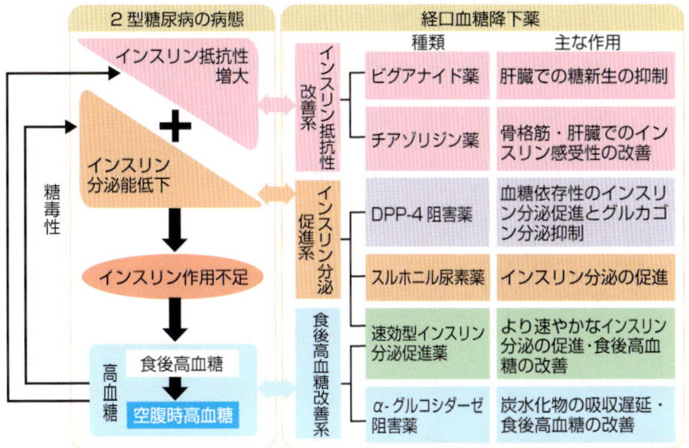

日本糖尿病学会編：糖尿病治療ガイド 2012-2013, 血糖コントロール目標改訂版, p.25, 文光堂より

病態にあわせた経口血糖降下薬の選択

4. 大血管障害 ── 死亡原因の第１位

糖尿病の患者さんは、動脈硬化の進行が早く、糖尿病でない人と比べ３～５倍、心筋梗塞や脳梗塞などを起こしやすいことが知られています。糖尿病の患者さんの死亡原因の第１位は動脈硬化性疾患で、特に脳血管障害や心疾患の比重が大きくなっています。

治療

適切な糖尿病治療薬の選択が大切

糖尿病の治療は、網膜症、腎症、神経障害などの細小血管障害と心筋梗塞や脳梗塞などの大血管障害の発症・進展を予防し、健康な人と変わらない日常生活の質の維持と寿命を確保することが、最大の目的となります。糖尿病という病名は一緒でも、インスリン抵抗性主体からインスリン分泌低下まで、患者さんによって病態はさまざまです。まず、第一に患者さんの病態を評価し、適切な糖尿病治療薬を選択することが大切です。次に、低血糖や体重増加を防ぎ HbA1c を7.0%未満、可能なら 6.0%未満を目標とします。

さらに血糖管理だけでなく、血圧、脂質を厳格に管理し、合併症を早期に発見し、早期介入することが大切です。

当科での主な治療

- 病態にあった治療薬の選択
- 低血糖を起こさない
- 血糖変動の小さい厳格な血糖管理
- 早期発見・早期治療

パーキンソン病《びょう》

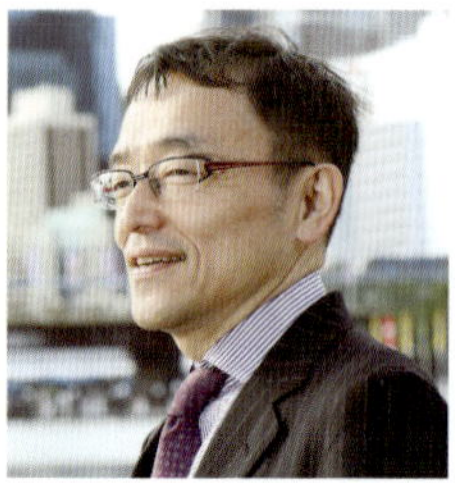

宇《う》川《がわ》 義一《よしかず》 部長・教授

パーキンソン病とは

手足の震え、動作緩慢など

手足が震えるようになる、動作が遅くなる、歩き方がぎこちなくなるなど、主に運動能力に支障をきたす症状を特徴とする病気です。

多くは中年以降に罹《かか》り、高齢になるほどパーキンソン病に罹っている方は増え、日本では人口10万人あたり100～150人の患者さんがいるといわれています。40歳以下で発症した場合は、若年性パーキンソン病と呼ばれますが、この中には遺伝子異常が発見されるケースもあります。

症状

運動症状と非運動症状

運動症状

パーキンソン病の代表的な症状は四大症状といわれ、以下の４つが挙げられます。①静止時振戦《しんせん》（じっとしているときの手足の震え）②筋強剛《きんきょうごう》（筋肉の力が抜けない）③動作緩慢（動きがゆっくりになる）④姿勢反射障害（前かがみで腕の振りの小さな、歩幅の狭い、特徴的な歩き方になる）。

最初に震えで気付く方が多いようです。またパーキンソン病の症状は、左右どちらか片側の手足に現れ、数年後、反対側にも症状が現れます。が、何年経過しても、左右で症状に差があるのが通常です。

非運動症状

一方、パーキンソン病は運動症状以外の症状も現れることが分かっており、非運動症状と呼ばれています。代表的なものは、便秘や立ちくらみなどの自律神経症状、うつ症状や衝動制御障害（ギャンブル依存、脅迫的買い物、性欲亢進など）といった精神症状、睡眠障害などです。これらの症状が、時に運動症状以上に日常生活を送る上で障害となることがあります。

検査・診断

脳MRIは必須の検査

パーキンソン病以外にも、患者数は少ないものの、似た症状をきたす疾患は多岐にわたっています。これらパーキンソン病のような症状をきたす病気をパーキンソン症候群と呼びます。これらの疾患はパーキンソン病とは治療方法が異なったり、異なる経過をたどったりする場合があるため、それぞれの疾患を診断する必要があります。

神経学的診察

パーキンソン病には特徴的な症状が多く、そのほとんどは専門医の神経学的診察で診断が可能で、

1. 変性疾患	2. 症候性パーキンソニズム	
Parkinson 病	脳血管障害パーキンソニズム	一酸化炭素中毒
家族性 Parkinson 病	Binswanger 型白質脳症	MPTP（1-methyl-4,phenyl-1,2,3,6-tetrahydropyridine）中毒
多系統萎縮症（線条体黒質変性病）	ラクナ状態	感染後・感染症パーキンソニズム
進行性核上性麻痺	薬物性パーキンソニズム	脳炎後パーキンソニズム
淡蒼球黒質ルイ体萎縮症	フェノチジン系、ブチロフェノン系薬物	その他の脳炎（日本脳炎など）
汎発性 Lewy 小体病	ベンザミド誘導体の一部	神経梅毒
大脳皮質基底核変性症	（チアプリド、スルピリド、クレボプリド、メトクロプラミド）	代謝異常
グアムのパーキンソニズム痴呆症候群	フルナリジン	Hallervorden-Spatz 病
固縮型 Huntington 病	レセルビン	Wilson 病
Alzheimer 病の一部	中毒性パーキンソニズム	その他
	マンガン中毒	正常圧水頭症の一部
	二酸化炭素中毒	大きな前頭葉腫瘍

パーキンソン病と似た症状のある疾患は多岐にわたります

パーキンソン症候群をきたす疾患

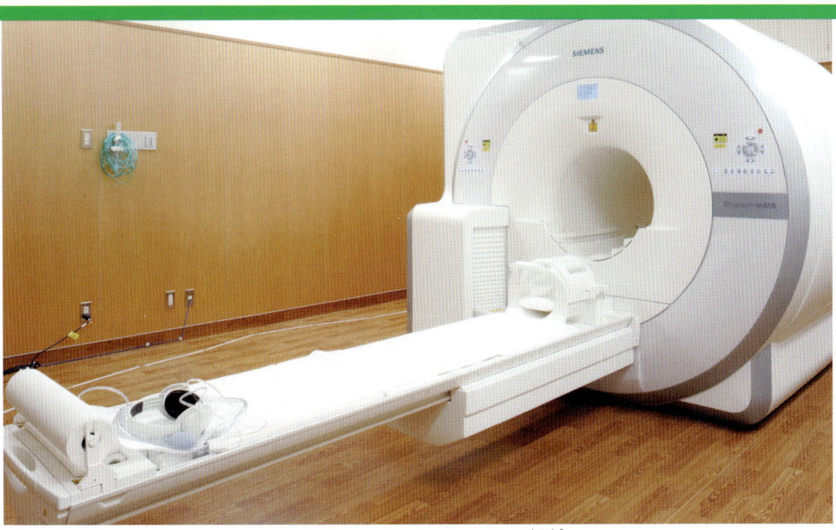

PET-MRI／当院に導入された PET-MRI。現在は臨床の場では主に腫瘍《しゅよう》の検査に使われています。今後、神経疾患の検査方法としても期待されます

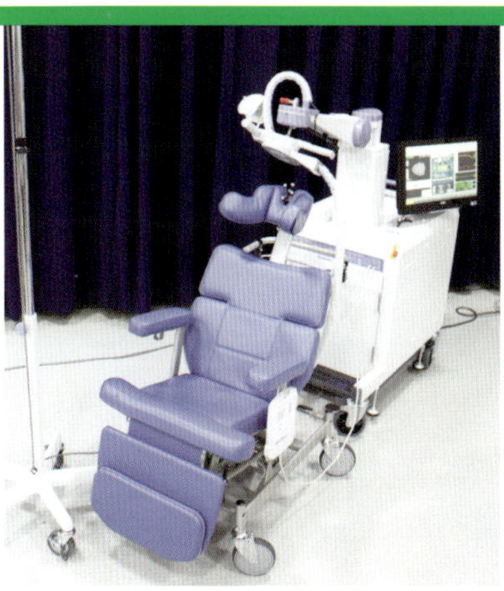

経頭蓋磁気刺激装置（日本光電〈株〉提供）／現在、当院も参加が予定されているパーキンソン病の治療機器としての治験に用いている機材。このほかにも、当院には世界最先端の磁気刺激装置を多く導入しています

最も重要な診断方法です。しかし診断に迷う場合がないわけではありません。そこで以下のような画像診断などと組み合わせた診断を行っています。

画像診断

脳 MRI（磁気共鳴画像装置）は必須の検査で、パーキンソン病以外の診断がつくことがあります。より強力な磁場を用いた超高磁場 MRI の研究が進められており、将来的には MRI による診断精度はさらに上がっていくものと考えられます。

現在、診断には脳血流シンチグラフィー、ドーパミントランスポーターシンチグラフィー、MIBG 心筋シンチグラフィーといった SPECT（単一光子放射断層撮影）や PET（陽電子放射断層撮影）といった核医学検査も用いられています。当院には世界的にも稼働台数が限られる PET-MRI（PET と MRI の一体型装置）があり、パーキンソン病診断に関しても応用が期待されます。

パーキンソン病の薬の作用機序はさまざまで、それぞれの作用機序で数種類の薬剤があるため、薬としては 20 種類以上あります。新薬の開発も進められています

抗パーキンソン病作用（自発運動量）と受容体

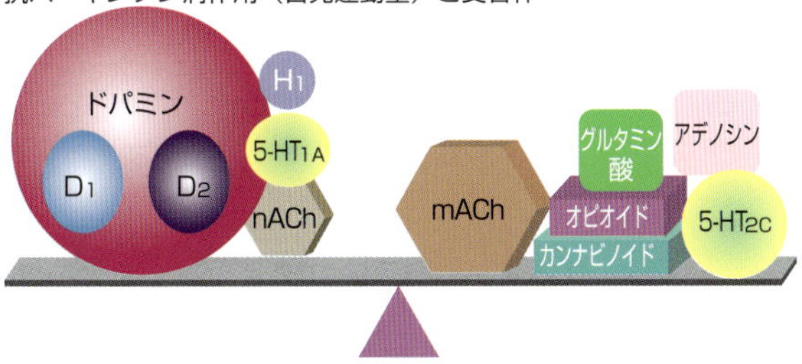

ドパミン神経は自発運動を増加させる。その他の神経は主に抑制的に作用している。

H_1：ヒスタミン受容体　5-HT_{1A},5-HT_{2C}：セロトニン受容体

nACh：ニコチン性アセチルコリン

mACh：ムスカリン性アセチルコリン

野元正弘著、髙橋良輔・辻省次編、パーキンソン病と運動異常（Movement Disorders）アクチュアル 脳・神経疾患の臨床 2013、中山書店より引用

抗パーキンソン病薬の作用点

治療

薬物療法、脳深部刺激療法など

薬物療法

パーキンソン病に効果のある薬が多く開発されています。しかし、薬の効きが徐々に悪くなったり、副作用が起こったりする場合があり、使い分けに専門的な知識を必要とします。

脳深部刺激療法

副作用が強くなり、薬の増量が困難になったときには、脳内に電極を埋め込み刺激する脳深部刺激療法が行われます。当院では脳神経外科、心身医療科などと協力して治療を行っています。

経頭蓋《けいずがい》磁気刺激法

頭蓋骨の外側から脳を刺激する方法に経頭蓋磁気刺激法があります。これまでは主に検査の手段として用いられていましたが、機器の性能が上がり、治療機器としての活用が試みられています。また研究として、パーキンソン病に対する治療効果を報告してきました（Neurology 80: 1400-1405、2013、J Neurosci、2014• 34(33):11131–11142）。今後、治療機器としての開発が進められています。

当科での主な治療

- **パーキンソン病**／脳深部刺激療法、経頭蓋磁気刺激療法（治験）
- **脳血管障害**／血栓溶解療法《けっせんようかいりょうほう》（tPA）
- **痙性斜頸《けいせいしゃけい》**／ボトックス療法
- **多発性硬化症**／インターフェロン、フィンゴリモド

呼吸器内科 簡単で苦痛のない喘息の診断・管理手法の開発

気管支喘息《きかんしぜんそく》

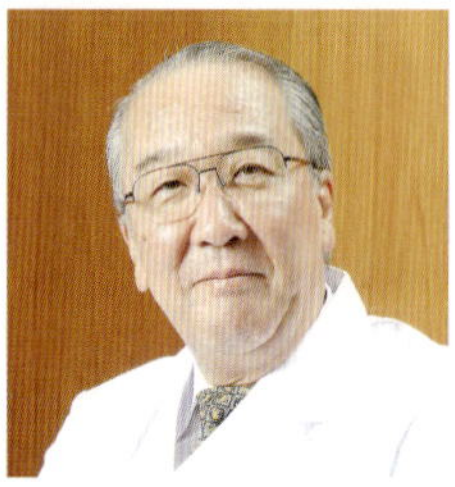

棟方《むなかた》 充《みつる》 部長・教授

気管支喘息とは

気道のアレルギー性炎症で気道が閉塞《へいそく》する病気

気管支喘息とは、アレルゲンなどの原因物質を吸入することで好酸球《こうさんきゅう》を主体とするアレルギー性気道炎症が起こり、可逆性《かぎゃくせい》の気流閉塞《きりゅうへいそく》をきたす疾患です。単一の慢性呼吸器疾患では最も多く、ここ 30 年で患者数は約 3 倍に増加しています。最近では、40 歳を過ぎてから初めて発症するケースも珍しくはなく、高齢者の喘息死《ぜんそくし》が問題となっています。

症状

喘鳴《ぜんめい》、咳嗽《がいそう》、喀痰《かくたん》、呼吸困難をきたすことが多い

典型的な喘息の自覚症状は繰り返す喘鳴（ゼーゼー、ヒューヒューという呼吸音）、咳嗽（咳《せき》）、喀痰（痰を吐くこと）、呼吸困難で、なかでも喘鳴と咳嗽の頻度が高くなっています。喘息の一亜型として、喘鳴や呼吸困難を伴わず、咳嗽が唯一の症状の咳喘息《せきぜんそく》があります。最近の調査では、慢性咳嗽（８週間以上続く咳嗽）患者さんの 30 ～ 50%が咳喘息ではないかと考えられています。

検査・診断

呼気一酸化窒素（呼気 NO）が簡便かつ鋭敏《えいびん》な診断法として新たに登場

典型的喘息では、聴診で喘鳴（wheeze《ウィーズ》）を聴取します。喘息の診断基準はなく、前述の自覚症状や身体所見を認めたときは、呼吸機能検査、気《き》道過敏性《どうかびんせい》検査、誘発喀痰《ゆうはつかくたん》検査、採血、呼気 NO 検査を行い診断します。

具体的には①気管支拡張薬《きかんしかくちょうやく》投与前後の一秒量《いちびょうりょう》（FEV_1）が 200ml かつ 12%以上改善した場合②気《き》道収縮物質《どうしゅうしゅくぶっしつ》（メサコリン）を低濃度から吸入して反応があった場合③５%食塩水を吸入して採取した喀痰中に好酸球を多数認めた場合④末梢血《まっしょうけつ》好酸球の増加や総 IgE 高値、特異的 IgE 抗体（ダニ、ハウスダスト、動物など）陽性を認めた場合――は喘息診断の手掛かりになります。

しかし、これら検査を行っても診断に苦慮することもあり、2013（平成 25）年６月から喘息診断のための簡便で、鋭敏な検査法として呼気 NO 濃度測定が新たに保険適用となりました。当科の検討では、自覚症状と呼気 NO ≧ 40ppb で約 80%の喘息診断が可能でした。

慢性管理の治療

吸入ステロイドが第一選択薬

症状と呼吸機能から重症度を４段階（軽症間欠型／軽症持続型／中等症持続型／重症持続型）に分けて治療を行います。どの重症度においても吸入ステロイド薬（ICS）が第一選択薬となります。

吸入ステロイド薬で効果不十分な場合や中等症～重症喘息には長時間作用型 β_2 刺激薬（LABA）、ロイコトリエン受容体拮抗薬《じゅようたいきっこうやく》（LTRA）、テオフィリン徐放薬《じょほうやく》、長時間作用型抗コリン薬を併用しま

		治療ステップ1	治療ステップ2	治療ステップ3	治療ステップ4
対象症状		(軽症間欠型相当) ・症状が週1回未満 ・症状は軽度で短い ・夜間症状は月に2回未満	(軽症持続型相当) ・症状が週1回以上、しかし毎日ではない ・月1回以上日常生活や睡眠が妨げられる ・夜間症状は月2回以上	(中等症持続型相当) ・症状が毎日ある ・短時間作用性吸入β_2刺激薬がほぼ毎日必要 ・週1回以上日常生活や睡眠が妨げられる ・夜間症状が週1回以上	(重症持続型相当) ・治療下でもしばしば増悪 ・症状が毎日ある ・日常生活が制限される ・夜間症状がしばしば
長期管理薬	基本治療	吸入ステロイド薬 (低用量)	吸入ステロイド薬 (低〜中用量)	吸入ステロイド薬 (中〜高用量)	吸入ステロイド薬 (高用量)
		上記が使用できない場合以下のいずれかを用いる ・ロイコトリエン受容体拮抗薬 ・テオフィリン徐放製剤 (症状が稀なら必要なし)	上記で不十分な場合に以下のいずれか1剤を併用 ・長時間作用性β_2刺激薬 (配合剤の使用可) ・ロイコトリエン受容体拮抗薬 ・テオフィリン徐放製剤	上記に下記のいずれか1剤、あるいは複数を併用 ・長時間作用性β_2刺激薬 (配合剤の使用可) ・ロイコトリエン受容体拮抗薬 ・テオフィリン徐放製剤 ・長時間作用性抗コリン薬	上記に下記の複数を併用 ・長時間作用性β_2刺激薬 (配合剤の使用可) ・ロイコトリエン受容体拮抗薬 ・テオフィリン徐放製剤 ・長時間作用性抗コリン薬 ・抗IgE抗体 ・経口ステロイド薬
	追加治療	ロイコトリエン受容体拮抗薬以外の抗アレルギー薬	ロイコトリエン受容体拮抗薬以外の抗アレルギー薬	ロイコトリエン受容体拮抗薬以外の抗アレルギー薬	ロイコトリエン受容体拮抗薬以外の抗アレルギー薬
発作治療		吸入短時間作用性β_2刺激薬	吸入短時間作用性β_2刺激薬	吸入短時間作用性β_2刺激薬	吸入短時間作用性β_2刺激薬

喘息慢性管理における治療ステップと治療薬

す。最近はICSとLABAの配合剤をよく使用します。

抗IgE抗体が重症喘息の新たな治療薬として登場し、効果を発揮しています。今後、抗IL5抗体、抗IL13抗体といった新規分子標的薬《ぶんしひょうてきやく》が続々と登場する予定で、喘息管理のいっそうの向上が期待されています。

喘息発作の治療

気管支拡張薬とステロイドで治療

自覚症状、呼吸機能、酸素飽和度《さんそほうわど》によって発作強度を4段階に分けて治療します。軽症であれば短時間作用型β_2刺激薬(SABA)の吸入で改善します。中発作から大発作は、吸入に加えてアミノフィリンやステロイドの点滴、酸素吸入、ボスミン皮下注などが必要になります。それでも改善しないときは人工呼吸管理《じんこうこきゅうかんり》を行います。

喘息診療の未来

福島から発信する簡単で苦痛のない喘息診断・管理手法開発への新たな挑戦

呼気NO濃度測定

当科は、早くから喘息のスクリーニング(ふるい分けの検査)や診断において呼気NOの臨床応用に取り組んできた日本での草分け的存在です。数多くの論文を国内外に発信し、メディアにも取り上げられました。現在も、呼気NOを用いた喘息自己管理の臨床研究を積極的に行っています。

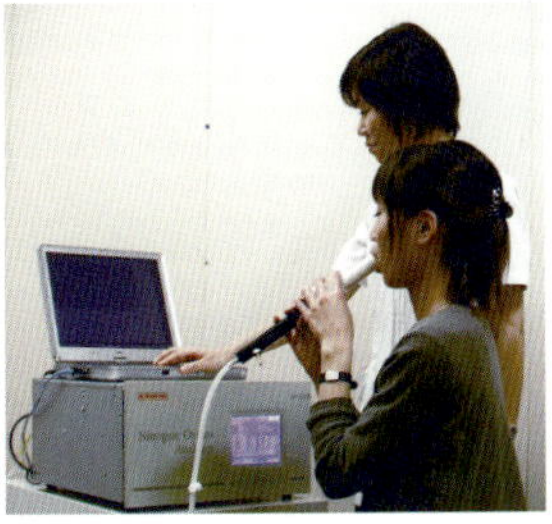

呼気NO濃度測定検査

咳モニター

当院が日本で初めて導入した検査法です。ホルター心電図のように24時間の咳嗽回数をカウントする検査です。これまで、咳嗽の程度や治療効果は問診で判断していたため、患者主観に影響される面が大きかったですが、本検査導入で目に見える形で咳嗽治療効果を判定することが可能になりました。

硫化水素《りゅうかすいそ》(H_2S)濃度測定

温泉のにおいで有名な硫化水素ですが、生体内でも微量に産生されていることが分かりました。私たちは、血液や喀痰中のH_2S濃度測定に成功し、治療に反応しにくい重症・難治《なんち》タイプの喘息の早期発見に役立つ可能性を初めて発見しました。今後は、呼気を用いてNOと同様にH_2Sを測定することで、喘息難治化の早期予測や喘息の個別化医療に貢献できればと考えています。

このように、私たちは、「簡単で苦痛のない喘息の診断・管理手法の開発」をテーマに、日々努力しながら日常診療に取り組み、最先端の医療を患者の皆さんに提供しています。

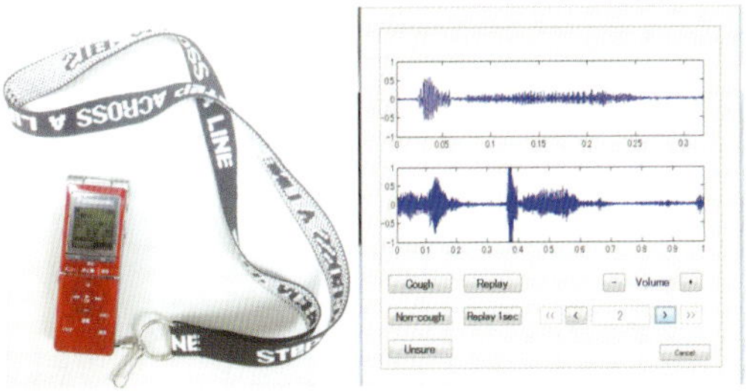

咳モニターとその解析

当科での診断・治療

頻度の高い疾患である肺炎、喘息、慢性閉塞性肺疾患(COPD)、肺がん、間質性肺炎などに対する標準的治療を行っています。また、稀少疾患(肺胞蛋白症、びまん性汎細気管支炎など)の診断・治療も行っています。ほかに、最先端医療として以下の研究も行っています。

肺がん

- 仮想気管支鏡および経気管支超音波ガイド下生検を用いた肺がん診断
- 抗がん剤治療の他施設共同臨床試験

COPD

- 早期診断および増悪予測のバイオマーカー開発
- 新規分子標的薬の国際共同試験

間質性肺炎

- 増悪や進行・予後予測の新規バイオマーカー開発

腫瘍内科　分子標的治療薬の開発が進む

がんの薬《やく》物《ぶつ》療《りょう》法《ほう》

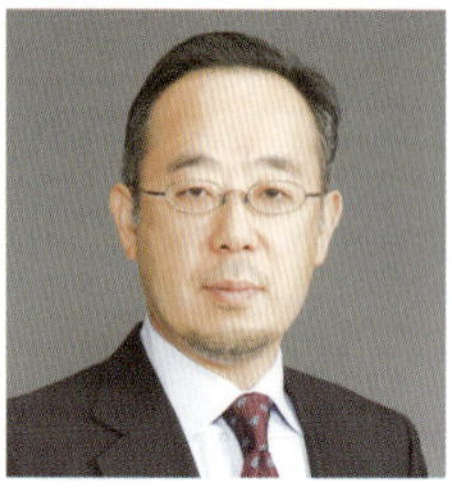

佐治《さじ》 重衡《しげひら》 部長・教授

がんの薬物療法とは

各種薬剤を用いたがん治療

殺細胞性抗がん薬、分子《ぶんし》標的《ひょうてき》治《ち》療薬《りょうやく》、ホルモン療法薬などを用いた治療の総称です。近年、がん細胞の浸潤、増殖、転移などにかかわる分子レベルでのメカニズムの解析が進み、多くの分子標的治療薬が開発され、がんの治療に不可欠な存在となっています。

がん薬物療法の目的

治癒・延命・症状緩和など

がん薬物療法の目的には治癒・延命・症状緩和などがあります。近年は分子標的治療薬の発達で、薬物療法が有効ながんが増えています。医師は患者さんの希望とがんの種類や進行度によって、治療目的を明確にしていく必要があります。

薬物療法単独で「治癒」が期待できるがん	急性白血病、悪性リンパ腫、胚細胞腫瘍、絨毛がん
薬物療法によって「延命」が期待できるがん	乳がん、卵巣がん、小細胞肺がん、大腸がん、多発性骨髄腫、悪性リンパ腫（低悪性度非ホジキンリンパ腫）、慢性骨髄性白血病、骨肉腫、悪性黒色腫
薬物療法によって「症状の緩和」が期待できるがん	軟部腫瘍、頭頸部がん、食道がん、子宮がん、非小細胞肺がん、胃がん、前立腺がん、膵がん、脳腫瘍、腎がん、膀胱がん、肝がん、胆道がん、甲状腺がん（分化型・髄様癌など）
薬物療法の効果があまり期待できないがん	甲状腺がん（未分化など）

＊赤字のがんは 2007 年には薬物療法の効果があまり期待できないがんに分類

国立がんセンターレジデント編「がん診療レジデントマニュアル（第 6 版）」より

進行がんにおいて
がん薬物療法によって得られるもの 2013 年

薬物療法を行って腫瘍を小さくしてから手術することや、手術の後に再発予防を目的に薬物療法を行うこともあります。放射線療法と併用して化学放射線療法を行う場合もあります。

がん薬物療法に用いられる薬剤の種類

抗がん剤、分子標的治療薬、ホルモン療法薬

殺細胞性抗がん薬

いわゆる抗がん剤です。アルキル化薬、白金製剤、代謝拮抗薬《たいしゃきっこうやく》、トポイソメラーゼ阻害薬、微小管阻害薬、抗腫瘍性《こうしゅようせい》抗生物質などがあります。一般的に「盛んに増える細胞」「細胞分裂が盛んな細胞」に作用するものがほとんどです。ところが、私たちの体内には、がん細胞以外にも盛んに増える細胞があります。例えば、髪の毛を作る毛根、血液を作る骨髄は、体の機能を維持するために活発に細胞が増えています。殺細胞性抗がん薬は、そこにも作用するため、脱毛や白血球減少などの副作用が起こってしまいます。

分子標的治療薬

近年の分子生物学の急速な進歩によって、がん細胞が持つ特徴を分子レベルでとらえられるようになりました。それを標的とした薬は分子標的治療薬と呼ばれ、開発が進んでいます。当初は副作用が少ないと伝えられていましたが、実際は一部の標的分子は正常細胞にも存在するために、多彩な副作用が現

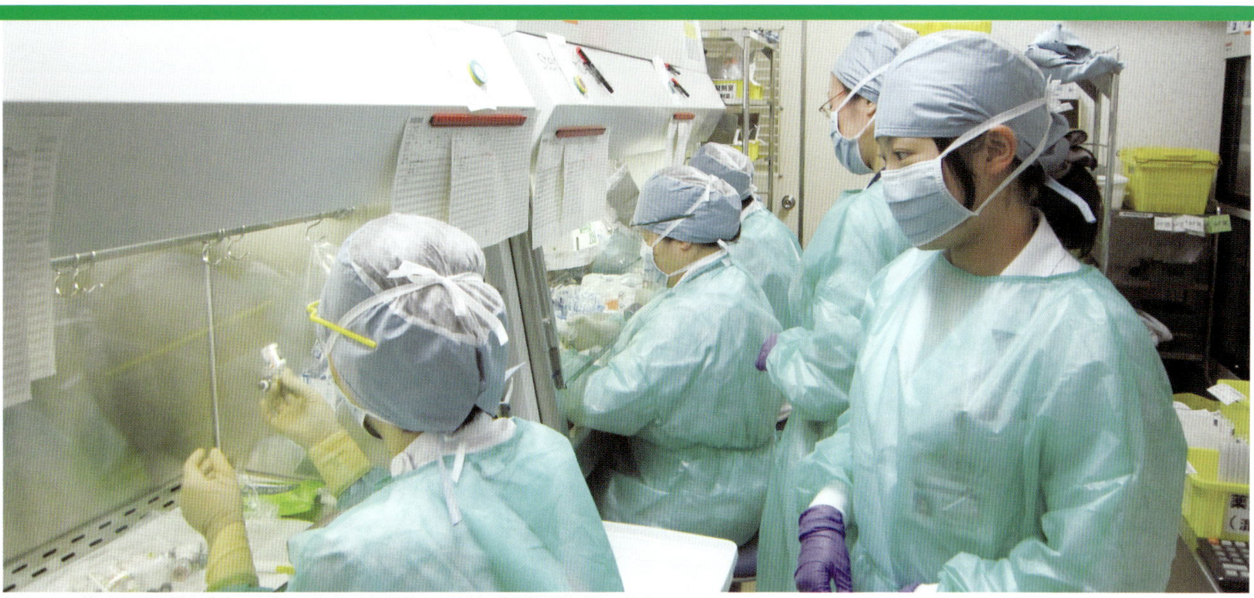

ミキシング／薬剤師が安全キャビネット内で無菌的で正確な薬剤調製を行います

れます。今後も発展が期待されている薬剤です。

ホルモン療法薬

前立腺《ぜんりつせん》がん、乳がん、子宮内膜がんなどのホルモン依存性腫瘍が対象となります。比較的マイルドながら、長期の抗腫瘍効果を持つ薬剤です。例えば、のぼせや不眠、関節の痛みなどホルモン療法薬に特有の副作用があります。

薬物有害反応（副作用）について

さまざまな有害反応があり、それぞれ対処法が存在

がんの薬物療法薬は、がん細胞だけでなく、正常な細胞も傷害させてしまうという作用（薬物有害反応）があります。がん細胞だけに作用して、正常な組織には作用しないという薬があれば理想ですが、残念ながらそのような薬は現在のところ存在しません。主な薬物有害反応には、血液毒性（白血球の減少と発熱、貧血、血小板低下と出血傾向など）、消化管毒性（吐き気や下痢など）、神経毒性（しびれ）、皮膚毒性（皮疹《ひしん》や色素沈着など）などがあります。薬物有害反応はさまざまですが、多くの場合は量を減らしたり、投薬の間を広げたり、使用を中止すれば治ります。制吐薬をはじめ、薬物有害反応を軽減する支持療法も発達してきました。患者さんが少しでも楽に薬物療法を受けられるようになってきています。

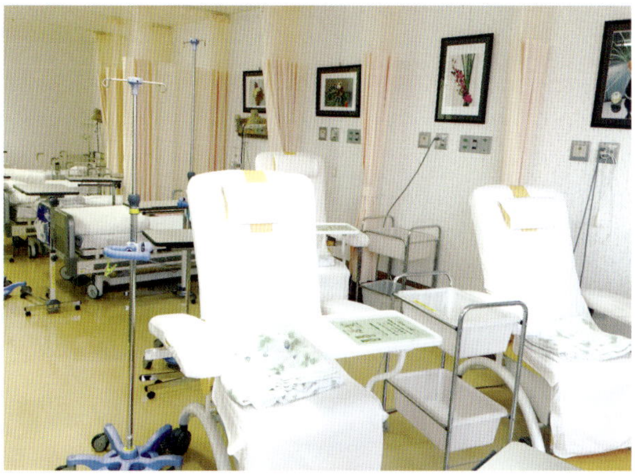

外来化学療法センター／外来化学療法センターでは、がん患者さんは通院で治療を受けることができます

がんの薬物療法を安全に行うためには、抗がん薬の効果と薬物有害反応を熟知している専門医や看護師、薬剤師、ソーシャルワーカーなどとの協力によるチーム医療が必要です。

以前、がん薬物療法は入院して行うことが一般的でしたが、新規薬剤の開発や副作用の軽減などの医療の進歩によって、今では外来で安全にがん治療を受けることができます。患者さんは自宅で普通の生活を送りながら、家族の心身両面の援助を受けながら、最新のがん治療を受けることが可能になったのです。当院でも外来化学療法センターで、多職種の専門家が集まったチームで治療を行っています。

当科での主な治療

固形がん（白血病のような血液のがん以外）全般の薬物療法を行います。これまで、がん治療は主に各臓器の専門家が、診断から手術、薬物療法までを行ってきました。しかし、薬物療法が複雑化した近年では、臓器に関係なく薬物療法に精通した腫瘍内科医の重要性が認識されてきました。外科や放射線科などと連携して、患者さんにとって最も良い、がんの治療法を検討します。治療開始後も薬物有害反応への対応や、がんに伴うさまざまな苦しみへの対応も行います。

呼吸器外科 がんによる死因の第１位

肺《はい》がん

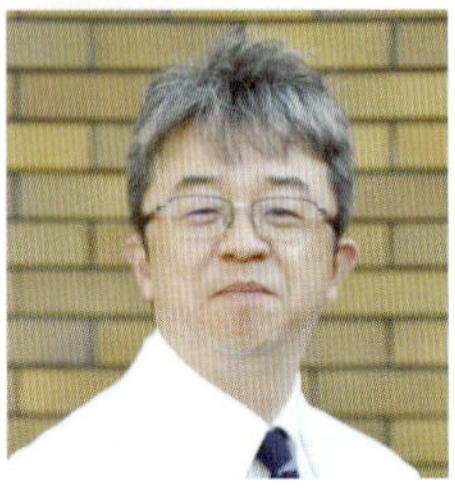

鈴木《すずき》 弘行《ひろゆき》 部長・教授

肺がんとは

気管、気管支、肺胞の一部の細胞が悪性化したもの

肺がんは気管、気管支、肺胞の一部の細胞がさまざまな原因で悪性化したもので、周囲の組織を破壊しながら増殖進行し、血液やリンパ液の流れに乗って全身へ進展します。

現在も増加傾向にあり、2013（平成 25）年の調査によると、日本で年間 10 万人以上が肺がんになっています。肺がんによる年間の死亡は男性が 5 万 2054 人、女性が 2 万 680 人で、日本人のがんによる死因の第 1 位です。

症状

咳嗽《がいそう》、呼吸困難、体重減少、血痰《けったん》、胸痛など

咳嗽（せき）、呼吸困難、体重減少、血痰、胸痛などがみられます。近年では無症状で偶然発見される患者さんも増えています。肺がんは早い段階で脳や肺、骨、副腎などへ遠隔転移をきたすことから、転移による症状で発見されるケースもあります。

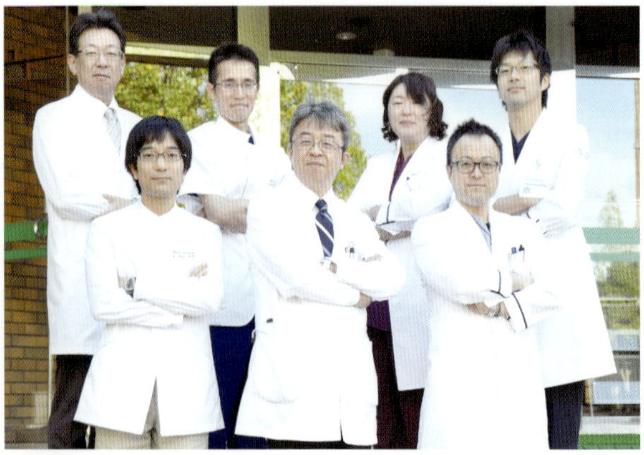

現在の当科の医師

検査・診断

確定診断には病理診断が必要

まず、肺に異常があるかどうか、喀痰《かくたん》の中に異常な細胞が含まれているかどうかを調べる目的として胸部 X 線検査、喀痰細胞診、血液検査などがあります。精密検査として CT 検査や FDG-PET 検査などを行います。

肺がんの確定診断には病理診断が必要で、気管支鏡検査、胸腔鏡《きょうくうきょう》検査、経皮肺生検《けいひはいせいけん》などをして病変の直接観察や組織・細胞の採取を行います。

近年の肺がん研究の進歩により、遺伝子異常に応じた薬剤の選択が行われるようになり、組織採取の重要性はさらに高くなっています。確定診断後には MRI 検査、骨シンチグラフィー（放射性同位元素＜ RI ＞を投与して骨を壊す状態あるいは作る状態にある部位を特定する検査）なども行って、肺がんの進行度（病期、Stage）を決定します。

治療・予後

外科治療、薬物療法、放射線治療の３つ

肺がんの主な治療法には外科治療、薬物療法、放射線治療があり、病期や患者さんの全身状態をもとに治療法を選択します。病状に応じて、複数

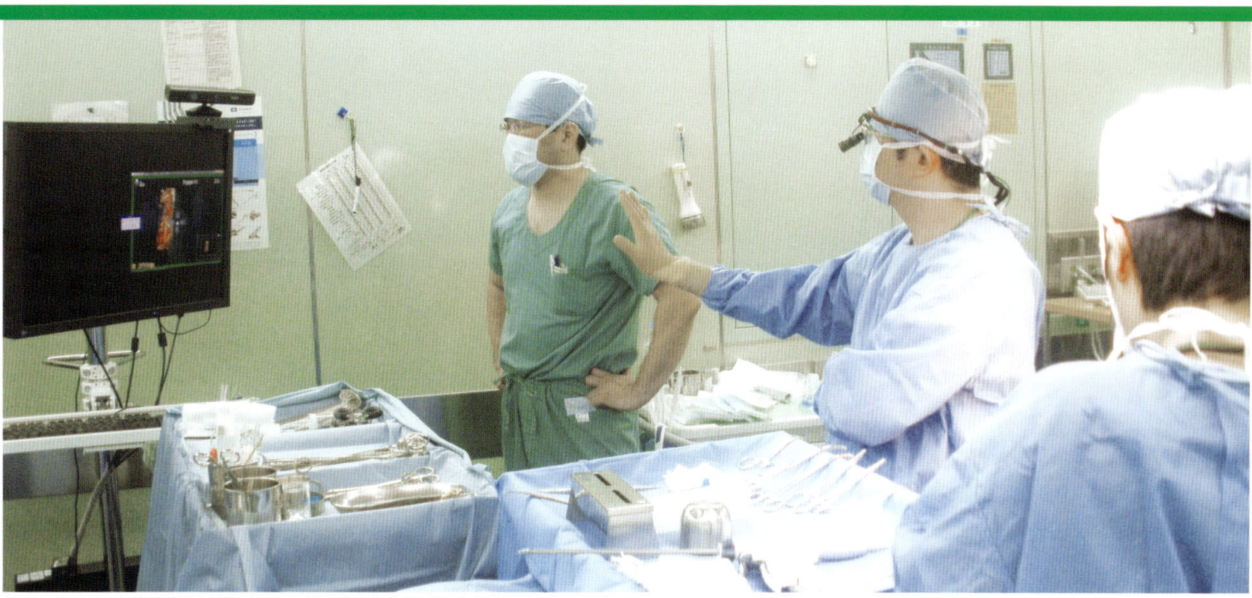

当科に導入した非接触型画像ビューワシステムを利用した手術

の治療法を組み合わせる場合もあります。

手術

肺にできたがんを完全に取り除くことを目的とし、通常は転移がない、全身状態の良好な患者さんが適応となります。標準術式は、がんが発生した部分の肺葉《はいよう》切除に加えて縦隔《じゅうかく》のリンパ節郭清《せつかくせい》を行います。

近年は微小な早期肺がんを発見するケースが増え、区域切除や楔状《きつじょう》切除などの縮小手術を行う場合も増えています。手術後は呼吸機能が低下しますが、術前からの禁煙や適切なリハビリテーションでその低下を最低限に抑えることができます。

当科では年間約200例の呼吸器手術を行っており、患者さんの状態に応じた適切な術前、術後管理が徹底されています。肺がん手術による術後の合併症の死亡は全国的には0.4%程度と言われていますが、当科では0.2%と安全性の高い手術を行っています。

薬物療法

いわゆる、抗がん剤治療です。病期に応じて手術や放射線治療と組み合わせることもあります。近年はがん細胞の遺伝子異常に対応した治療、分《ぶん》子標的《しひょうてき》薬剤の開発が進んでいます。

上皮《じょうひ》成長因子受容体（EGFR）遺伝子変異に効果があるEGFRチロシンキナーゼ阻害剤と未分化リンパ腫キナーゼ（ALK）融合遺伝子に効果があるALK阻害剤は、既に臨床応用されています。

近年の薬物療法の進歩はめざましく、肺がん患者さんの延命に大きく寄与していますが、いまだに治癒は難しく、さまざまな副作用にも注意が必要です。

放射線治療

放射線の細胞傷害作用を利用した治療法です。近年では定《てい》位《い》照射《しょうしゃ》や粒《りゅう》子《し》線《せん》治療といった新しい治療が行われるようになり、治療効果も改善しています。ただし、周囲の正常組織もある程度障害を受ける可能性があり、注意が必要です。

肺がんに対する治療は年々進歩していますが、生存率の改善はまだ十分とはいえず、10人の患者さんのうち、手術適応となるのは3～4人で、そのうち完全に治癒するのは2～3人といわれています。

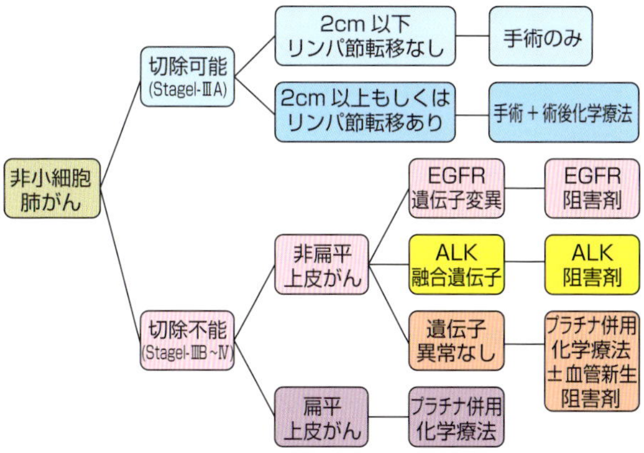

非小細胞肺がんに対する標準治療

当科での主な治療

- **胸腔鏡手術**／早期肺がんを適応とし、ごく小さな創《きず》で手術を行います。低侵襲（体に負担の少ない）な手術で術後は5～7日で退院が可能です。
- **免疫療法**／樹状細胞を用いた細胞療法を行っています（当科は、全国的に数少ない肺がんに対する先進医療を行っている施設の一つ）。
- **臨床試験への積極的参加**／全国の他施設との共同研究として新しい治療法の確立を目指してさまざまな臨床試験に参加しています。

消化管外科 消化管がんの中で悪性度が高い

食《しょく》道《どう》がん

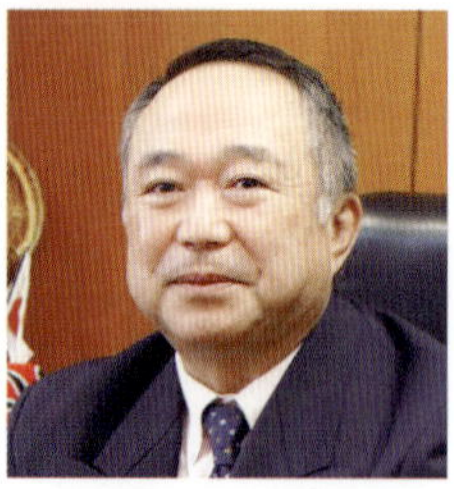

竹之下《たけのした》 誠一《せいいち》 部長・教授

食道がんとは

90%以上が扁平上皮《へんぺいじょうひ》がん

食道は、喉《のど》と胃の間をつなぐ長さ約 25cm、太さ 2 ～ 3 cm の筒状の臓器です。日本人では約半数が胸の中の食道中央付近から発生し 90%以上が扁平上皮がんです。男女比は 6 対 1 で男性に多く、60 ～ 70 歳代に多く発病します。粘膜から発生したがんが大きくなると粘膜下層、筋層、外膜へと広がり周囲組織に浸潤（がんが食い込む）するとともに、血液やリンパの流れに沿って肝臓や、肺、リンパ節などに転移します。

年齢調整罹患率《りかんりつ》は男性では緩やかに増加し、男女合わせて年間1万人を超える患者さんが死亡しています。

症状

代表的症状の一つは食べ物のつかえ感

食道がんの代表的症状の一つは食べ物のつかえ感です。しかし、粘膜下層までの病変では無症状のものも多く、健康診断や人間ドックの内視鏡検査などでの発見がほとんどです。このように無症状のがんは比較的早期のものが多いのですが、有症状の場合はある程度進行している可能性があります。より深い筋層以深に病変が及ぶと狭窄感《きょうさくかん》、嚥下《えんげ》困難などが現れます。

通過障害以外の症状として、熱いものを飲み込んだとき、喉から胸にかけて染みる感じや、ちくちくとした痛みを感じることがあります。そのほか胸や背中の痛み、嚥下時の咳《せき》、声のかすれなども食道がんに関連する症状に挙げられます。ただ、これらの症状は必ずしも食道がんの罹患と直結するものでありません。早期発見には内視鏡検査が有効です。

検査・診断

確定診断には生検組織による病理診断

食道がん検査には、内視鏡検査や食道造影検査、CT、MRI、PET などの画像検査および腫瘍マーカなどを行いますが、確定診断には内視鏡検査時の生検組織の病理診断が必要です。食道がんの診断が確定した後は、治療方針を決定するために病期診断が必要です。

食道がんは、粘膜下層に広がった時点で、リンパ節転移の可能性が高いがんです。また周囲には大動脈や肺、心臓など重要な臓器があり、進行に伴って浸潤したり、血液やリンパの流れに沿って肺や、肝臓などに転移します。これらの診断にはCT、MRI、PET などが有効です。

治療・予後

内視鏡治療、外科治療、薬物療法、放射線療法が中心

食道がんの治療には内視鏡治療、外科治療、がん薬物療法、放射線療法があります。これらの治療法は、がんの進行度や患者さんの全身状態に応じて選択します。

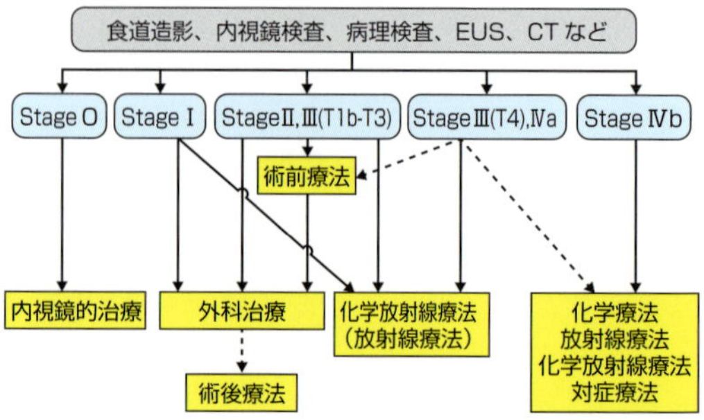

注）進行度は『食道癌取扱い規約』第 10 版に基づく

※食道癌診断・治療ガイドライン 2012 年より引用

食道がん治療アルゴリズム

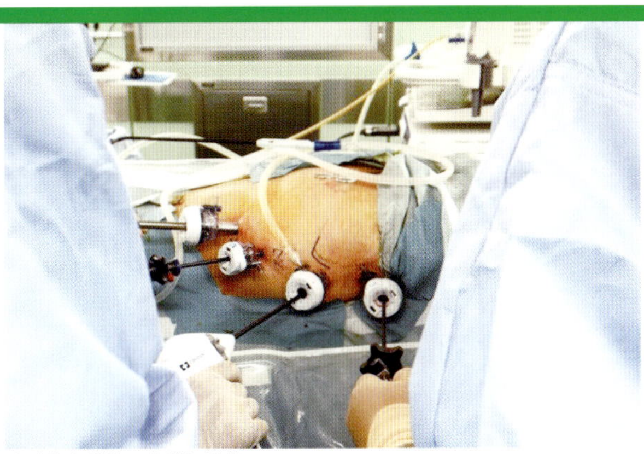

腹臥位胸腔鏡下食道切除術

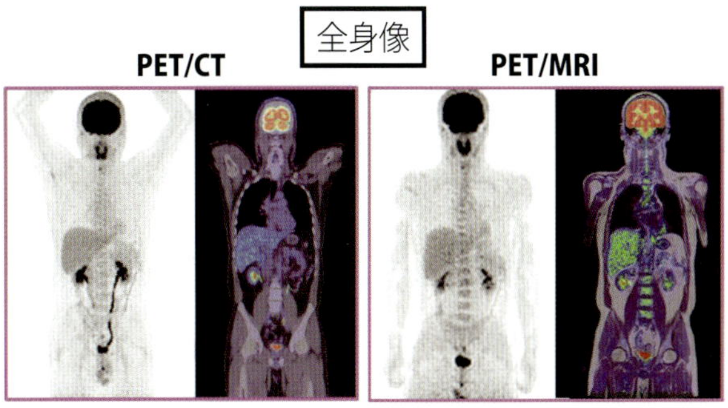

PET-CT、PET-MRI による食道がん病期診断および転移再発診断
ふくしま国際医療科学センター 先端臨床研究センター HP より転載

当科では内視鏡治療の適応外の患者さんや内視鏡治療後の追加治療が必要な患者さんが治療の対象になります。食道がん治療ガイドラインや食道がん取扱い規約に基づき適正な治療選択を行います。

内視鏡治療

食道がんの内視鏡治療には大きく高周波スネアを用いた内視鏡的粘膜切除術（EMR）と内視鏡的粘膜下層剥離術《はくりじゅつ》（ESD）があります。後者は大型病変や瘢痕《はんこん》を伴う病変にかかわらず粘膜下層までの病変の一括切除が可能です。内視鏡治療の適応はリンパ節転移が 5 ％以下と考えられる T1a-EP、もしくは LPM が絶対適応で、それより深い T1a-MM もしくは SM1 は相対的適応病変となります。病理学的検索によって追加治療が必要と判断した場合、手術や放射線治療などが行われます。

手術療法

食道がん手術の基本は根治性と安全性の両立です。この手術は頸部《けいぶ》、胸部、腹部を切開する侵襲（体への負担）の大きな手術であり、術後も呼吸や循環動態も含めて慎重な全身管理が必要になります。近年、患者さんへの侵襲を低減し傷が小さく痛みの少ない手術として胸腔鏡《きょうくうきょう》・腹腔鏡手術が行われるようになりました。

標準手術は頸部、胸部、腹部の 3 領域リンパ節郭清を含めた食道亜全摘術ですが、胸腔鏡・腹腔鏡手術は手技と医療機器の進歩によって開胸・開腹手術と同等の精度と治療成績が示されつつあります。当科でも表在がんに対して腹臥位《ふくがいい》胸腔鏡下食道切除術を導入しています。

がん薬物療法

抗がん剤を用いた治療法です。手術後の再発予防を目的とした術前補助化学療法と、転移・再発がんに対する化学療法に大きく分けられます。大規模臨床試験の結果から、ステージⅡ、Ⅲの患者さんには術前に化学療法を行うことで再発率が抑えられることが分かっており、当科でも術前に 2 コースの化学療法を行っています。

転移・再発がんには 5FU やシスプラチン、タキサン系薬剤を組み合わせた多剤併用化学療法が基本ですが、まだ十分な成績とはいえません。

放射線療法

食道がん（特に扁平上皮がん）は放射線感受性が高いがんの一つです。化学療法と併用することで治療効果の高まることが分かっており、周囲臓器への浸潤が疑われる患者さんや、転移・再発がんに対して行います。欧米では術前の放射線化学療法が進行がんの標準治療の一つとなっています。

食道がん診療は、手術で根治する患者さんにはできるだけ体に負担のかからない治療を、進行・再発がんの患者さんには、手術、薬物療法、放射線療法を組み合わせた集学的治療で治療成績と QOL（生活の質）の向上を目指しています。

当科での主な治療

- **食道がん**／進行がんには予後向上を目指し、術前化学療法後に 3 領域リンパ節郭清を伴う食道亜全摘術を基本としています。表在がんには胸腔鏡・腹腔鏡手術による低侵襲治療を施行しています。
- **胃がん**／早期がんには根治性を損なわず傷が小さく痛みの少ない腹腔鏡手術を積極的に導入し、早期社会復帰を目指しています。進行がんには D2 郭清を伴う根治手術に加え、再発抑制のため術後補助化学療法を施行しています。
- **胃粘膜下腫瘍**／消化器内科と合同で、より低侵襲な腹腔鏡内視鏡合同手術（LECS）を導入しています。
- **大腸がん**／早期がん、進行がん共に腹腔鏡手術を積極的に導入。直腸がんには機能温存手術によって患者さんの QOL の向上を目指しています。また転移・再発がんには集学的治療によって生存率の向上を図っています。

肝胆膵・移植外科　切除症例の5年生存率は約30%

膵《すい》がん

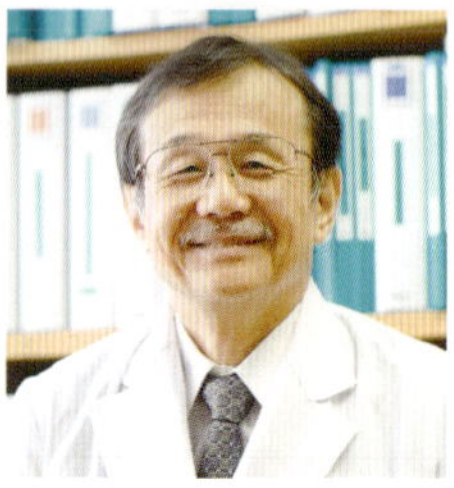

後藤《ごとう》 満一《みつかず》 部長・教授

膵がんとは

5年生存率が最も低い消化器がん

膵臓は胃の後ろにある長さ約20㎝、重さ約60gで、右側は十二指腸、左側は脾臓《ひぞう》に及ぶ横に細長い臓器で、右側より頭部、体部、尾部に分けられます。食物の消化を助ける膵液を作るとともに、インスリンなど血糖調節に必要なホルモンを産生する働きがあります。

膵がんとは、膵臓に発生する悪性腫瘍《あくせいしゅよう》で、その90%以上が膵管から発生した膵管がんであり、通常この膵管がんのことを膵がんと言います。発生率には、男女差が見られず、高齢になるほど高い傾向があります。5年生存率が最も低い消化器がんで、早期発見が難しく、進行した状態で見つかる場合が多いことが原因です。

症状

腹痛、黄疸《おうだん》、腰背部痛、糖尿病発生・悪化など

早期の膵がんには特徴的な症状はありません。膵がんで受診される方の症状としては、腹痛、黄疸、腰背部痛が多く、次いで体重減少、消化不良などです。膵頭部では症状の発現率が高く、黄疸が特徴的な症状です。膵体部もしくは膵尾部では腹痛が多く見られます。

糖尿病は膵がんの60～80%に合併しています。糖尿病の発症、悪化したときは膵がんの合併を疑い、検査が勧められています。

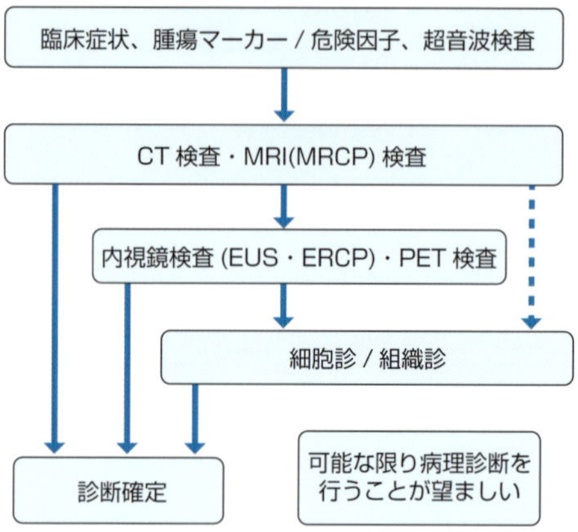

（膵癌診療ガイドライン2013年版から）

膵がん診断のアルゴリズム

検査・診断

病理学的診断が重要

血液検査だけで診断を確定するのは困難です。喫煙、膵がん家族歴、糖尿病がリスク因子であり、腹部エコー検査や腫瘍マーカーでスクリーニング（ふるい分けの検査）すること、腹部エコー検査では膵管の拡張など間接的な所見を見逃さないことが重要です。

膵がんの診断には、超音波内視鏡検査（EUS）や造影CT検査、MRI検査、FDG-PET検査を勧めています。画像診断で膵がんの確定診断が得られる場合もありますが、確定診断がつかない場合には細胞診、もしくは組織診による病理学的診断が勧められており、内視鏡（ERCPやEUS）下に細胞・組織を採取し実施します。

これらの検査で、膵がんの進行度（病期、Stage）を決定し、治療法を選択します。

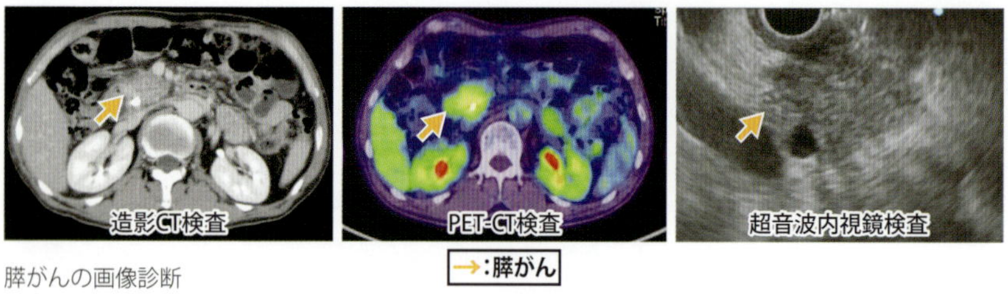

膵がんの画像診断

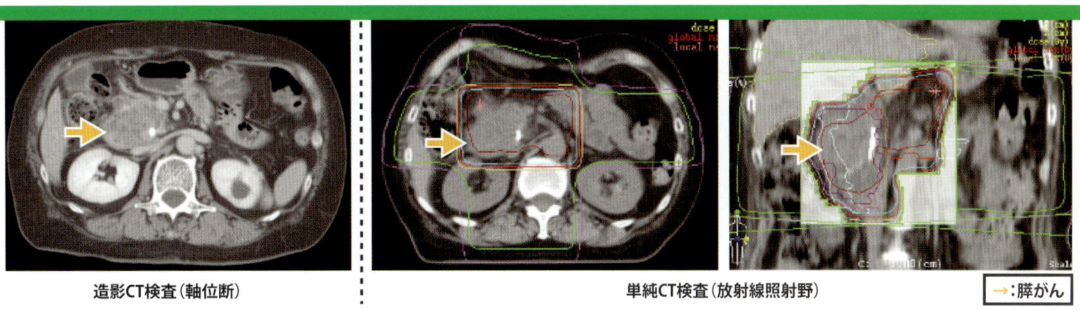

造影CT検査（軸位断）
単純CT検査（放射線照射野）

膵がんの放射線治療

治療・予後

補助療法で治療成績が改善

膵がんに対する治療法としては、外科手術療法、化学療法、放射線療法、ステント療法があり、進行度や患者さんの全身状態をもとに治療法を選択します。

手術

切除可能と判断し、患者さんの全身状態が良好な場合に外科手術が適応となります。手術術式は、腫瘍の発生部位によって切除範囲を決定し、腫瘍の完全な切除と、リンパ節の郭清《かくせい》を行います。門脈という血管への浸潤を伴う場合、再建が可能な場合に限って合併切除します。膵がんは、切除後の再発率も高く、術後補助療法として化学療法を追加することが、強く勧められています。

また、がんが予想より進行していて，切除できなかった患者さんで、黄疸または、十二指腸浸潤を伴う場合、バイパス手術（胆管空腸吻合術《たんかんくうちょうふんごうじゅつ》または胃空腸吻合術）を行う場合もあります。

化学療法

遠隔臓器への転移のある場合や局所進行していて切除不能な場合に適応となります。ここ数年、単剤ではなく併用療法を選択するケースが増え、年齢や全身状態を把握した上で、副作用に注意しながら治療を行っています。放射線療法と組み合わせて行うこともあります。予後（回復経過）の改善には役立っていますが、完全に治すことは困難です。

近年では、切除可能症例の長期成績の向上を目的に術前化学療法、または化学放射線療法の臨床試験が盛んに行われています。今後の結果に期待が寄せられています。

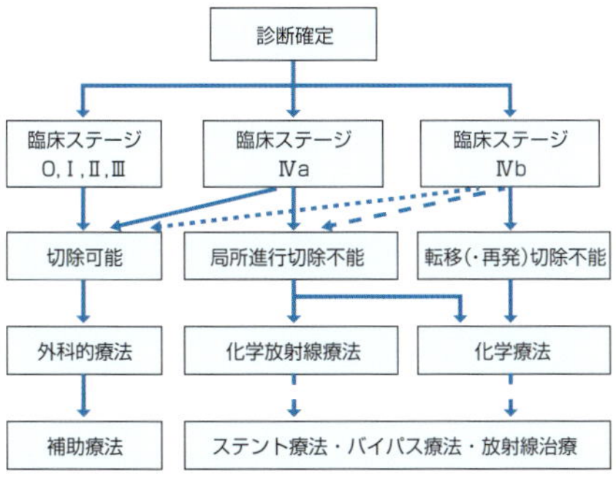

（膵癌診療ガイドライン2013年版から）

膵がん治療のアルゴリズム

放射線療法

切除不能な局所進行がんの場合、放射線治療と化学療法の組み合わせが推奨されています。また、疼痛《とうつう》を伴う症例に対する緩和目的での治療も有用です。膵臓は消化管に接しており、慎重な照射範囲の決定が必要です。

ステント療法

切除不能な膵がん症例で、比較的長期の予後が期待できる症例に対して、黄疸のあるケースでは内視鏡的胆道ステントや十二指腸浸潤による狭窄の著しい場合にも十二指腸ステント挿入が行われることがあります。症状が改善することで、化学療法などの治療の継続が可能になります。

膵がんに対する治療は、手術・化学療法・放射線治療が進歩し、これらの組み合わせで生存率は改善しましたが、十分ではありません。手術適応となるのは30%の患者さんで、切除症例の5年生存率は約30%といわれています。免疫療法を含めた新しい治療法の開発が待たれていますが、私たちは積極的にチャレンジしていきます。

当科での主な治療

- **腹腔鏡手術《ふくくうきょうしゅじゅつ》**／肝腫瘍に対する肝部分切除・外側区域切除、膵良性疾患・低悪性度腫瘍を対象とした膵体尾部切除術を行っています。手術創が小さく、術後の疼痛が軽減され、患者さんへの負担の少ない手術です。
- **臓器移植手術**／さまざまな原因の肝不全、肝細胞がんを対象として生体肝移植手術を行っています。また、Ⅰ型糖尿病を対象として、脳死下に膵臓移植を実施しています（当科は、脳死下膵臓移植実施施設です）。
- **免疫療法**／がんに対する樹状細胞を用いた細胞療法を実施しています。

乳腺外科　年間４万人以上がかかる女性に最も多いがん

乳《にゅう》がん

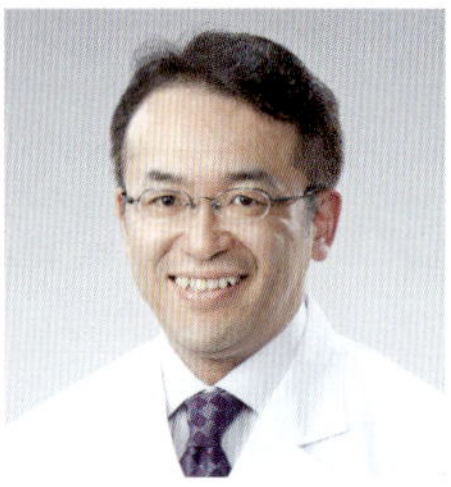

大竹《おおたけ》 徹《とおる》 部長・教授

乳がんとは

乳腺《にゅうせん》から発生する女性に多いがん

乳がんは主に乳管や小葉《しょうよう》の上皮から発生します。乳腺はもともと女性ホルモン（エストロゲン）で発達するため、乳がんの発生や増殖もまた女性ホルモンと密接な関係があります。本来、欧米に多かった乳がんですが、日本でも年間４万人を超える人が乳がんにかかり、女性のがんの第１位となっています。

症状

しこり、血性乳頭分泌、乳頭びらん、皮膚のひきつれなど

このほか、乳房の変形、乳頭の陥没などがあります。進行した乳がんでは皮膚に赤み、むくみが起き、潰瘍《かいよう》をつくります。また、乳がんは早い段階で骨、肺、肝、リンパ節などに転移をきたすことから、転移による症状で発見されることもあります。

検査・診断

画像ガイド下に細胞診や組織診で小さな病変も正確に診断

視触診、マンモグラフィ、超音波（エコー）で乳房の中に異常がないかどうかを調べます。異常がある場合は、穿刺吸引《せんしきゅういん》細胞診や組織診（太針生検、マンモトーム生検など）を行います。マンモトーム生検では、マンモグラフィだけでしか所見が捉えられない非触知がん（微細石灰化など）に有効です。乳房CTや乳房MRIによる乳がんの広がり診断は、手術方法の決定に重要です。また、全身PET-CT検査で治療前の病期診断を正確に行うことができます。

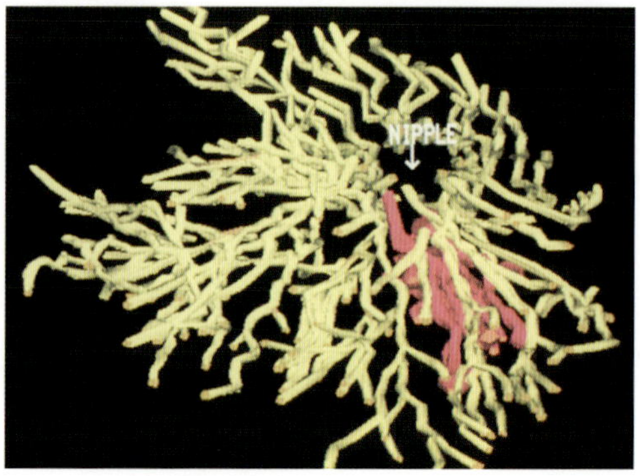

乳がんの３次元病理画像解析（Ohtake T. et al. Cancer 91: 2263-72, 2001）／正常乳管の乳管腺葉系（黄色）。乳がんが区域性に進展した乳管腺葉系（赤）

治療・予後

がんの個性に合わせたオーダーメード治療

乳がんの治療法には、手術、放射線治療、薬物療法があり、これらを適宜組み合わせて治療します。乳房やわきの下のリンパ節にあるがんには手術で切除し、全身への微小転移には薬物療法を行い、がんの再発を予防します。

手術治療

胸筋温存乳房切除術や乳房温存手術が主な術式です。画像診断の進歩で乳がんの広がり診断が正確に行えるようになり、現在では乳房温存手術が標準術式となっています。乳房温存手術は、残した乳房内にがんが残る可能性があるため、必要に応じて放射線療法も併用します。

わきの下についてはセンチネルリンパ節生検を行い、転移がない場合はリンパ節郭清《せつかくせい》を省略できます。このナビゲーション手術は、放射性医薬品や色素を用いながら特定のリンパ節だけを取り出すことが可能です。

わきの下のリンパ節郭清は、手術後長期にわた

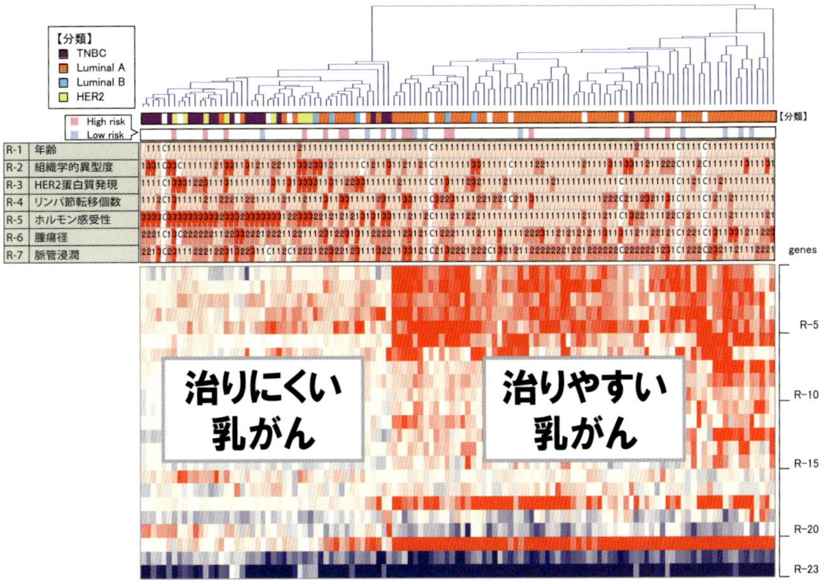

多遺伝子発現解析による乳がんの予後予測／予後良好な乳がんと予後不良な乳がんを正確に分類する遺伝子セットを用いたトランスレーショナルリサーチ

り腕のむくみや痛みの原因となります。現在ではセンチネルリンパ節生検を行った多くの患者さんがリンパ節郭清を回避し、入院期間の短縮、術後の生活の質の向上に大きく貢献しています。

薬物療法

乳がんに対する全身治療で、化学療法、ホルモン療法、分子標的治療《ぶんしひょうてきちりょう》があります。治療の適応は大別すると、早期乳がんの手術前・後、再発転移乳がんの３つのがんの状態によって治療が行われます。

術前化学療法は、手術の前にがんを小さくして温存手術を可能にしたり、抗がん剤がどの程度効くかを見極めるため、あるいは転移のあるがんに対して病状をコントロールするために、全身治療を行う目的で用いたりします。

術後化学療法の主な目的は、その後の転移再発を予防し、治癒率を向上させることです。再発転移がんに対する抗がん剤治療は、病状の進行を遅らせることや延命効果、がんによる症状を緩和することを目的としています。

ホルモン療法

乳がんに特徴的な治療法で、女性ホルモン（エストロゲン）が乳がんを増殖させる働きを、何らかの形でブロックします。副作用が比較的少なく、長期間使えるのが特徴です。切除したがんを詳しく調べて、ホルモン受容体を持つがんの場合に効果的です。

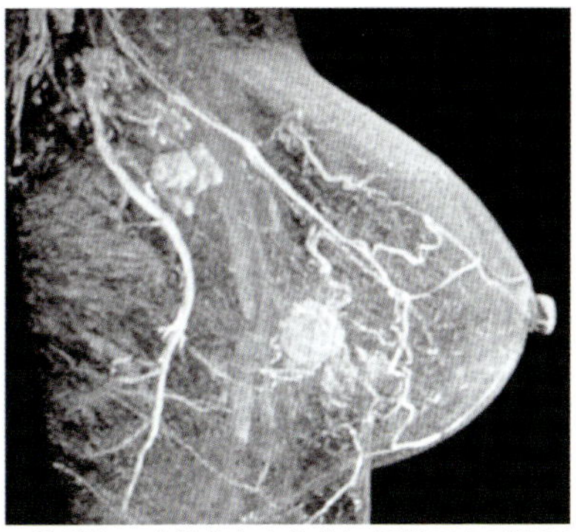
乳がんの広がりを立体的に把握できる乳房MRI画像／乳がんのしこりとわきの下のリンパ節転移（白い部分）

化学療法

幾つかの薬を組み合わせ、ある程度決まった投与量や間隔で使うことが多く、ほとんどが点滴で投与します。

分子標的治療薬

特定の遺伝子が異常に働いている乳がんに対して、その遺伝子の抗体を薬として点滴で投与する治療で、再発治療だけでなく再発予防に対しても効果があります。

多遺伝子解析によるオーダーメード治療

乳がんの多遺伝子発現解析によるトランスレーショナルリサーチによって、予後（回復経過）や薬物療法の適応を正確に予測することができます。このように乳がんは個別化治療が最も進んでいるがんです。乳がんの予後だけでなく、最近は薬物療法の効果を予測し、適切な治療方法を決めることができます。

〈ワンポイント〉

マンモグラフィ／乳房Ｘ線撮影装置。乳がんの診断に欠かせない診断機器
マンモトーム／マンモグラフィや超音波画像で病変を確認しながら針を刺し、吸引しながら組織を採取する検査機器。微小な病変でも正確に採取できる
センチネルリンパ節生検／乳がん細胞が最初にたどり着く1～2個のリンパ節を見つけて取り出す方法。色素法とラジオアイソトープ法の２種類の方法がある
トランスレーショナルリサーチ／新しい医療を開発し、臨床の場で、その有効性と安全性を確認し、日常医療へ 応用していくまでの一連の研究過程。基礎と臨床の橋渡し研究

当科での主な治療

乳腺外科は県内外の関連施設と連携し、優れた乳腺専門医を数多く養成しています。

- 微細石灰化病変のマンモトーム生検（乳腺腫瘍画像ガイド下吸引術）
- ３次元病理解析に基づく整容性と根治性に優れた乳房温存療法
- センチネルリンパ節の転移状況で腋窩《えきか》リンパ節郭清を省略するナビゲーション手術
- 最新のエビデンスに基づいた乳がん薬物療法
- トランスレーショナルリサーチによる乳がん個別化医療
- 医師、看護師、薬剤師、医療ソーシャルワーカーなど医療スタッフ全体による乳がんチーム医療

ヒルシュスプルング病《びょう》

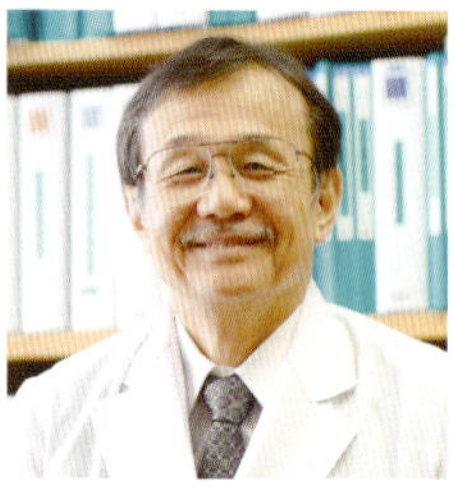

後藤《ごとう》 満一《みつかず》 部長・教授

ヒルシュスプルング病とは

もし腸管の神経伝達が行われなかったら

私たちの体内には無数の神経繊維が分布しています。神経と神経との間には中継地点となる神経《しんけい》節《せつ》が存在し、上部から下部に向かって情報が伝達されます。小腸、大腸のような消化管にも神経節が存在し、神経伝達を介して腸管の運動（蠕動《ぜんどう》）が起こります。

もし、この神経伝達が行われなかったとき、どのような現象が起こるか想像できるでしょうか？

ヒルシュスプルング病（以下H病）は1886（明治19）年、デンマークの内科医ハラルド・ヒルシュスプルングによって報告された疾患です。腸管に分布する神経節細胞は胎生《たいせい》期《き》5～12週に、食道から肛門《こうもん》に向かって下降性に分布していくといわれています。H病では何らかの原因でその分布が途中で停止するため、それ以降の消化管に神経節が存在しなくなります（無《む》神経節腸管《しんけいせつちょうかん》）。H病の患者さんの約80%は肛門からS状結腸の範囲で起こります。無神経節腸管では腸管の蠕動が起きないため口径は細くなり、一方、その口側の腸管は大きく拡張し、内容物が肛門側に進まなくなります。

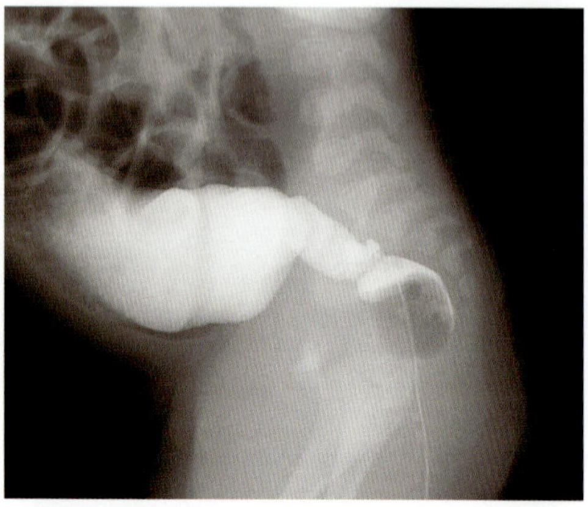

肛門部からの注腸造影で確認されたcaliber change

軽症の患者さんの場合、頑固な便秘症が主訴です。新生児では出生直後から腹部膨満や嘔吐《おうと》が現れ、腸閉塞症《ちょうへいそくしょう》、敗血症《はいけつしょう》や腸管の穿孔《せんこう》にまで至ることもあります。

診断

診断には直腸粘膜の生検が必要

H病は注腸造影《ちゅうちょうぞうえい》や直腸肛門内圧検査、直腸粘膜生検によって診断が確定します。肛門から造影剤を注入して行う注腸検査では、無神経節腸管は細く（狭小腸管《きょうしょうちょうかん》、narrow segment《ナローセグメント》）、その口側の正常腸管は拡張し、腸管の口径差（caliber change《キャリバーチェンジ》）が生じてきます。内圧検査は、バルーンや圧センサーを備える特殊なカテーテルを肛門内に挿入し、バルーンを拡張させた場合の直腸の内圧の変化などを測定します。正常の直腸でバルーンを内部で拡張させた場合、肛門部の圧は反射的に下降しますが、H病では神経伝達が行われないため、この反射が起きません。

確定診断は、消化管壁内の神経節細胞の欠如で示されます。H病は消化管の途中で神経節の分布

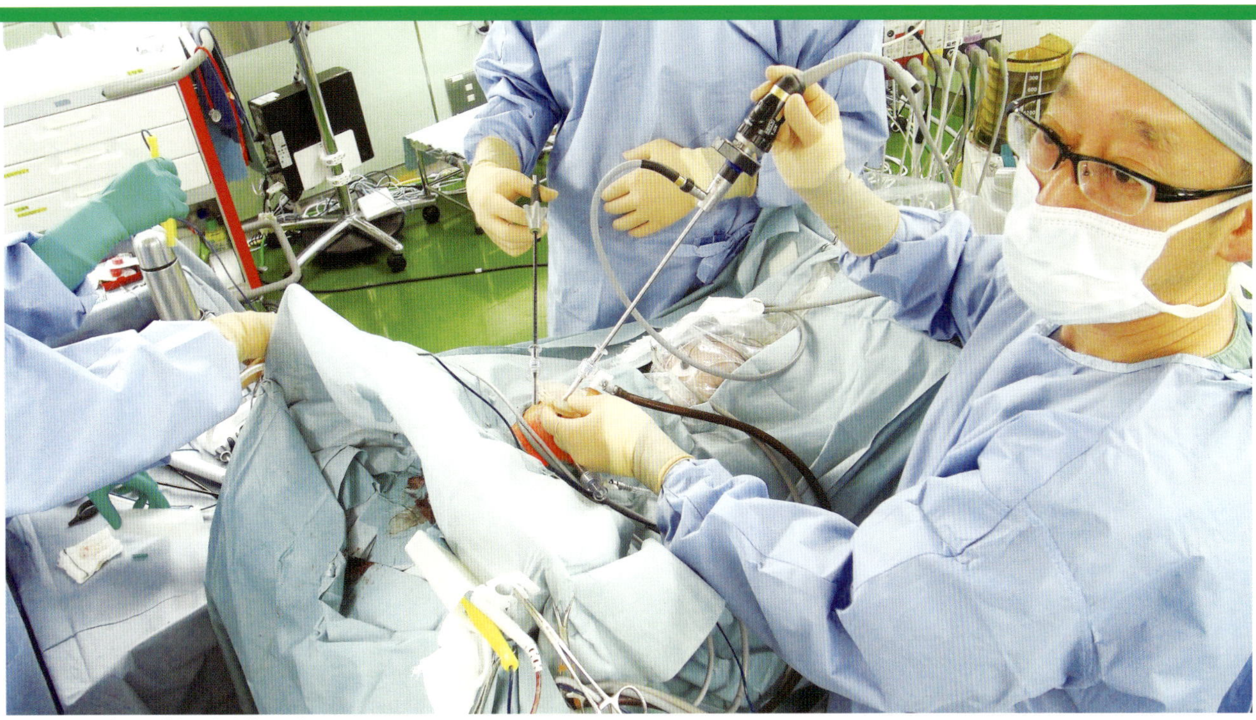

ヒルシュスプルング病の腹腔鏡下手術

が止まってしまうため、直腸粘膜に神経節が欠損しています。H病の確定診断は、直腸粘膜を2か所生検して①神経節が欠損している②神経繊維が正常より増生している、ことで行います。無神経節腸管では、情報を伝達しようとして、正常よりも神経繊維が多く増生する現象が起きます。これを診断することで間接的に神経節の欠損を診断できるわけです。

治療

腹腔鏡手術で、骨盤腔内の操作をより確実に

H病の根治手術《こんちしゅじゅつ》は骨盤腔内の細かい操作を行う都合上、患者さんの成長（生後2～3か月、体重約6kg）を待つ必要があります。診断されてから根治手術までの期間は、ドレーン（腹部の手術時に使用するチューブ）を肛門部から正常腸管部まで挿入し、腸管の内容が体外に排泄《はいせつ》されるようにして腸閉塞や腸炎を予防します。根治手術は、無神経節腸管を切除して正常腸管と肛門部を吻合《ふんごう》することが目的です。歴史的にさまざまな手術方法が考案されました。

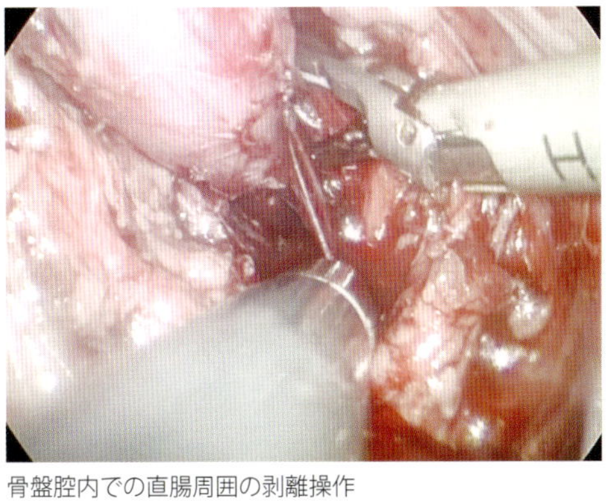

骨盤腔内での直腸周囲の剥離操作

当科では2002（平成14）年頃から腹腔鏡手術《ふくくうきょうしゅじゅつ》を導入して根治手術を行っています。骨盤腔内は狭く操作のしにくい場所ですが、腹腔鏡を使用すると拡大した視野で直腸周囲を細かく剥離《はくり》することが可能です。直腸周囲の組織を剥離すると、肛門側から直腸を体外に引き下ろすことができます。これによって、体外で無神経節腸管を可能な限り切除し吻合することが可能になりました（腹腔鏡下swenson《スウェンソン》法）。

当科での主な治療

- **経肛門ドレナージ**／以前、H病は①人工肛門造設②根治術③人工肛門閉鎖術の最低3回の手術を必要としていました。当科では、経肛門的ドレーンを挿入することで、手術を根治術の1回のみで終了しています。
- **手術**／無神経節腸管を切除後に吻合する方法としては、Soave法、Duhamel法など幾つかの吻合法があります。当科では病変部を正常腸管まで肛門部から引き抜き、病変部切除後肛門部で吻合するSwenson法を標準術式として採用しています。

甲状腺・内分泌外科　**3臓器に合った内視鏡手術を選択**

甲状腺《こうじょうせん》・副甲状腺《ふくこうじょうせん》・副腎《ふくじん》内視鏡手術《ないしきょうしゅじゅつ》

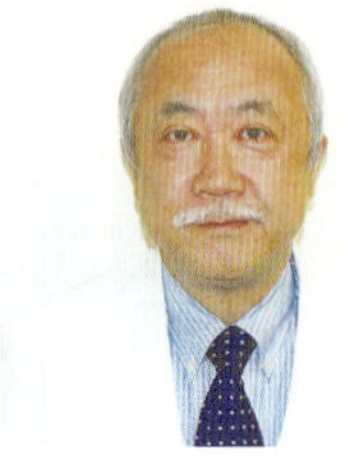

鈴木《すずき》 眞一《しんいち》 部長・教授

内分泌外科で担当する臓器は主に甲状腺、副甲状腺そして副腎です。その外科治療を行っており、いずれも内視鏡を使った手術も行っています。

治療

当科の内視鏡手術

3つの臓器における内視鏡手術は、それぞれ目的が異なります。甲状腺、副甲状腺手術では、いずれも頸部《けいぶ》に創《きず》を作らない手術が考えられますが、甲状腺は摘出する臓器が大きく、頸部に皮膚切開を残さない整容性を重視した手術法になっています。副甲状腺は切除臓器が極めて小さく、内視鏡手術時の拡大視では、より局在診断を重視し、結果として低侵襲性（体に負担の少ない）の高い術式となります。副腎の場合の内視鏡手術は、低侵襲性を考慮した術式を選択します。

標的臓器	最優先する目的	術式
甲状腺	整容性	完全内視鏡手術(腋窩乳輪アプローチによる内視鏡甲状腺切除術：AAA－ETS)
副甲状腺	局在性、低侵襲性	ラジオガイド下内視鏡補助下副甲状腺切除手術：RGVAP)
副腎	低侵襲性	腹腔鏡下副腎摘除術(LAPADX)

当科における内分泌内視鏡手術の位置づけ

	特徴		目的	
	摘出腫瘍	局在診断	**整容性**	低侵襲性
甲状腺	大きい	容易	+++	+
副甲状腺	小さい	難	+	+++

頸部内視鏡手術の特徴・目的

甲状腺内視鏡手術

整容性を重視

甲状腺手術の場合、通常、頸部に約 10cm の襟状切開をすることが多く、若年女性の場合、術後頸部創の肥厚性瘢痕《ひこうせいはんこん》（ケロイド）などを考え、手術を躊躇《ちゅうちょ》することが少なくありません。首が見える服が着たい、夏場は前胸部も見える服も着たい、というような若い女性にはなおさらです。ちなみに甲状腺腫瘍《しゅよう》で最も多いのが良性腫瘍です。女性に多く、若年の場合も少なくありません。

従って、わきの下（腋窩《えきか》）と乳輪部分に5～10㎜の小切開で行う、腋窩乳輪アプローチによる内視鏡下甲状腺切除術（AAA-ETS）を行います。適応は「表／AAA － ETS の適応」のようになっています。現在のところ、リンパ節郭清《せつかくせい》の必要がない良性の甲状腺腫瘍を適応としています。保険収載に向け先進医療Bとして登録し実施中です。

頸部に皮膚切開を残さないのは整容性に優れているばかりではなく、術後の頸部創による違和感が持続するのを回避するためで、その意味からも低侵襲となります。

副甲状腺内視鏡手術

局在性と低侵襲性を

副甲状腺は通常コメつぶ大で甲状腺の背側にありますが、腫大《しゅだい》した場合、高カルシウム血症を生じる副甲状腺機能亢進症《こうしんしょう》をきたします。腫大しても小指頭から母指頭大であり、頸部に 15㎜の小切開をして、3㎜の内視鏡をガイドに腫大副甲状腺をピンポイントで探し切除、摘出します。

その際、局在診断と切除後の取り残しの有無がよく分かるように術直前に 99mTc － MIBI というアイソトープを静脈注射し、術中に機械で放射活性を測定し、腫大下副甲状腺を探していくラジオガイドナビゲーションという方法を組み合わせた、ラジオガイド下内視鏡補助下副甲状腺切除手術（RGVAP）を行います。

内視鏡手術以外にも、局在がはっきりしている場合は30㎜の小切開での内視鏡なしの肉眼で副甲状腺切除術（MIP）を行います。頸部創が小さければ頸《くび》に創を作らない手術に準じ、術後の頸部創による違和感が持続することを回避できる低侵襲となります。従って、MIPの場合は、局在性より低侵襲性を最優先に、次いで整容性を目的に実施しています。

また、再手術などで局在が困難な場合は頸部皮膚切開は通常の大きさでも、ラジオガイドナビゲーションの手技だけを実施するラジオガイド下副甲状腺切除（RGP）を行います。これらの手技は副甲状腺の近くにある反回神経損傷のリスクを軽減し、確実に切除すべき部位に最短距離で到達することが可能です。

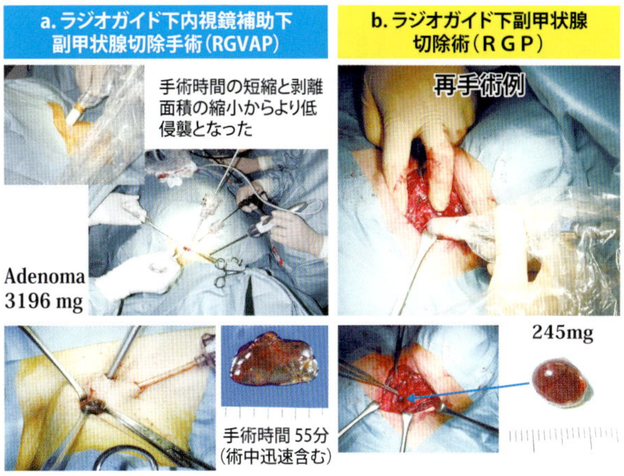

副甲状腺手術

副腎内視鏡手術

低侵襲性が最大の目標

副腎は後腹膜臓器で、なおかつ腹腔《ふくくう》からも到達できる臓器です。正常副腎は極めて小さく、腎臓の上極《じょうきょく》に接していますが、腎尿路系とは異なり、各種ホルモンを分泌し、皮質系だとクッシング症候群、原発性アルドステロン症でそれぞれ腺腫を、まれにがんを認めます。髄質では発作性高血圧や遺伝性の副腎褐色細胞腫があります。いずれも副腎性の高血圧の症状があります。手術は副腎の片側の全摘か亜全摘で行いますが、病変によっては両側全摘します。開腹術と内視鏡手術がありますが、基本的には切除だけで治癒するため、可能な限り内視鏡手術をするようになりました。

当科では、以前には副腎に一番近い背面式内視鏡手術と腹腔鏡手術を行い、両者の利点欠点を十分に検討した結果、現在は腹腔鏡下副腎摘除術を実施しています。副腎褐色細胞腫も腫瘍径が10㎝までは、通常の腹腔鏡手術を行っています。また、両側の副腎腫瘍症例でも、通常は同時性に両側の腹腔鏡下副腎摘除術を実施、患側の肋骨弓下に5～約15㎜までの3～4か所の皮膚切開で行っています。副腎腫瘍が大きい場合は、体外に摘出時に皮膚切開創をやや大きくすることがあります。いずれにしても、局在性や整容性よりも侵襲が最も大きい疾患であり、低侵襲性を最大の目標にこの方法を採用しています。

以上のように、内分泌外科領域では3臓器でそれぞれ目的が異なっているため、目的に応じた内視鏡手術を選択し、患者さんに最も恩恵の得られる術式を実施しています。

甲状腺良性腫瘍
術前乳頭がんが否定された濾胞性腫瘍や自律性機能性甲状腺結節
（AFTN、toxic adenoma）
腫瘍最大径 5cm 以内（嚢胞は 7.5cm まで可能）

バセドウ病
甲状腺推定重量が 60g 以下
（抗甲状腺剤での副作用例や若年女性での早期寛解希望例）

かつ

整容性に関して強く関心があり、頸部より遠隔からのアプローチによる術直後の腋窩、前胸部痛に関して、あらかじめ理解できている人（未成年の場合には両親も）

AAA－ETSの適応

当科での主な治療

- **甲状腺・副甲状腺手術**／全身麻酔下に実施し、術後翌日には経口摂取を開始し、2日目で全抜糸、3日目以降退院可能となります。術中反回神経モニタリングにて神経損傷の回避に努めています。
- **副腎手術**／副腎静脈サンプリング検査も当科で実施しています。大半が腹腔鏡手術を実施しています。
- **進行甲状腺がん**／新しく開発された分子標的治療薬の使用も開始しました。
- **多発性内分泌腫瘍症などの家族性腫瘍**／遺伝カウンセリングを行い複数の臓器の手術をできるだけ低侵襲に行っています。

心臓血管外科 ハートチームで患者一人ひとりに合った治療を実施

冠《かん》動《どう》脈《みゃく》疾《しっ》患《かん》

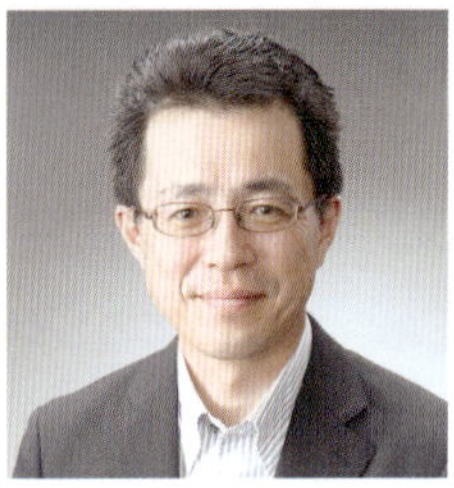

横山《よこやま》 斉《ひとし》 部長・教授

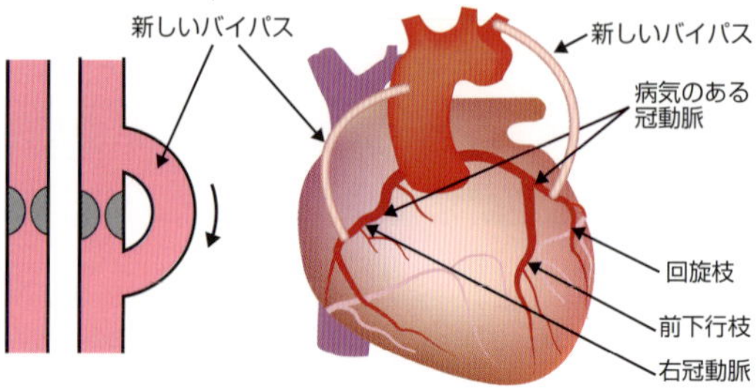

冠動脈バイパス術

冠動脈疾患とは

狭心症《きょうしんしょう》と心筋梗塞《しんきんこうそく》

心臓は血液を送り出す筋肉でできたポンプです。動き続けるためには酸素が必要です。

動脈硬化症などが原因で心筋に酸素を供給する血管（冠動脈）の内側が狭窄《きょうさく》し、心筋への血液供給が減少または途絶える（虚血《きょけつ》）ことによって、心筋の酸素不足により胸痛発作が起こる病気です。

冠動脈疾患は、虚血性心疾患とも呼ばれ、大きく「狭心症」と「心筋梗塞」の２つに分けられ、心筋梗塞は虚血が回復せず心筋が死んでしまう（壊死《えし》）状態を示し、より重症な状態です。

2013（平成25）年の人口動態統計では心疾患は、がんに次いで死亡原因の第２位。心疾患の中でも冠動脈に起因する心筋梗塞および虚血性心疾患の死亡総数は７万4712人で最多です。単一臓器の単一疾患としては、がんの死亡原因１位の肺がんの７万2711人より多くなっています。

症状

30分以上続く心筋梗塞の発作

典型的な症状は、胸部に激しい痛みを感じる、胸部が焼けるような感じ、押しつぶされる感じ、引き裂かれるような感じ、窒息するような感じ、悪心・嘔吐《おうと》、発汗、顔面蒼白《がんめんそうはく》、呼吸困難、失神、死に対する恐怖感などです。これらの症状は、左胸部や胸部中心部に最も多く現れます。また頸《けい》部《ぶ》、下顎部《かがくぶ》、左肩、左上肢内側、右前胸部、心窩《しんせん》部《ぶ》、背部などに「しびれる」「だるい」など胸部以外の症状（放散痛）が現れる場合もあります。

心筋梗塞の発症に伴う自覚症状は、一般的に狭心症よりも強い症状が出ます。また狭心症の発作よりも強度で、持続時間が長く30分以上続きます。このような症状を自覚した場合は、直ちに医師に相談してください。

検査・診断

冠動脈カテーテル検査で確定診断

虚血性心疾患の検査診断は、血液検査、心電図（安静および運動負荷）、心臓エコー、CT、核医学検査などで進めますが、確定診断および治療法の決定には、冠動脈カテーテル検査が必要になります。これらの検査は主に循環器内科で行われ、最終的な検査結果、治療の要否、治療方法にはハートチーム（循環器内科と心臓血管外科で構成したチーム）で検討し、患者さんと話し合いを進めながら決定します。

治療・予後

ハートチームで検討・実施

薬物治療・カテーテル治療・冠動脈バイパス手術の３つが挙げられます。薬物治療は基本であり、ほかの治療でも必要不可欠です。薬物でも虚血状

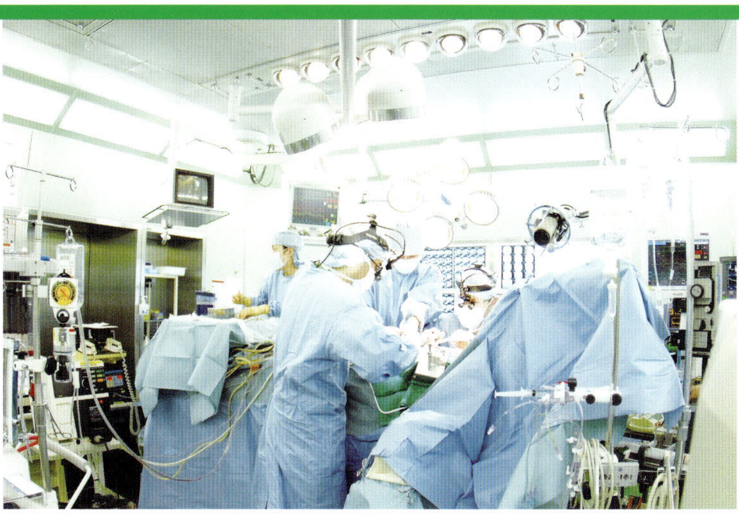

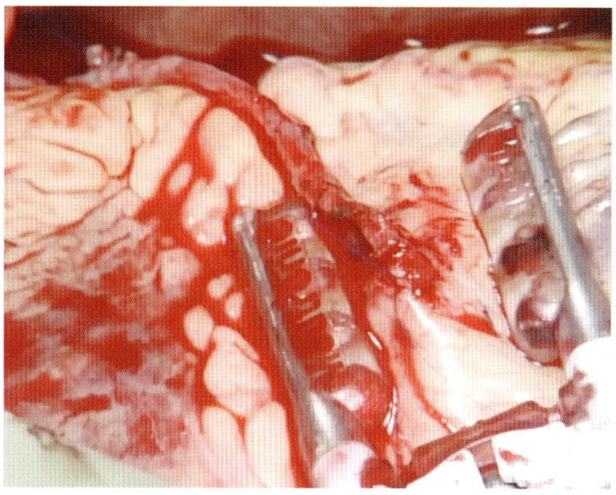

心拍動下冠動脈バイパス術（左右）

態がコントロールできない場合は、カテーテル治療あるいは冠動脈バイパス手術を検討します。この治療選択では、問題のある冠動脈の場所、数、性状および全身状態を含めてハートチームで検討し、患者さんに説明して決定します。

カテーテル治療か冠動脈バイパスか

冠動脈は心臓と接する大動脈から右と左に１本ずつ分かれた後、左は数㎝で２本に分かれるため、一般的には「３本」と表現されます。また２本に分かれる前の部位は左主幹部と呼ばれ、命に最も関係する部位として重要です。病変が複数箇所に及んだり、左主幹部に及んだりする場合は、より冠動脈バイパスが勧められます。病変が限られ、左主幹部に病変がない場合は、よりカテーテル治療が勧められています。

カテーテル治療は、病変を直接血管内から治療する方法で、冠動脈バイパスは病変の先の血管に新たな血管をつなぐ治療であり、それぞれ利点欠点があります。

どちらが有利か不利か

比較的単純な病変では、カテーテル治療が冠動脈バイパス手術に劣らない効果が見られ、社会復帰や手術創《しゅじゅつそう》の点から有利と言えます。一方、病変が複雑になればなるほど、また併存疾患（糖尿病、慢性透析状態や心機能低下など）があると、長期生存や再治療の頻度が少ないなどの点から、冠動脈バイパスがより有利になってきます。

いずれにしても一人ひとり条件が異なるため、ハートチームで検討し、患者さんと相談して決定していきます。

冠動脈バイパス手術

心臓を止めて行う方法と、心臓を動かしたまま行う方法（心拍動下冠動脈バイパス術）があります。合併症を多く持つ患者さんには心拍動下冠動脈バイパス術が有利であり、当院では緊急の場合を除き、ほぼ全例（99%）で心拍動下冠動脈バイパス術を 800 例の患者さんに行ってきました。バイパス箇所の平均は３～４か所と心臓を動かしても、止めたときと同様に吻合《ふんごう》が可能です。

また、単独冠動脈バイパス手術による術後死亡率は、全国平均 1.75%（冠動脈外科学会 2013 年報告）ですが、当施設では全体でも 0.9%（2012 年から死亡０例）と安全性の高い手術を行っています。

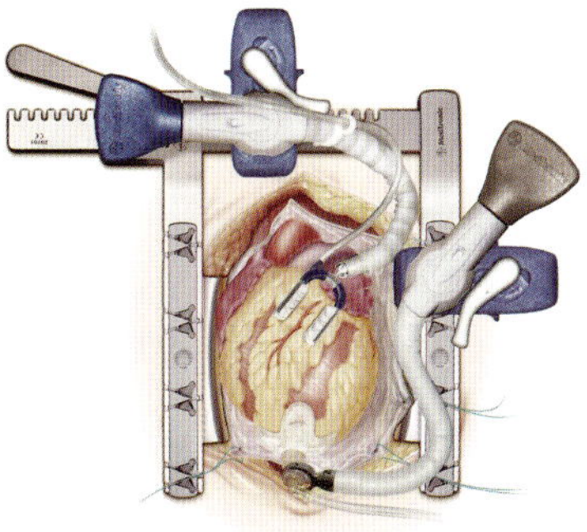

心拍動下冠動脈バイパス術の図

当科での主な治療

- 心拍動下冠動脈バイパス術では心臓を止めず、人工心肺装置も使用しません。
- 術前５日、術後 10 ～ 14 日で退院が可能です。
- 全症例を全国のデータベースに登録しています。また臨床試験を主催し、より安全性の高い治療方法の確立を目指しています。
- ３次元解析装置やシミュレーターを作成開発し、より安全で確実な手術治療の開発・教育トレーニングプログラムを産官学合同で推進しています。

脳神経外科　内視鏡を使った体にやさしい手術に積極的

脳腫瘍《のうしゅよう》

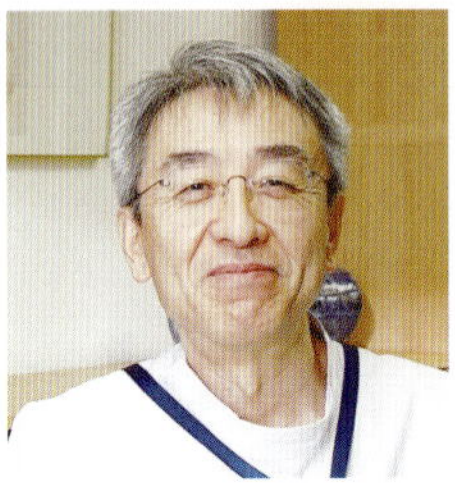

齋藤《さいとう》 清《きよし》 部長・教授

脳腫瘍とは

原発性脳腫瘍と転移性脳腫瘍

頭蓋骨内《ずがいこつない》に生じる腫瘍《しゅよう》で、原発性脳腫瘍《げんぱつせいのうしゅよう》と転移《てんい》性脳腫瘍《せいのうしゅよう》とに分かれます。原発性脳腫瘍には多くの種類がありますが、頻度の上位４腫瘍で全体の８割以上を占めます。内訳は脳を包む硬膜《こうまく》から発生する髄膜腫《ずいまくしゅ》 25%強、脳から発生する神経膠腫《しんけいこうしゅ》（グリオーマ）が約 25%、脳下垂体《のうかすいたい》から発生する下垂《かすい》体腺腫《たいせんしゅ》が約 20%、脳神経から発生する神経鞘腫《しんけいしょうしゅ》が約 10%となっています。

グリオーマには悪性（膠芽腫《こうがしゅ》）が多く、手術、放射線、抗がん剤治療を行いますが、予後（回復経過）はよくありません。髄膜腫、下垂体腺腫、神経鞘腫は通常良性で、手術によって摘出できれば予後は良好です。

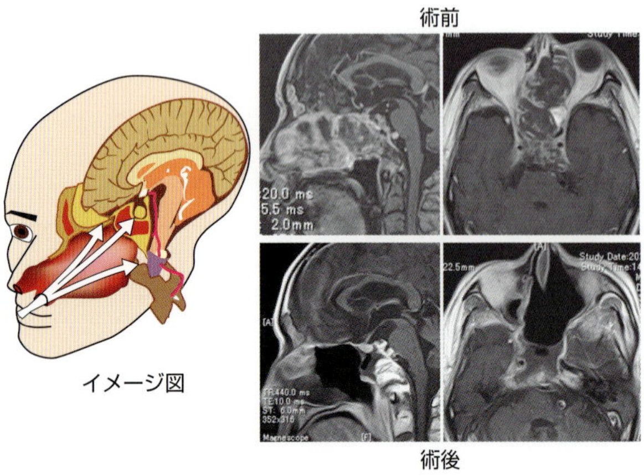

脊索腫に対する拡大経鼻内視鏡手術／イメージ図（左）と術前（上）術後（下）の MRI

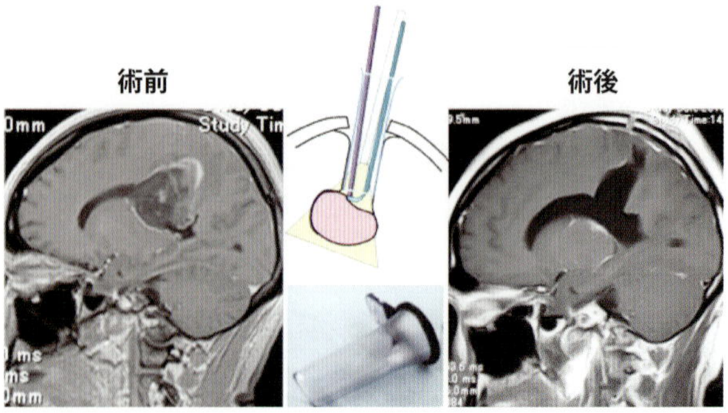

深部グリオーマに対する内視鏡手術／イメージ図とシース（中）、術前（左）術後（右）の MRI

頭痛や視力障害、手足の脱力、痙攣《けいれん》などの神経症状があれば、頭部 MRI 検査を行い、診断します。脳ドックなどで無症状で発見されることも多くなっています。無症状の小さな良性腫瘍であれば、定期的に MRI 検査を行って経過観察し、腫瘍の増大を確認してから治療します。

神経内視鏡手術

体に負担の少ない手術

脳腫瘍は、一般には開頭《かいとう》（頭蓋骨を一部外します）して顕微鏡《けんびきょう》を使って摘出します。顕微鏡手術に加えて、当院では高解像度神経内視鏡《こうかいぞうどしんけいないしきょう》を使い、体に負担の少ない低侵襲手術を積極的に取り入れています。

脳下垂体腫瘍には、20 年前から全国に先駆けて経鼻内視鏡腫瘍摘出術《けいびないしきょうしゅようてきしゅつじゅつ》を行ってきました。現在では、全国でこの方法が主流になっています。さらに、頭蓋底部の髄膜腫や脊索腫《せきさくしゅ》（再発しやすく治療の困難な頭蓋底部の腫瘍）も、拡大経鼻内視鏡手術で摘出しています。今では、広範囲の頭蓋底部に経鼻内視鏡で到達し、腫瘍を取り除くことが可能になりました。

グリオーマなどの脳実質内《のうじっしつない》腫瘍にはできる限りの摘出が必要です。しかし脳深部の腫瘍の摘出は容易ではありません。標準的治療では、必要な範囲の開頭を行い、脳を分けて術野を確保し、顕微鏡下に腫瘍を摘出します。

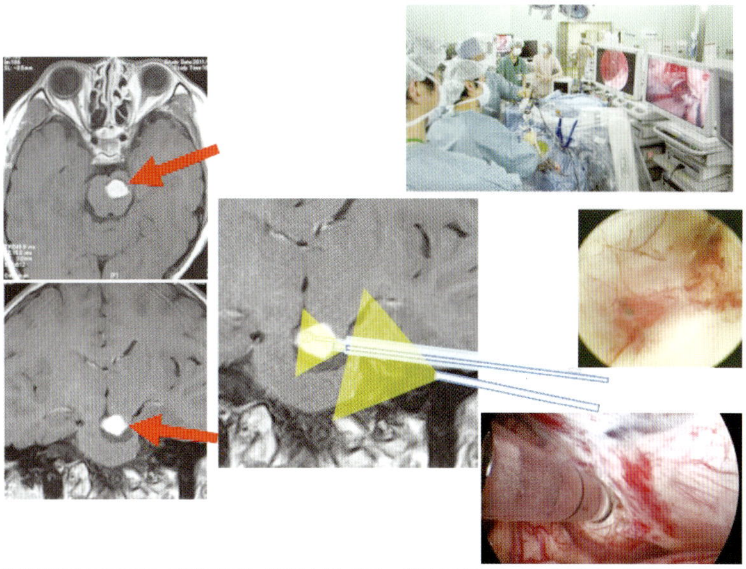

脳幹部腫瘍に対する内視鏡手術／術前 MRI（左）、術中写真（右上）とイメージ図（中と右下）

当院では、先進的な取り組みとして、小さな開頭から内視鏡を用いて腫瘍を摘出する方法を用いています。特殊なシリンダー状のシースを脳内に挿入して腫瘍までの術野を確保しますので、深部脳腫瘍にも安全に到達可能で、内視鏡下に観察して摘出します。

脳幹部《のうかんぶ》の腫瘍は、手術による摘出が困難です。当院では、高解像度内視鏡を２セット駆使して、脳幹部腫瘍を安全に摘出する方法を開発しました。４mm 径の内視鏡で、側頭部から脳幹の表面を観察します。その観察下に４mm 径の筒状の透明な穿刺《せんし》チューブを脳幹に挿入します。

このとき、透明チューブの中に入れた別の２mm 径内視鏡で観察しながら挿入しますので、チューブが腫瘍に到達したことが分かります。その後、穿刺チューブを６mm の筒状シースに変更し、シースの中に２mm 径内視鏡と鉗子《かんし》を入れて、腫瘍を内視鏡で直接観察しながら摘出します。

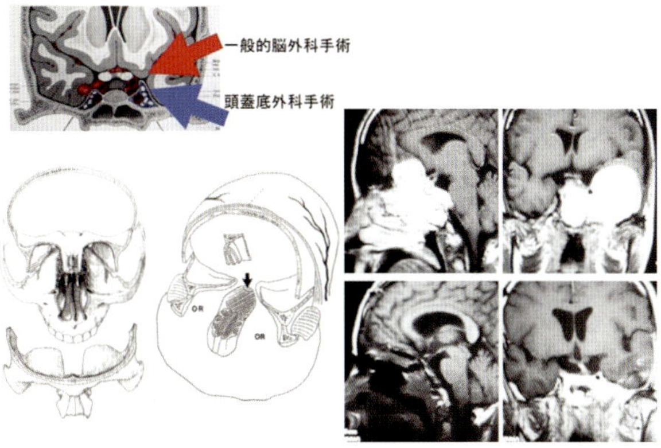

巨大軟骨肉腫に対する頭蓋底手術／概念、イメージ図（左）と術前（上）術後（右下）の MRI

頭蓋底外科手術

全国でも数少ない専門施設

この手術は、脳を圧迫障害せずに頭蓋底部《ずがいていぶ》に到達するために開発されました。頭蓋底部の骨を外したり削るなどしてスペースを広げて施術して、腫瘍を摘出します。頭蓋底部の大きな髄膜腫、脊索腫や軟骨肉腫《なんこつにくしゅ》などの摘出困難な腫瘍、鼻腔副鼻腔から頭蓋底部に進展したがんや肉腫などの悪性腫瘍が対象になります。

患者さんには負担の大きいものの、腫瘍を完全に摘出するためには手術が必要です。難しい手術ということもあって、専門にしている施設は全国でも限られています。

頭蓋底手術を安全に行うために、耳鼻咽喉科や眼科、形成外科との協力も大切です。当院では他科との信頼関係もよく、必要なときには手術前に綿密に手術手順を協議して、合同手術を行っています。

当科での主な治療

- **開頭腫瘍摘出術**／頭蓋骨を一部外して、通常は顕微鏡で観察して腫瘍を摘出します。当院では内視鏡下に手術することも多くなっています。
- **経鼻腫瘍摘出術**／鼻腔を経由して行います。内視鏡を用いる腫瘍摘出が主流になっています。
- **拡大経鼻内視鏡腫瘍摘出術**／鼻腔から、内視鏡を用いて広範囲の頭蓋底に到達し、腫瘍を摘出することが可能になりました。
- **広範囲頭蓋底腫瘍切除・再建術**／腫瘍を摘出して頭蓋底を再建する、難しい頭蓋底手術です。

整形外科　**脊椎疾患の中で最も頻度が高い**

腰《よう》部《ぶ》脊《せき》柱《ちゅう》管《かん》狭《きょう》窄《さく》（症《しょう》）

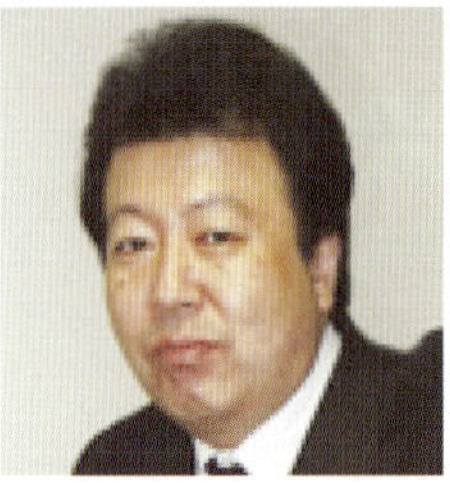

紺野《こんの》 慎一《しんいち》 教授
（病院長兼副学長）

腰部脊柱管狭窄（症）とは

下肢麻痺《かしまひ》や膀胱直腸障害《ぼうこうちょくちょうしょうがい》など重篤な機能障害も

腰部脊柱管狭窄（症）は、脊椎疾患の中で最も頻度が高く、高齢化とともに患者さんの数は増加しており、整形外科医だけでなく、一般診療医でも診療に携わる機会が増えています。この疾患による神経障害が重度化することで下肢麻痺や膀胱直腸障害など重篤な機能障害を引き起こします。

従って、患者さんのQOL（生活の質）の維持や向上のために、ベストなタイミングで適切な治療を行うことが重要です。

診断

間欠跛行《かんけつはこう》に着目した歩行負荷試験

腰部脊柱管狭窄（症）は、症候群（１つの原因から生じる一群の症状）として把握されていて、明確な診断基準はありません。診断は、症状の特徴、身体所見、およびMRIなどの画像所見を総合的に評価して行います。MRIは脊柱管の狭小部位の把握には、極めて有効です。

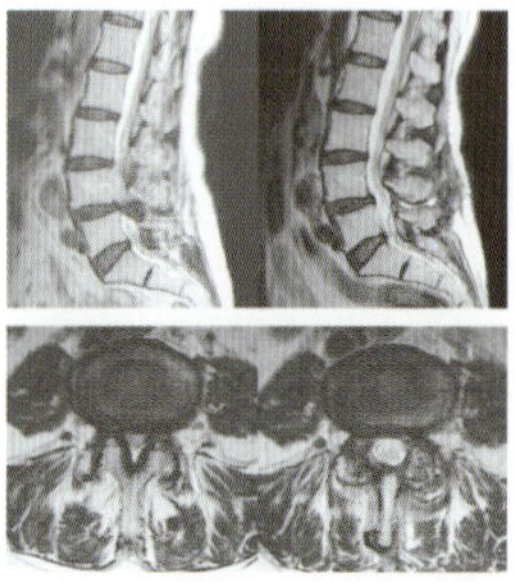

腰部脊柱管狭窄のMRI／70歳女性。症状は、腰痛と両脚のしびれと痛み。術前のMRI（左）では、L4/5高位での高度の脊柱管狭窄を認めた。手術（選択的除圧術）を行い、術後に症状は消失した。術後のMRI（右）では、神経の圧迫が改善

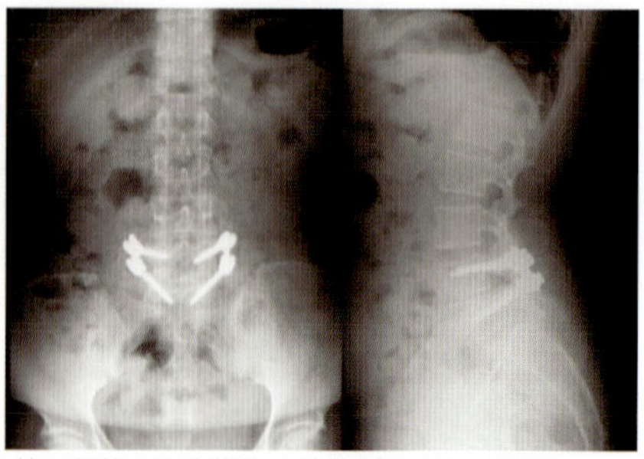

第４腰椎と第５腰椎の固定術後のX線写真（白い部分）

しかし、この疾患は高齢者に多く、加齢に伴う脊柱管の狭小化や硬膜管の圧迫があることが多いため、その所見が症状と関連しているかどうかの判断が難しいケースが少なくありません。

そこで当科は、この疾患の特徴的な症状である間欠跛行（しばらく歩くと足に痛みやしびれを生じ、少し休むとまた歩けるようになる症状）に着目して、診断に歩行負荷試験を行っています。歩行負荷試験は、医師が患者さんと一緒に歩き、歩行前後の症状や所見の変化を評価する方法です。

歩行負荷試験を行うことで、実際に症状に関与している脊柱管狭窄の高位を絞り込むことができます。

患者さんは、整形外科や専門医を初めに受診するとは限りません。専門医でなくても、日常診療の場で簡便に入手できる情報を用いることで、本症のスクリーニング（ふるい分けの検査）ができるように、当科は、腰部脊柱管狭窄（症）の診断サポートツールを開発しました。

腰部脊柱管狭窄（症）や腰痛の患者さんの痛みに関与するのは、神経の圧迫だけではありません。痛みには心理的因子や社会的因子などさまざま要因が影響しています。

当科は、痛みを持つ患者さんの心理的因子や脳

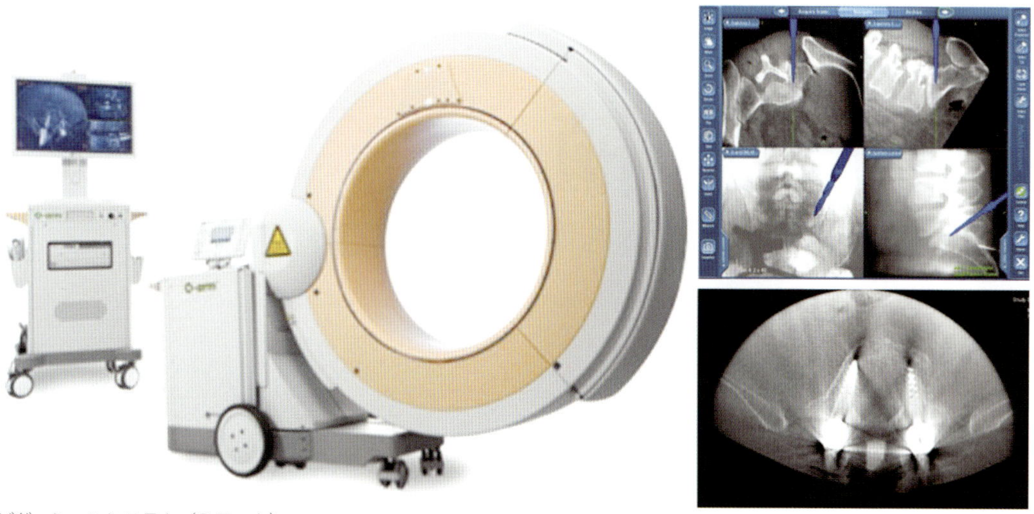

左：最新のナビゲーションシステム（O アーム）
右上：ナビゲーションの画面。患者さんの画像と挿入する器具（青い部分）がリアルタイムに立体的に映し出されるため、安全に器具を入れることができる
右下：手術中に O アームで撮影した CT 画像

機能を分析する試みも行っています。心理的因子については BS-POP（整形外科患者における精神医学的問題に対する簡易質問票）という質問票を開発し、実際の臨床で使用しています。BS-POP で異常が認められる患者さんは、心理的問題が症状に影響している可能性が高いと判断し、心身医療科と協力して診断や治療を行います（リエゾンアプローチ）。

また、脳血流シンチグラフィや fMRI（磁気共鳴機能画像法）を行って、痛みに影響している脳機能異常の検出を行っています。患者さんの症状を正確に理解するためには、多面的に評価することが重要であり、痛みの診療に携わる整形外科医は、その手段を持つことが大切だと考え、診療にあたっています。

治療

最小侵襲《しんしゅう》脊椎安定術と最新ナビゲーションシステム

この疾患は高齢者に多いことから、手術はより負担の少ない方法を選択します。当科は、低侵襲（体に負担の少ない）の手術法として、内視鏡を使って、腰部の筋肉や関節を温存したまま神経の圧迫を取り除く手術を行っています。

腰椎にズレがある症例や腰椎が曲がっている症例、不安定性（ぐらつき）がある症例では、固定術を併用します。固定術では、一般的には腰椎の後方から椎弓根《ついきゅうこん》スクリューを挿入する方法で行います。最近では、椎弓根スクリューの挿入時に小さな皮膚の切開だけで挿入できる経皮的《けいひてき》挿入椎弓根スクリューを用いる方法も取り入れています。

これは、最小侵襲脊椎安定術 (minimally invasive spine stabilization: MISt) と呼ばれ、現在、その手技が急速に広がっています。小切開で腰部筋を温存しながら固定術を達成できることから患者さんにとって非常に有益な方法です。

これらの脊椎固定器械の普及に伴って、脊椎ナビゲーションも進歩しています。術前 CT 画像に基づく脊椎ナビゲーションや O アームなどの術中 3D 撮影装置が登場し、当科も最新のナビゲーションシステムを導入して、より安全に手術を行うことを目指しています。腰部脊柱管狭窄症の手術は、今後さらに発展していく分野だと考えています。

当科での主な治療

- **骨軟部腫瘍《こつなんぶしゅよう》**／広範切除術、患肢《かんし》温存・再建手術、腫瘍再建用人工関節置換術《ちかんじゅつ》
- **股《こ》関節**／人工股関節全置換術、寛骨臼《かんこつきゅう》回転骨切り術
- **膝《ひざ》関節**／人工膝関節全置換術（コンピュータ支援手術）、関節鏡下半月板《はんげつばん》縫合術・切除術、関節鏡下靱帯《じんたい》再建術、自家骨軟骨柱移植術（モザイク形成術）
- **肩関節**／関節鏡下バンカート修復術、関節鏡下肩峰下除圧術、関節鏡下腱板《けんばん》修復術、上腕骨《じょうわんこつ》人工骨頭置換術
- **手外科・再建外科**／再接着術、手根管《しゅこんかん》開放術、植皮術、皮弁術、（遊離）血管柄付き複合組織移植術
- **足の外科**／矯正骨切り手術、足趾《そくし》切除関節形成術、足関節固定術、人工距骨《きょこつ》置換術

遊離《ゆうり》組織《そしき》移植《いしょく》

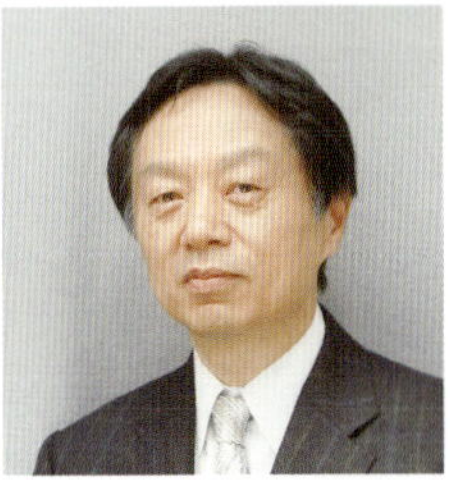

上田《うえだ》 和毅《かずき》 部長・教授

遊離組織移植とは

栄養血管を切り離す手術

がんやけが、あるいは生まれつきの病気で、失われた組織（皮膚や脂肪、筋肉、骨など）をほかの場所から取ってきて、移植することを組織移植と言いますが、組織移植には栄養血管（組織に栄養を送っている血管）を切り離さずに移植する有茎《ゆうけい》移植といったん切り離してから移植する遊離移植に分かれます。

遊離移植は、離れた部分からも自由に移植できるので大変便利です。移植を成功させるためには、栄養血管を吻合《ふんごう》（つなぐこと）して血行を維持することが必要です。しかし、そうした血管の直径は2㎜以下のことが多く、肉眼ではうまく縫うことができません。そのため、手術用顕微鏡を用いて吻合します（これはマイクロサージャリーと呼ばれる技術の一つ）。

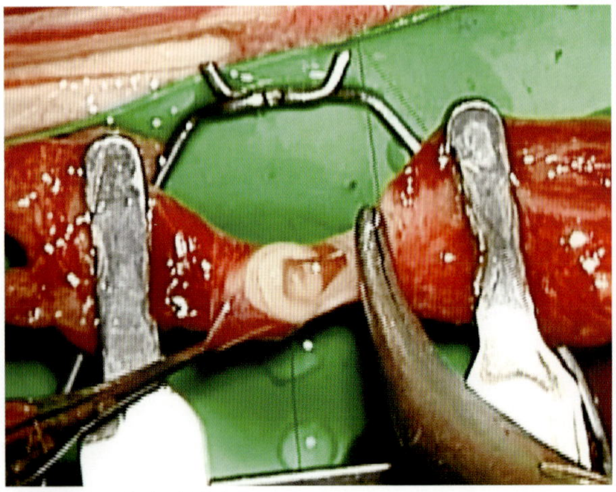

動脈吻合部／前壁の縫合中

現在では、この技術は形成外科医にとって基本技術とされており、若手研修医すべてが、人工血管、鳥肉の血管、さらにはラットの大腿動静脈《だいたいどうじょうみゃく》などを用いて吻合技術の習得に努めています。

目的（何ができるか）

形態的、機能的にも移植前と同じ状態が保てる

マイクロサージャリーを用いることで、組織移植は一段と利用価値が高まりましたが、それは、栄養血管の位置の制約がなくなって「好きなところから好きな組織を好きな位置に移植できる」ようになったからです。極端に言えば、指を頭に移植することもできるのです。外国では､免疫抑制剤を用いて、人の顔全体をそのまま別の人へ移植することまでも行われています（顔面移植と呼ばれます）。

しかし、実際には、皮弁《ひべん》（皮膚と皮下組織・皮下脂肪との複合体）や筋肉、骨など単体としての移植が多く行われています。血行を温存したまま移植するため、形態的にも機能的にも移植前と変わらない状態が保てます。その結果、移植後も皮弁は委縮せず色調も自然で、筋肉は収縮し、骨は吸収されなくなります。

方法（どのようにするか）

糸で血管を吻合

まず、移植組織を栄養動静脈を付けた状態で採

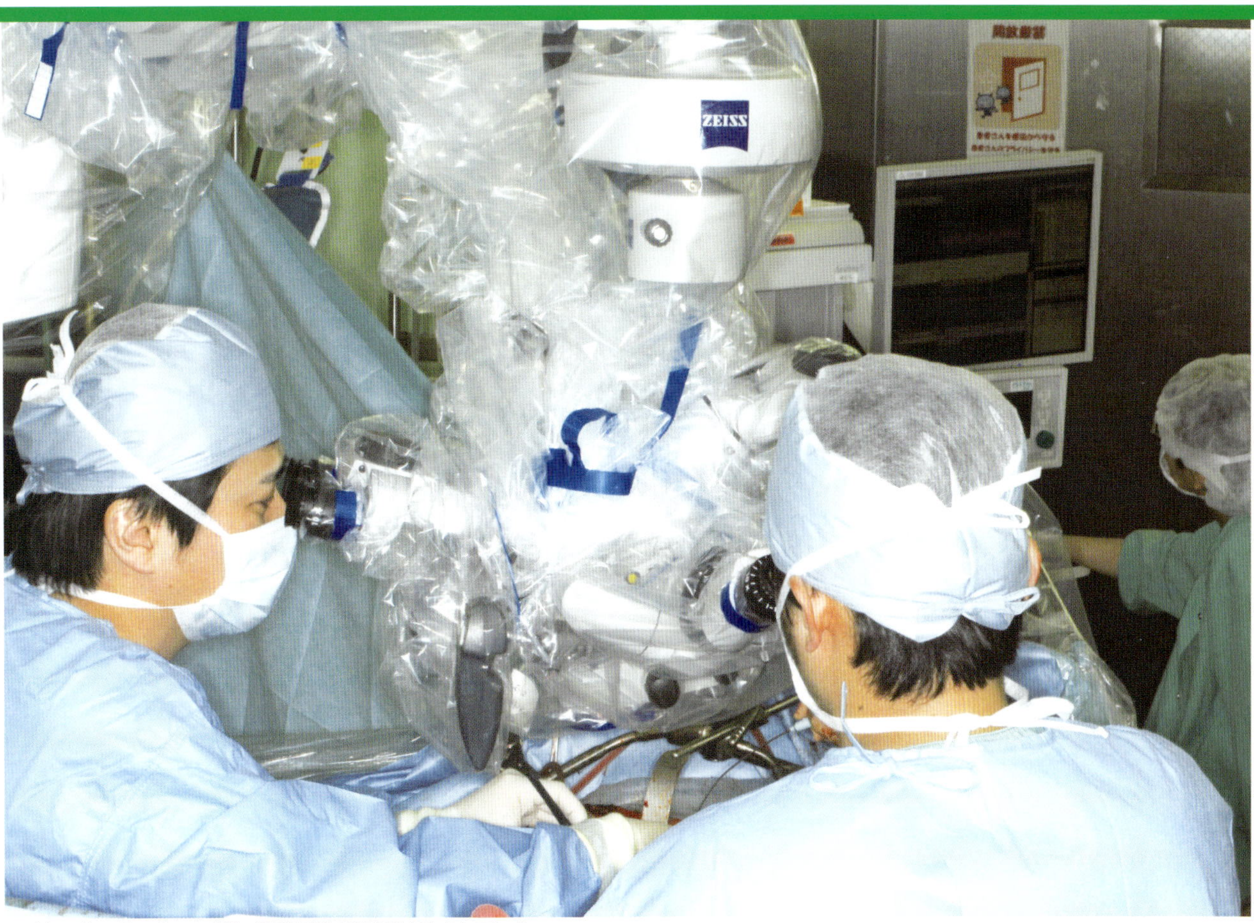

マイクロサージャリーの手術／肝移植術で肝動脈を吻合している

取し、移植先に移し、そこの動静脈と栄養動静脈とを手術用顕微鏡を使って吻合します。糸は通常、直径 100 μ m 以下の細いナイロン糸を使用し、吻合します。必要があれば、神経の縫合も同時に行います。現在では、直径 0.5mm 程度までの微《び》小血管《しょうけっかん》の吻合が可能となっています。

結果（どうなるのか）

組織の再建から顔面神経麻痺治療、指・耳の再接着まで

微小血管吻合を利用して行う遊離組織移植は、頭頸部《とうけいぶ》がんなど皮膚軟部にできた腫瘍《しゅよう》を切除した後に生じる欠損や、けがによって生じた欠損などの補填《ほてん》（これを再建術と呼びます）に利用することで、失われた組織とほぼ同じ性質、同じ容量の組織を血行を保ったまま安全・確実に移植できるようになりました。筋肉も移植できるため、血管吻合だけではなく神経縫合も行えば、顔面神経麻痺《まひ》などで動かなくなった部分を動かすことができます。

また、指や耳など体の一部がけがによって切り取られた際にも血管をつなぎ治すことによって、また元に戻すことができます（これを再接着と呼んでいます）。さらには、足趾《そくし》（足の指）を使って手の指を作ることも可能です。

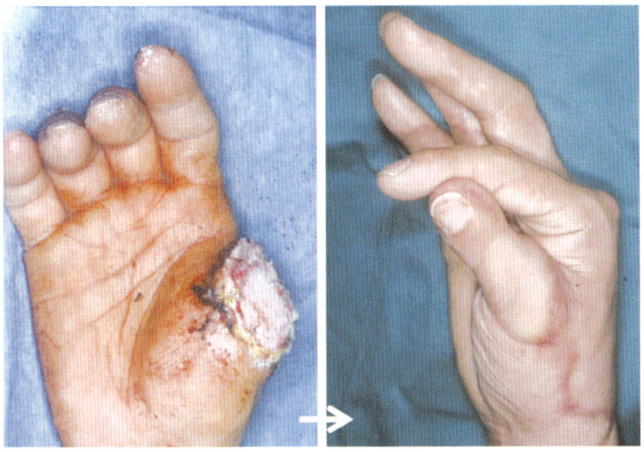

造指術の一例／母指切断症例に対して、足趾からの遊離組織移植を行った

当科での主な治療

①皮膚・軟部組織腫瘍（切除、再建）

②外傷

- 皮膚・軟部組織損傷、組織切断（再接着）
- 顔面骨骨折
- 熱傷

③変形・欠損

- 生まれつきの体表異常（あざ、唇裂《しんれつ》、漏斗胸《ろうときょう》、多合指《たごうし》など）
- 外傷後変形、術後変形（乳房再建など）
- 瘢痕《はんこん》、ケロイド
- 顔面神経麻痺、リンパ浮腫、眼瞼下垂《がんりんかすい》
- 皮膚潰瘍（糖尿病性潰瘍、床ずれなど）

不《ふ》妊《にん》症《しょう》

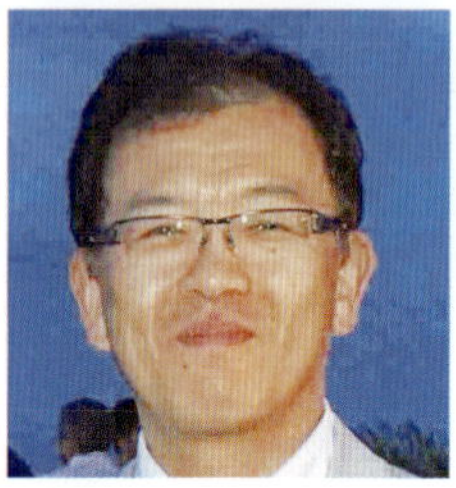

藤森《ふじもり》 敬《けい》也《や》 部長・教授　菅沼《すがぬま》 亮《りょう》太《た》 講師

不妊症とは

1年間妊娠に至らない場合

妊娠を希望する健康な夫婦の場合、1年以内に約90%が妊娠するとされています。不妊症と診断される期間については、ある一定期間避妊することなく性交渉を行っているにもかかわらず、妊娠に至らない期間が2年間と定義されていましたが、2015（平成27）年6月に日本産科婦人科学会による定義が変更となり、WHOの基準と同じ1年間となりました。

女性は35歳以降、特に38歳以上では卵子数の減少や卵子の質の低下によって、妊娠率が低下し流産率が上昇することが知られており、それ以前からの不妊症の検査・治療が勧められます。

原因

約半数は男性側に原因

不妊症の頻度は12～18%と推定され、カップルの6～8組に1組が不妊症に悩んでいるといわれます。性別による不妊原因の割合は、女性因子のみ41%、男性因子のみ24%、男女に原因あり24%、原因不明11%との報告もあり、男性側にも約半数の原因があると推定され、決して女性のみの疾患ではないことが分かります。不妊症の原因は多岐にわたりますが、これらを効率よく検査し、治療方針を選択する必要があります。

排卵因子（約20%）	中枢性排卵障害、卵巣性排卵障害、多のう胞性卵巣症候群（PCOS）、高PRL血症
卵管因子（約30%）	クラミジア感染　など
子宮因子（約10%）	子宮形態異常、子宮内膜ポリープ、子宮筋腫 子宮頸管因子　など
男性因子（約50%）	造精機能障害（83%）、精路通過障害（14%） 精索静脈瘤（25%）、性機能障害（3%）など
免疫因子（5.2%）	抗精子抗体　など
子宮内膜症（不妊症例の25～35%）	
原因不明不妊（10～25%）	

不妊症の原因と頻度

検査・診断

スクリーニング検査で効率よく原因検索、原因不明の場合も

「表」のようにスクリーニング検査を行い、女性因子や男性因子の原因に応じた治療方法を選択しますが、複数の原因が見つかる場合や、どれが主な原因なのかを特定するのが困難な場合も多く、不妊症の真の原因を特定することは必ずしも容易ではありません。また最終的に原因不明と診断されるケースも10～25%あります。

排卵因子	基礎体温表、血中ホルモン検査（FSH,LH,PRL,E2） 超音波検査＜ホルモン負荷試験＞
卵管因子	子宮卵管造影検査:HSG、クラミジア検査、＜腹腔鏡＞
男性因子	一般精液検査、＜染色体・遺伝子検査、精巣生検＞
子宮内膜症	超音波検査、＜腹腔鏡、MRI＞
子宮頸管因子	Huhnerテスト、頸管粘液検査
着床因子	超音波検査、血中黄体ホルモン値、Sonohysterography、＜子宮鏡＞
腹腔内癒着	HSG、＜腹腔鏡＞
抗精子抗体	Huhnerテスト、＜抗精子抗体検査＞

不妊症の原因とスクリーニング検査＜＞内は精密検査・2次検査

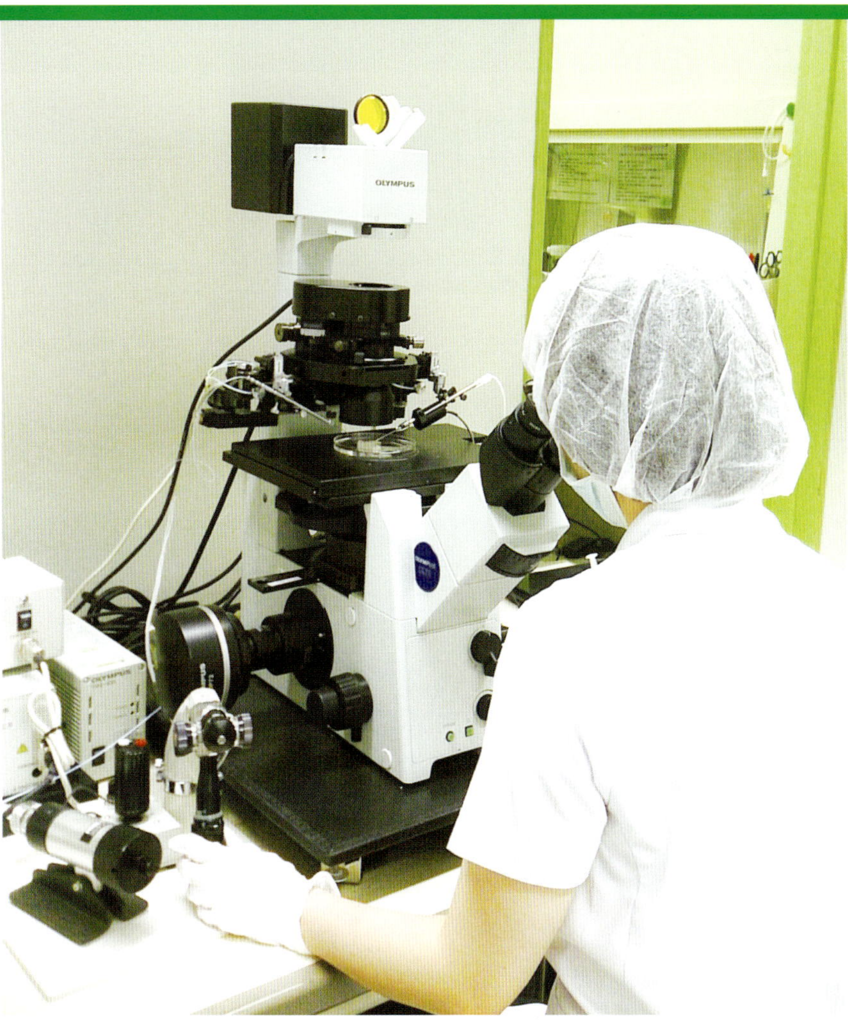

卵細胞質内精子注入法（ICSI）を実施／顕微授精用マイクロマニピュレーションシステム

治療

原因に応じた治療の選択と女性年齢に合わせた治療のステップアップ

不妊症の治療には、タイミング療法、人工授精（AIH）、生殖補助医療技術（ART ／体外受精 - 胚移植、顕微授精、凍結胚移植など）があり、原因に応じた治療方法の選択をします。原因不明の不妊症の場合、タイミング療法を５周期、人工授精を５周期ほど行い、体外受精胚移植へのステップアップを考えるのが一般的ですが、女性年齢に伴う妊娠率の低下を考えて、治療のステップアップの時期を相談します。

体外受精によっても受精卵が得られない症例が、約 10％程度あることが知られており、そういった体外受精後の受精障害症例や、重症男性不妊症例に対しては、顕微授精法＝卵細胞質内精子注入法（ICSI）が行われます。1994 年、当科で国内初の妊娠出産に成功しています。

このICSIによっても受精卵の得られない症例が、ICSI 症例中１～５％程度あると報告されています。ICSI は現在、最も強力な受精の方法であり、ICSI 後の受精障害に対しては治療方法がないのが現状ですが、当科では ICSI 後の受精障害症例のうち、特に精子中の卵活性化因子障害症例に対し、研究的治療として人為的卵活性化法を併用した ICSI、あるいはより質の高い配偶子（精子）を得るために精巣内精子を使った ICSI を行い、健児を得ています。

今後も国内初の ICSI 成功施設として、生殖補助医療技術（ART）の安全性についての検討を引き続き行っていくとともに、難治症例である ICSI 後受精障害症例に対する治療方法の確立を目指します。

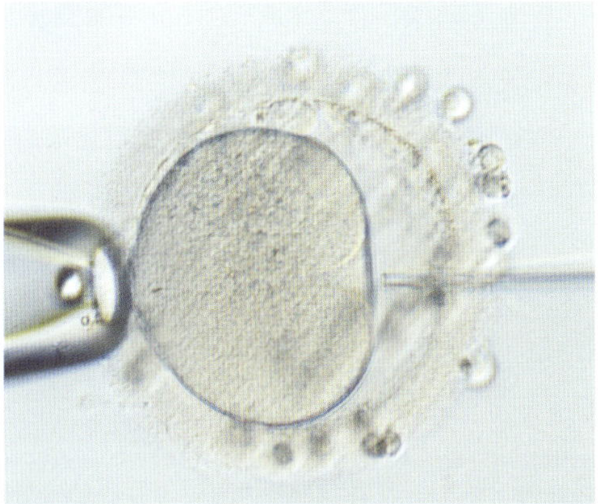

卵細胞質内精子注入法（ICSI）

当科での主な治療

- **タイミング療法**／排卵に合わせて夫婦生活の指導を行います
- **人工授精**／排卵時期に調整した精子を子宮内に注入します
- **生殖補助医療技術（体外受精 - 胚移植、顕微授精、凍結融解胚移植法など）**／
  - 体外受精 - 胚移植／排卵誘発後、採卵を行い体外で受精した胚を子宮内に移植します
  - 顕微授精／体外受精での受精障害症例に対し、卵子の中に１個精子を直接注入することで受精を補助します。当科で国内初の妊娠出産に成功しています
  - 凍結胚移植／移植できなかった胚を凍結し、液体窒素中に保存し、融解後子宮内に移植します

小　児　科　層別化治療で予後の著しい改善

IgA《アイジーエー》腎症《じんしょう》

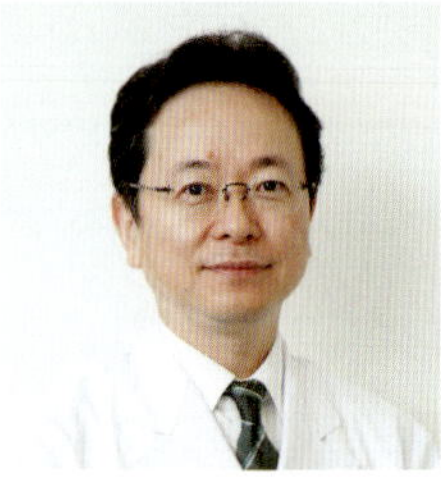

細矢《ほそや》 光亮《みつあき》 部長・教授

IgA 腎症とは

慢性糸球体腎炎《まんせいしきゅうたいじんえん》で最も発症頻度が高い疾患

IgA 腎症は、免疫グロブリン A(IgA) が腎臓の糸球体メサンギウム領域に特異的に沈着することで発症する、最も頻度の高い慢性糸球体腎炎です。多くが学校検尿、職場健診などで血尿、タンパク尿として発見されます。これまで小児 IgA 腎症の予後（回復経過）は良好だと考えられてきましたが、10 〜 15%の症例が腎機能低下に陥るとの報告があり、予後は必ずしも良好ではないことが示されてきました。

予後と関連した危険因子としては、１日タンパク尿量が持続的に多い症例、発症年齢が高い症例、腎間質障害のある症例などが挙げられます。

症状

大部分が学校検尿を契機に発見

血尿、タンパク尿にて無症候性に発症し、大部分が学校検尿で発見されていますが、感染を契機に肉眼的血尿で発見されることもあります。また、10%の症例は高血圧、腎機能低下を伴う急性腎炎症候群や高度タンパク尿と、その結果、起こる浮《ふ》腫《しゅ》によって急性発症します。

こうした検尿異常は自然に、あるいは治療によって正常化するもの、改善しないもの、タンパク尿の悪化、腎機能の低下をきたして小児期に末期腎不全に至るものまでさまざまです。

検査・診断

確定診断には腎生検が必要

検尿検査では全例に血尿があり、タンパク尿も高頻度にみられます。血清 IgA 値の上昇は小児 IgA 腎症の約 15 〜 30%の症例で認められます。IgA がメサンギウムに強く沈着している所見から IgA 腎症の診断が行われるため、確定診断には、腎生検が必須です。

腎臓の組織学的な特徴は、光学顕微鏡所見によるメサンギウム細胞の増殖と基質のさまざまな程度の増生を主体とし、半月体を形成したり、糸球体硬化や糸球体のボーマン嚢《のう》への癒着などがみられることです。尿細管萎縮、間質の細胞浸潤や線維化がある場合は予後不良のことが多いといわれています。

蛍光抗体法では、主としてメサンギウム領域に、一部は糸球体血管係蹄壁《しきゅうたいけっかんけいていへき》に IgA が強く沈着します。

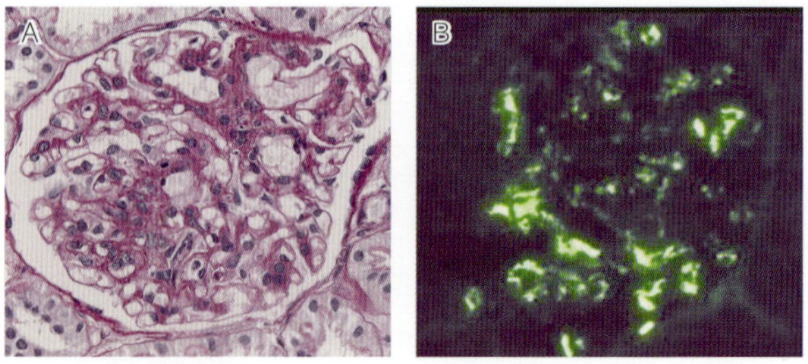

IgA 腎症の腎生検組織
A：光学顕微鏡所見／メサンギウム細胞の増殖と基質の増生を認める
B：蛍光抗体法／メサンギウム領域に IgA 沈着を認める

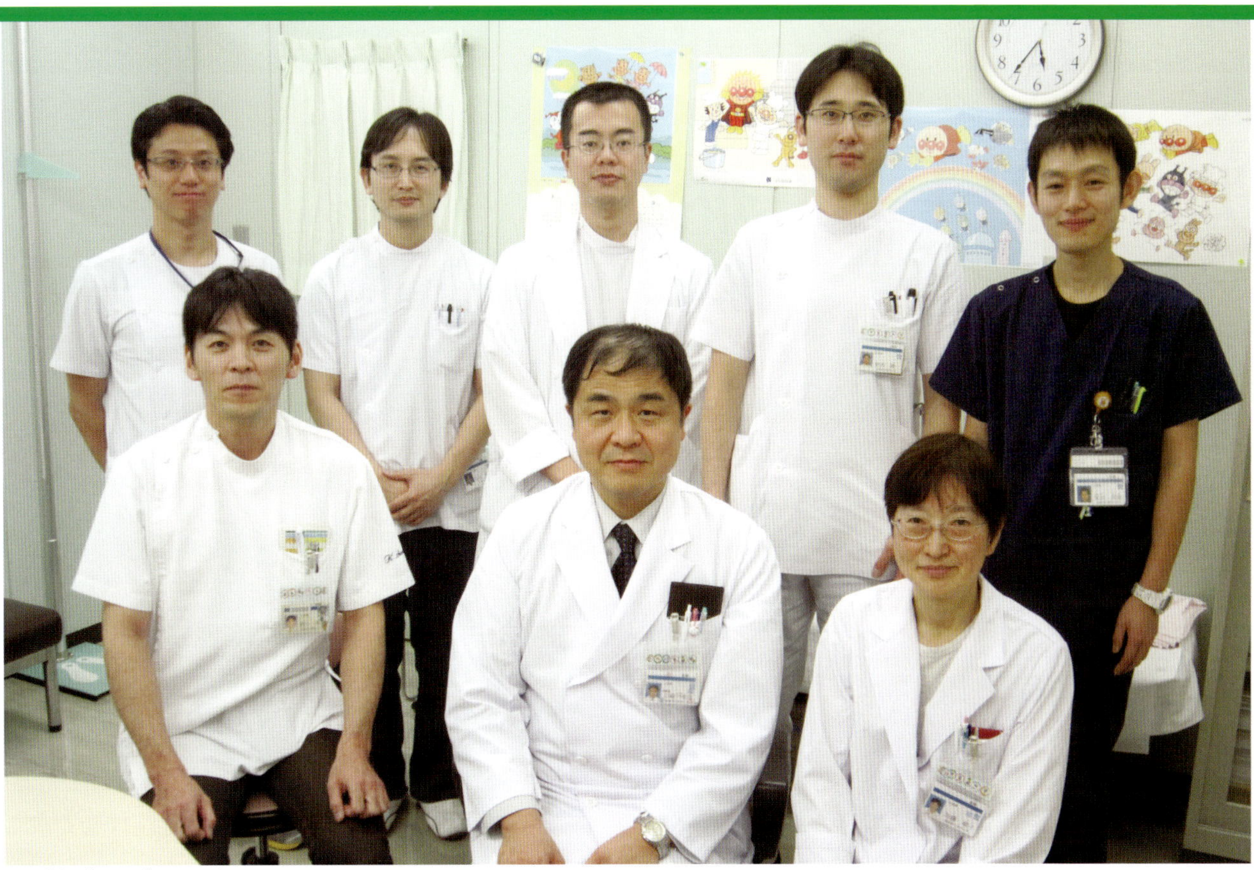

腎・神経グループのメンバー

電子顕微鏡ではメサンギウム領域に高電子密度物質の沈着があります。

IgA 腎症の重症度分類

臨床的あるいは組織学的に軽症例と重症例に分類

小児 IgA 腎症治療ガイドラインでは臨床的あるいは組織学的な重症度に基づき軽症例と重症例の２つに分類しています。重症例は、高度のタンパク尿（早朝尿タンパククレアチニン比が 1.0 以上を示すもの）あるいは腎組織所見上、中等度以上の病変があるものとし、軽症例は、重症例以外のものと定義しています。

治療・予後

重症例には多剤併用療法や扁桃《へんとう》摘出後ステロイドパルス療法

軽症 IgA 腎症は、最終予後が比較的良好と考えられるため、非免疫抑制療法が推奨されており、アンギオテンシン変換酵素阻害薬か、漢方薬のどちらかを２年間以上投与します。予後不良と考えられる重症 IgA 腎症は、副腎ステロイド薬や免疫抑制薬、抗凝固薬、抗血小板薬を使った２年間の多剤併用療法が推奨されています。

これら多剤併用療法は、優れたタンパク尿減少効果と腎炎による硬化性病変への進展を抑制する作用がありますが、治療効果が出にくい例もあります。

また、思春期に発症する患児は、成長障害を含めたステロイド薬の副作用の恐れがあり、症例ごとにステロイド薬の過剰投与を避けるため投与量や方法、期間を考慮した治療が求められます。

そこで、多剤併用療法による治療効果が出にくい症例やステロイド薬の副作用が問題になる症例などについては、成人 IgA 腎症で行われている扁桃摘出＋ステロイドパルス療法を実施しています。これら重症度によって層別化した治療法を選択することで、IgA 腎症の予後に著しい改善が認められています。

当科でのその他の治療

- 難治性ネフローゼ症候群
- 紫斑病性《しはんびょうせい》腎炎、膜性増殖性糸球体腎炎などの慢性腎炎
- 全身性エリテマトーデス、若年性特発性関節炎などの膠原病《こうげんびょう》
- 先天性腎尿路奇形

難《なん》治《じ》性《せい》白《はっ》血《けつ》病《びょう》

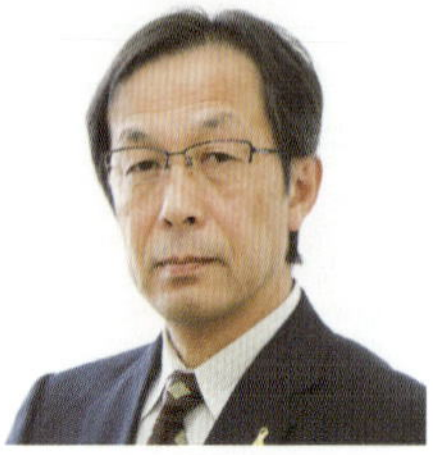

菊田《きくた》 敦《あつし》 部長・教授

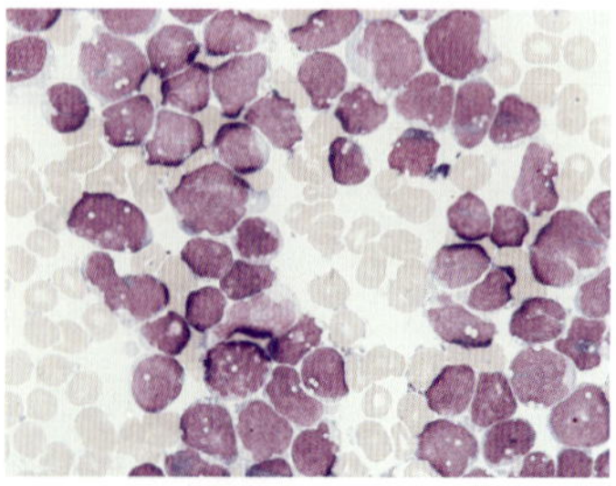

骨髄の白血病細胞

難治性白血病とは

寛解に至らないタイプ

小児白血病は国内で年間約 700 人が発症しています。現在は治療の進歩によって約７割が助かる時代になってきましたが、残りの３割の方は依然助けることができません。白血病の治療は抗がん剤が中心で、寛解導入療法《かんかいどうにゅうりょうほう》、強化療法《きょうかりょうほう》、維持療法《いじりょうほう》から構成され、寛解という良い状態のまま１～２年間、治療を続けます。

このような治療経過の中で、最初の治療で寛解に至らなかったり、治療の途中や治療後に再発したり、さらに次の治療でも寛解に至らない場合を難治性白血病と判断します。

白血病が最初に再発した場合は、抗がん剤がもう一度効く可能性が十分あります。しかし、抗がん剤が効かなくなった場合や造血細胞《ぞうけつさいぼう》移植《いしょく》（骨髄《こつずい》移植《いしょく》など）後に再発した場合は、その後の治療法は確立したものがなく、ターミナルケアが選択されることが一般的です。しかし、どの親御さんでも助かる治療法はないかと可能性を求めています。

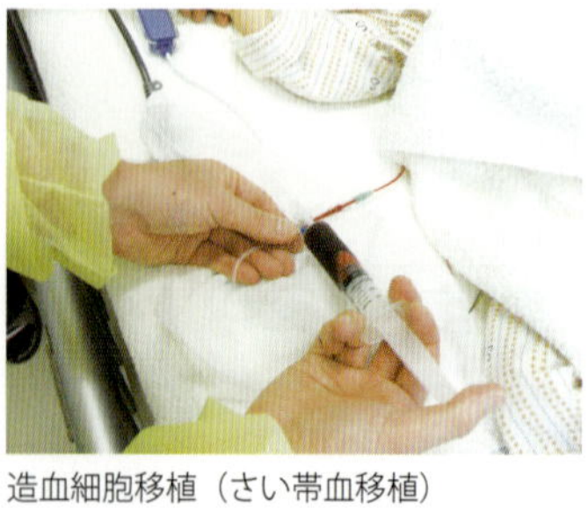

造血細胞移植（さい帯血移植）

症状・診断

骨髄検査や細胞表面マーカーなど その他の検査も

寛解に至らない状態は、治療後の骨髄検査で白血病細胞が残っていたり、正常の血液が造られていないなどの所見で確認できます。また、再発の場合は初発のときと似たような症状（四肢《しし》の痛み、出血斑、発熱など）が現れることもありますが、何ら症状がなく定期的な検査で見つかる場合もしばしばあります。

診断は初発時と同様に骨髄検査で行い、顕微鏡による異常細胞の確認だけでなく、細胞表面《さいぼうひょうめん》マーカー、染色体《せんしょくたい》異常《いじょう》、キメラ遺伝子《いでんし》の検査を行います。

治療・予後

新規化学療法、移植片対白血病《いしょくかたついはっけつびょう》（GVL《ジーブイエル》）効果、ハプロ移植

新規化学療法

当科は、国内ではまだ適応が認められていない新規薬剤などを臨床試験《りんしょうしけん》（最適な治療法の開発）として積極的に導入し、また国際共同試験への参加や国内未承認薬を使用した治験《ちけん》（新しい治療薬の開発）に参加することで治療効果を上げています。しかし、これだけで難治性白血病を治すことは難しく、最終的には造血細胞移植が必要となります。

移植片対白血病（GVL）効果

造血細胞移植の治療効果は、①移植前に行われる大量抗がん剤や全身放射線照射《ぜんしんほうしゃせんしょうしゃ》によって、体内の

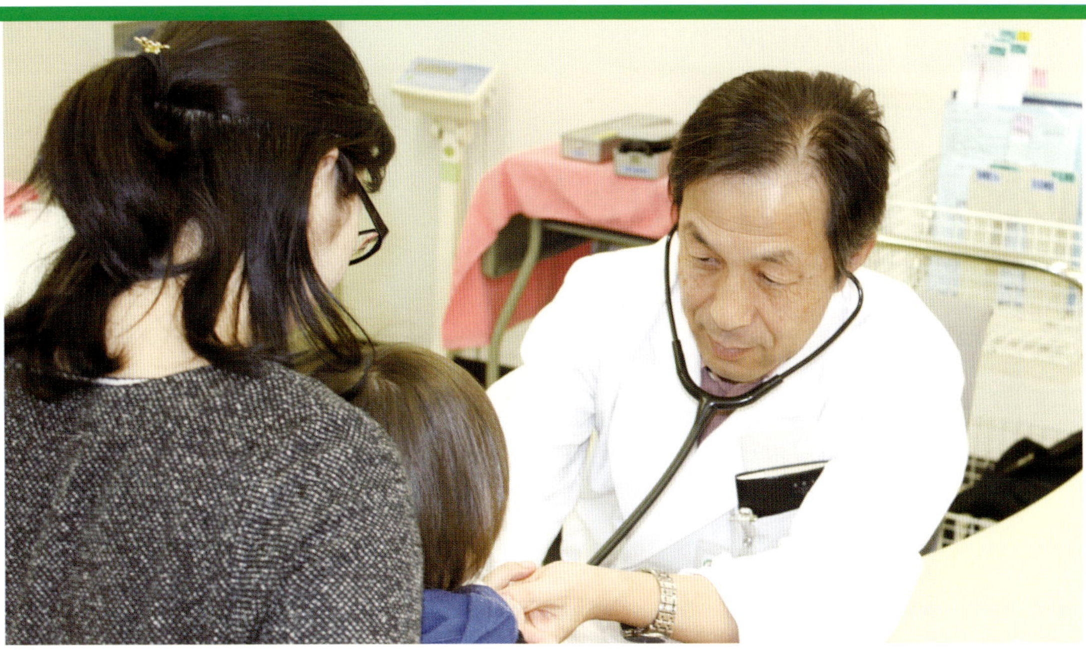

診察

白血病細胞を減少させる②移植細胞中に含まれるドナーの免疫細胞が、残っている白血病細胞を攻撃し、根絶する――この２つの効果によって白血病が治癒すると考えられ、後者を GVL 効果と呼びます。

GVL 効果は、移植片中に含まれる免疫細胞が白血病細胞の HLA《エイチエルエイ》 抗原《こうげん》（細胞の目印）の違いや腫瘍抗原を目印に白血病細胞を攻撃します。一般に HLA 抗原の数が異なるほど、攻撃の程度も強くなり、白血病細胞だけでなく、ドナーの正常細胞も障害を受けてしまいます。

このため、異なる HLA の数が２つ、３つと増えるに従い合併症《がっぺいしょう》（GVHD《ジーブイエイチディ》）の頻度と重症度は増加しますが、同時に白血病の再発も少なくなります。逆に免疫細胞を除いた移植では合併症は少なくなり、再発が増えることが知られています。

ハプロ移植

移植はドナーと患者さんの HLA がすべて一致（6/6）していることが前提ですが、ハプロ移植は半分だけ一致（3/6）しているドナーを選びます。つまり、子どもの患者さんでは両親は 100%、兄弟はもちろん、おじ、おば、祖父母も半分一致するドナーとなり得ます。

このため、ほとんどの患者さんはドナーを見つけることができ、タイミングを逃すことなく移植ができます。しかも、HLA が半分不一致であるため強力な GVL 効果が期待できます。問題は GVL 効果を残しながら重症合併症をいかにコントロールするかにかかっています。

私たちは適切な薬剤の組み合わせと投与量によって、軽・中等度の合併症を意図的に誘導し、GVL 効果を高める方法を取っており、これによって通常では助からない再発・難治性小児白血病の約半数を救命しています。このような方法は通常は容易にできることではなく、単に同じ薬剤を用いれば同じ好結果につながるとは考えにくく、全身管理の方針、合併症に対する適切で迅速な対処なども重要な要素と考えられています。

2015 年２月現在

疾患	症例数	治療関連死亡	再発死亡	生存
再発・難治 MLL 陽性 AL	6	1	1	4
再発・難治 Ph 陽性 ALL	8	2	0	6
再発・難治 AML	7	3	1	3
再発・難治 M ／ NKL	3	1	1	1
再発・難治 ALL	17	2	6	9
計	41	9	9	23

AL: 急性白血病、MLL：遺伝子再構成、Ph：フィラデルフィア染色体
ALL：急性リンパ性白血病、AML：急性骨髄性白血病
M ／ NKL：骨髄 NK 細胞性白血病

当科での再発・難治性白血病に対するハプロ移植の成績（2015 年２月現在）

当科での主な治療

- 急性リンパ性白血病、急性骨髄性白血病、悪性リンパ腫《しゅ》、慢性骨髄性白血病、ランゲルハンス細胞組織球症、血球貪食症候群、骨髄増殖性疾患、再発白血病に対する JPLSG 臨床試験参加
- 非寛解・再発難治症例に対するハプロ移植
- 神経《しんけい》芽《が》腫《しゅ》、横紋筋肉腫《おうもんきんにくしゅ》、ユーイング肉腫、肝芽腫、腎芽腫に対する JCCG 臨床試験
- 網膜芽細胞腫に対する眼球温存・局所療法併用化学療法
- 骨肉腫に対する標準治療
- 再発固形腫瘍に対する新規薬剤を用いた臨床試験とハプロ移植
- AYA 世代の腫瘍、非腫瘍性疾患に対する造血細胞移植（ハプロ移植も含む）

眼　科　失明原因の第２位

糖尿病網膜症《とうにょうびょうもうまくしょう》

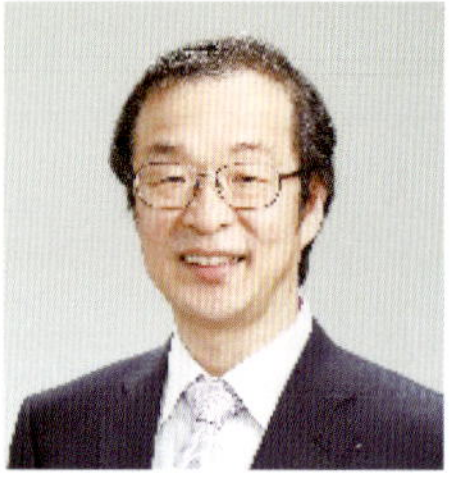

石龍《せきりゅう》 鉄樹《てつじゅ》 部長・教授

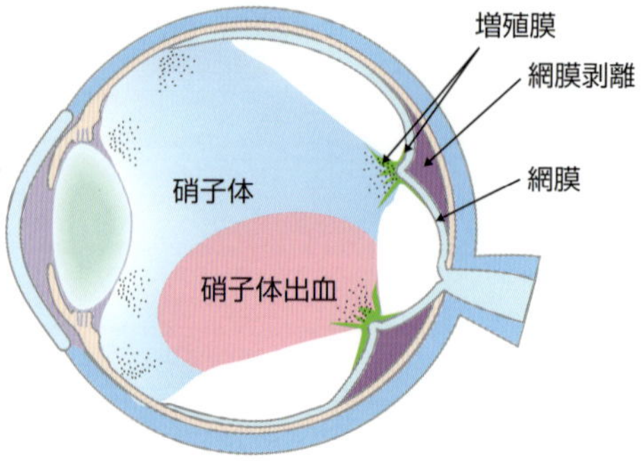

糖尿病網膜症

糖尿病網膜症とは

糖尿病３大合併症の１つ

糖尿病網膜症は、腎症、神経症と並んで糖尿病の３大合併症といわれ、国内の後天性《こうてんせい》視覚障害《しかくしょうがい》原因の 19%（第２位）となっています。

高血糖による眼底（網膜）の毛細血管障害が引き金となり、血管内皮増殖因子《けっかんないひぞうしょくいんし》（VEGF）やレニン・アンギオテンシン系が悪影響を与えて、黄斑浮腫《おうはんふしゅ》と増殖網膜症によって硝子体出血《しょうしたいしゅっけつ》、網膜剥離《もうまくはくり》や血《けっ》管新生緑内障《かんしんせいりょくないしょう》などが生じます。

2012（平成24）年度国民健康・栄養調査によると、糖尿病が強く疑われる人は 950 万人、その可能性が否定できない人は 1100 万人でした。糖尿病罹《り》患《かん》期間が５年未満で 17%、15 ～ 19 年で 81%に網膜症が発症し、このうち 15%は増殖網膜症です。網膜症の比較的早期から生じる黄斑浮腫も 110 万人に及ぶと推計され、今後、さらに増加する傾向にあるといわれています。

症状

無症状のときから眼科受診が必要

糖尿病網膜症の経過は極めてゆっくりと進行し、病状が相当悪化してはじめて視力低下、霧視《むし》、飛蚊症《ひぶんしょう》、視野欠損などの自覚症状が生じます。

自覚症状は早期診断には役立ちません。健診を毎年受け、内科で糖尿病と診断された時点から、眼科的にも定期検査を受けることが大切です。

検査・診断

視力・眼圧検査と散瞳《さんどう》による眼底検査が基本

糖尿病は眼底病変だけでなく、白内障《はくないしょう》・緑内障・眼内の炎症（虹彩炎《こうさいえん》）なども生じるので、眼科的基本検査はすべて必要です。増殖性病変の始まりが疑われる場合には、蛍光眼底造影検査《けいこうがんていぞうえいけんさ》といわれる血管造影検査が必要です。

臨床病期は改変 Davis 分類が広く使われており、①網膜症早期にみられる単純網膜症《たんじゅんもうまくしょう》②網膜症《もうまくしょう》が進

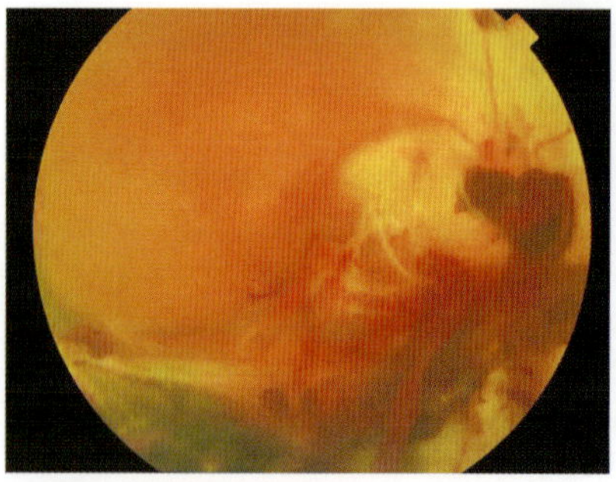

増殖糖尿病網膜症。視力 0.01

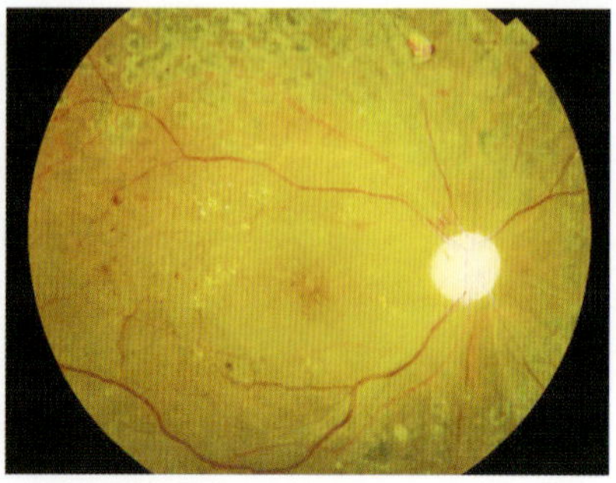

25G 硝子体切除術後。視力 0.7

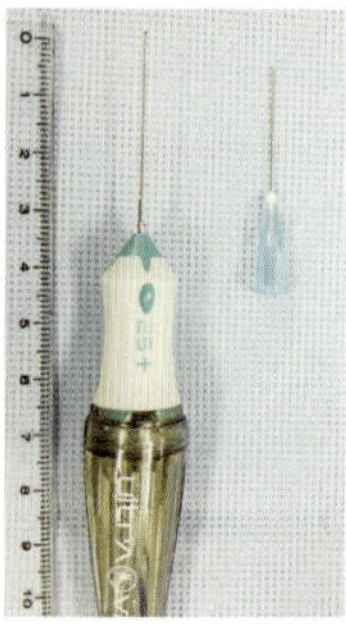

25 ゲージ硝子体切除プローブ。低侵襲の手術を実現

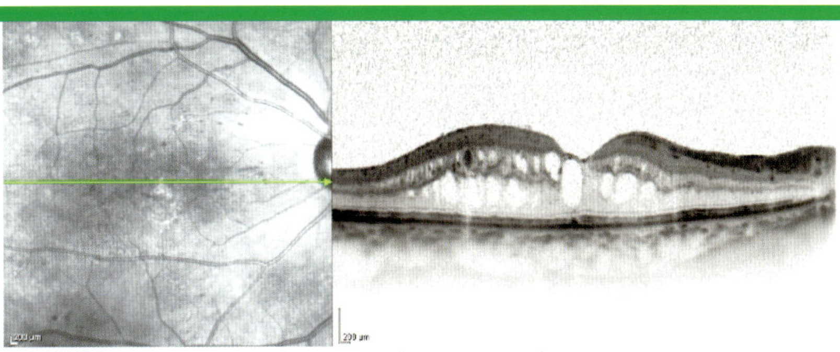

糖尿病黄斑浮腫。黄斑部の網膜が膨化し視力が低下している。視力 0.1

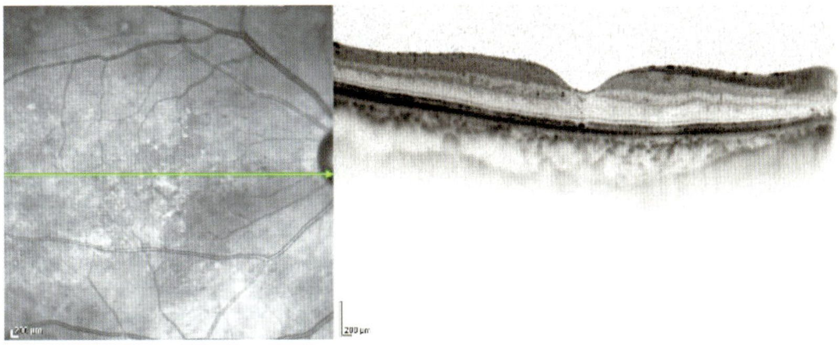

抗 VEGF 剤硝子体腔内注射後。網膜の膨化は消失し視力は改善。視力 0.7

行し視力低下のリスクが高い増殖前網膜症《ぞうしょくぜんもうまくしょう》③網膜症が最も進行し、さまざまな視力障害をきたす増《ぞう》殖網膜症《しょくもうまくしょう》——の３つに分類します。

合併症である黄斑浮腫の検出と経過観察には、非侵襲的に黄斑部断面が観察できる光干渉断層計《ひかりかんしょうだんそうけい》（OCT）がとても有効です。当科では、OCT による画像診断に、特に力を入れており、網膜だけではなく、その後方にある脈絡膜《みゃくらくまく》や網膜の手前にあり網膜症の病態に深くかかわっている硝子体などについても、数種類の OCT を使って検査を行っています。

治療・予後

経過観察、レーザー光凝固術、硝子体手術、そして抗 VEGF 療法

治療は臨床病期に適した治療を選択します。単純網膜症は注意して経過観察、網膜血管閉塞が生じる増殖前網膜症はレーザー光凝《ひかりぎょう》固《こ》術《じゅつ》、新生血管が生じる増殖網膜症は、硝《しょう》子《し》体手術《たいしゅじゅつ》が必要となることがあります。糖尿病網膜症が重症であるほど最終的な視力も低下します。

鍵となる治療タイミングは、増殖前網膜症から早期増殖網膜症の間に十分なレーザー光凝固術を受けることです。多くはその後の網膜症進行を抑制でき、さらに病状が進行しても硝子体手術で失明を回避できることがほとんどです。この 20 年間の硝子体手術の高精度化と低侵襲化は目覚ましく、創口の直径は 0.9mm（20G）から 0.4mm（27G）となり、確実に視力予後や早期社会復帰に役立っています。

また、良好な視力の維持が難しい黄斑浮腫は単純網膜症の時期から生じますが、抗 VEGF 療法が保険適用となり、早期から治療ができることから網膜症患者さんのクオリティー・オブ・ビジョンの向上に貢献できると考えています。

当科での主な治療

硝子体手術全般、黄斑疾患の詳細な画像検査に基づいた加齢黄斑変性などの抗 VEGF 療法、眼部腫瘍性疾患の薬物療法と手術療法、小児眼疾患の手術療法、眼形成および眼窩疾患の手術療法、白内障手術、緑内障手術、角膜移植術など眼科的疾患に広く対応しています。
また、単独もしくは多施設共同臨床試験に積極的参加し、最新治療の確立に寄与するとともに、サプリメントによる疾病予防に関する研究にも参加しています。

皮　膚　科　最も予後が悪い皮膚がん

悪性黒色腫《あくせいこくしょくしゅ》

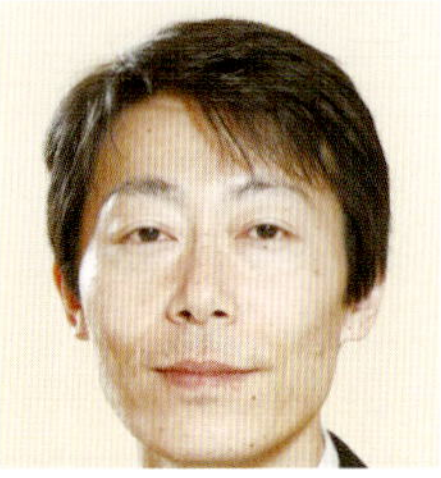

山本《やまもと》 俊幸《としゆき》 部長・教授

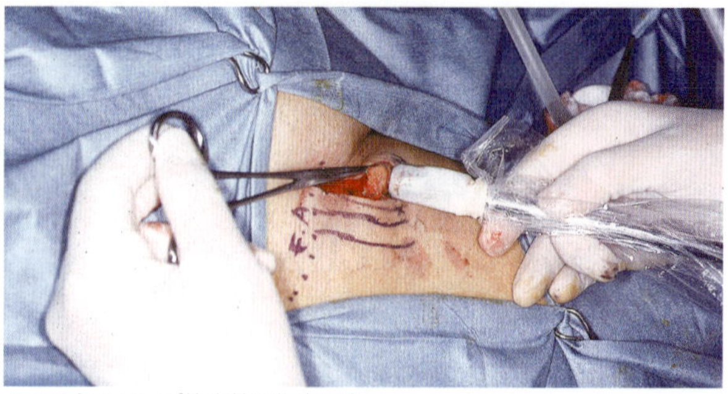

センチネルリンパ節生検の術中写真

悪性黒色腫とは

10万人に1人、発症

悪性黒色腫はメラニン色素《しきそ》を産生する色素細胞《しきそさいぼう》が悪性化した腫瘍《しゅよう》です。ホクロも色素細胞から成っていて、早期の悪性黒色腫はホクロとの区別が非常に難しい場合があります。悪性黒色腫の頻度は約10万人に1人と推測されています。悪性黒色腫は小さいうちから転移《てんい》する可能性があり、早期発見が何より大切です。また、ほとんどが体表（体の皮膚面）に現れるため早期発見が比較的、可能な腫瘍です。

症状

ホクロとの鑑別が重要

大きな悪性黒色腫（大体1～2cm以上）は、通常、肉眼所見《にくがんしょけん》で診断できます。早期の悪性黒色腫は一見、ホクロのように見えます。ホクロと見分けるポイントは幾つかあり、代表的なものは形態の不整、色調不均一、形態・色調・大きさの経時的変化などです。まれに黒色調が全くない無色《むしき》素性黒色腫《そせいこくしょくしゅ》があり、この場合は、生検《せいけん》による診断を行います。

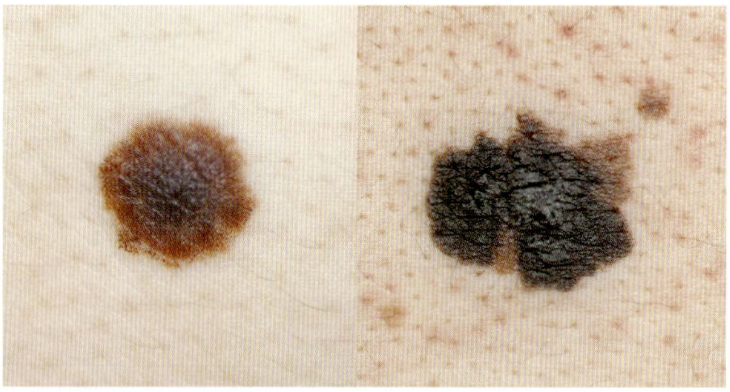

左／色素性母斑、右／悪性黒色腫

検査・診断

ダーモスコピーが非常に有効

肉眼所見で悪性黒色腫とホクロの鑑別が確定できない場合は、ダーモスコピー検査を行います。この検査は専用のカメラで皮膚病変部を10倍に拡大し、色調や血管の走行の状態などを詳細に観察できます。痛みはなく、短時間で済むため、患者さんに負担はありません。この検査が普及して、早期の悪性黒色腫がかなり正確に診断できるようになりました。また、基底細胞《きていさいぼう》がんや脂漏性角化《しろうせいかくか》症《しょう》など、ほかの腫瘍との鑑別も可能です。

ただし、ダーモスコピーではメラニン色素の3次元的な分布、組織の線維化《せんいか》、血管増生《けっかんぞうせい》など、病《びょう》理所見《りしょけん》を念頭に置きながら、診断を絞り込んでいくため、臨床所見《りんしょうしょけん》および病理組織《びょうりそしき》の総合的な知識・経験が必要です。

ダーモスコピーで悪性黒色腫かホクロか鑑別できない場合には生検を行います。このような場合、部分生検《ぶぶんせいけん》では明確に区別できないケースが多く、原則的には全部切除して組織検査を行います（切除生検《せつじょせいけん》）。顔の病変や検査のため、全部切除するには病変が大き過ぎる場合は、部分生検をすることがあります。

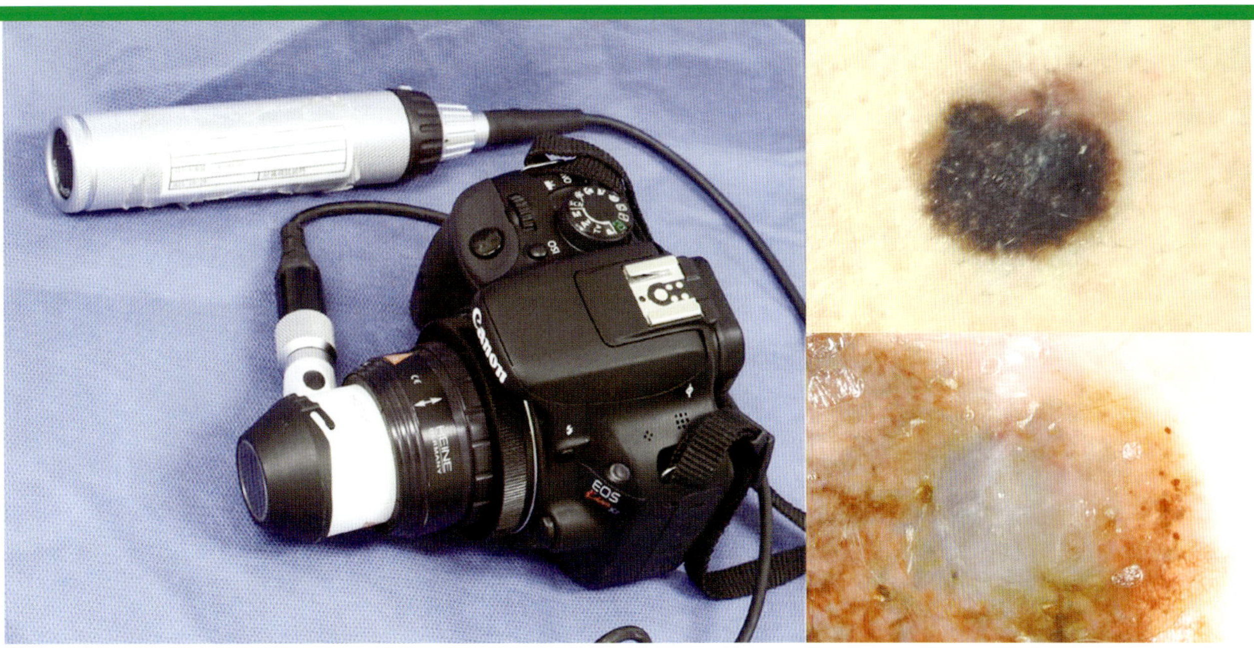

左／ダーモスコピー、右上／悪性黒色腫の肉眼所見、右下／ダーモスコピー所見

治療

今まさに悪性黒色腫の治療が変わろうとしている

悪性黒色腫は放射線療法《ほうしゃせんりょうほう》や、抗がん剤などの薬物《やくぶつ》療法《りょうほう》が効きにくいため、手術可能な場合、基本は手術による切除となります。手術を含めた標準的治療については、2007（平成 19）年に日本皮膚科学会・日本皮膚悪性腫瘍学会から診療ガイドラインが公表されており、現在、改訂作業が進められています。

手術療法

標準的には肉眼的境界《にんくがんてききょうかい》から 1 ～ 2 cm 外側まで、深さは脂肪組織《しぼうそしき》全部を含めて切除します。切除範囲は腫瘍の大きさや部位、進行度によって縮小することもあります。通常、皮膚病変の切除と同時にセンチネルリンパ節生検《せつせいけん》を行います。センチネルリンパ節転移陽性の場合には、リンパ節郭清術《かくせいじゅつ》を行います。

薬物療法

薬物療法には抗がん剤やインターフェロン治療があります。インターフェロンは主に手術後の再発予防として投与します。抗がん剤治療は手術後に再発・転移を生じた患者さんに行います。しかし、部分寛解《ぶぶんかんかい》は 10 ～ 20%、完全寛解《かんぜんかんかい》は 5 %未満と効果が十分とはいえない状態でした。

2014 年から 2015 年は悪性黒色腫の薬物治療のまさに変革期です。悪性黒色腫に限らず、多くのがん細胞《さいぼう》は免疫監視《めんえきかんし》から逃れるさまざまな手段を持っており、その結果、腫瘍に対する免疫が抑制され、がん細胞を排除できない状態になっています。

この腫瘍に対する免疫抑制状態《めんえきよくせいじょうたい》を解除する薬剤が開発され、2014 年秋に認可されました。この新薬は世界に先駆けて日本で認可され、皮膚悪性腫《ひふあくせいしゅ》瘍指導専門医《ようしどうせんもんい》やがん薬物療法専門医《やくぶつりょうほうせんもんい》が在籍している施設に限って使用が認められています。当院もその一つです。

さらに 2015 年には悪性黒色腫の発症にかかわる BRAF《ビーラフ》 遺伝子変異の阻害剤《そがいざい》が認可されました。このほかにも幾つかの薬剤が認可される見込みです。これらの薬剤が使用可能になれば、従来の悪性黒色腫に対する薬物療法が大きく変わり、治療の選択肢が増えるとともに患者さんの生命予後の改善につながるものと期待しています。皮膚科医の腕の見せ所でもあります。

当科での主な治療

- 乾癬《かんせん》に対する光線療法、生物製剤治療
- 強皮症《きょうひしょう》および膠原病《こうげんびょう》全般の皮膚病変の診断、治療
- アトピー性皮膚炎の治療、教育入院
- 悪性黒色腫をはじめ皮膚がん全般の手術、薬物療法
- 皮膚悪性リンパ腫の診断、治療
- 天疱瘡《てんぽうそう》・類天疱瘡に対する薬物療法、血漿交換《けっしょうこうかん》療法
- スティーブンスジョンソン症候群、中毒性表皮壊死融解症《ちゅうどくせいひょうひえしゆうかいしょう》、薬剤過敏性症候群等の重症薬疹の診断、治療
- 食物アレルギーの診断（皮膚テスト、負荷試験）
- 接触皮膚炎の原因検索
- 蜂窩織炎《ほうかしきえん》、ガス壊疽《えそ》、壊死性筋膜炎《えしせいきんまくえん》等の重症感染症

泌尿器科・副腎内分泌外科　年間トップレベルの症例数を誇る

ロボット支援手術

小島 祥敬 部長・教授

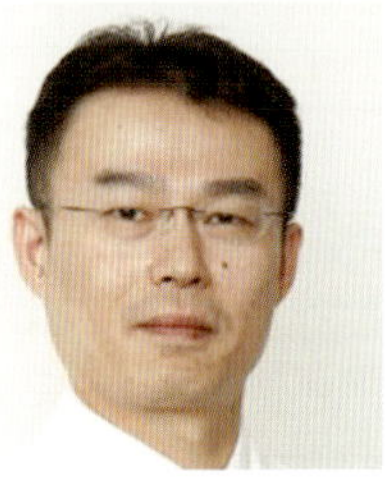

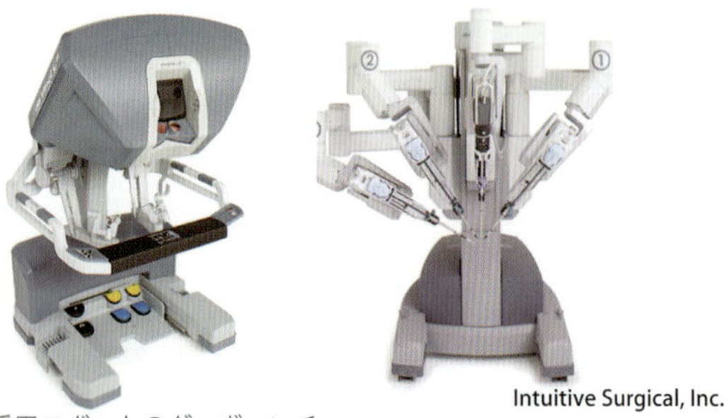

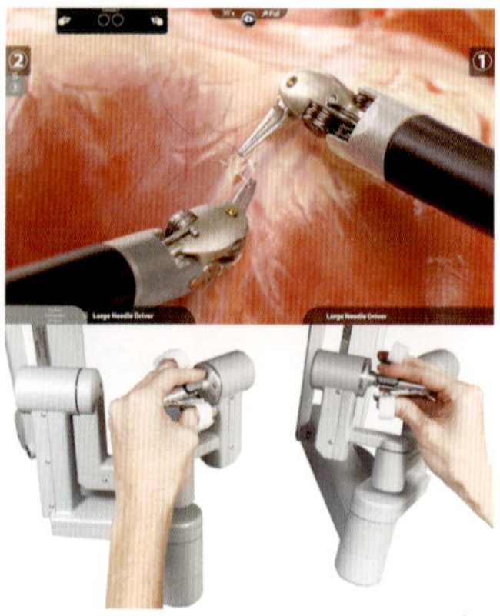

マスターコントロール（下）と手術画面（上）
Intuitive Surgical, Inc.

ロボット支援手術とは
"ダ・ヴィンチ"を使った前立腺がん手術

　ロボット支援手術は1990年代、戦場で傷ついた兵士を、米国本土や空母から医師が遠隔操作で手術するという発想から開発が進められました。現在、欧米で前立腺がんに対する手術（根治的前立腺全摘除術）での標準的手術となっています。
　わが国でも、第2世代の遠隔操作型手術支援用ロボット「ダ・ヴィンチS」が2009年に薬事承認され、2012年4月に前立腺がんに対するロボット支援手術が保険適用になり、広がりをみせています。

手術用ロボット ダ・ヴィンチの特徴
細かい吻合操作・剥離操作が人の手よりも格段に正確

　このシステムは、医師がロボットを操作する操作ボックス（サージョンコンソール）、患者さんの体内に挿入するロボットアームが装着された装置（サージカルカート）、術野（手術部分）を映し出すモニター（ビジョンカート）の3つの装置に分けられます。
　術者はサージカルコンソールに座り、10倍の拡大視野と遠近感のある3次元画像を見ながら手術操作をすることができ、従来の手術では不可能だった微細な膜構造の詳細な観察が可能になりました。術者が操作レバー（マスターコントロール）でサージカルカート上のロボットアームを遠隔操作することができます。
　ロボットアームには、手術操作を行う鉗子の先端部に70度の角度まで動かせる関節機能と、思い通りに操作できる自由度の高いエンドリストが装着されていて、正確で繊細な手術操作をすることが可能です。
　また、巧みに設定されたモーションスケールによって、細かい吻合操作や剥離操作が、人の手より格段に正確に行うことができます。ロボットアームは3本あり、より良い視野展開を確保することが可能です。さらに、第3世代の最新型手術用ロボット「ダ・ヴィンチSi」の登場で、術者教育の充実化が図られました。

手術支援用ロボットのダ・ヴィンチ
左／サージョンコンソール　右／サージカルカート
Intuitive Surgical, Inc.

前立腺がんとは
国内増加率は第1位。2025年に男性のがん罹患率第2位へと予測

　欧米では男性のがん全体に占める部位別がん罹

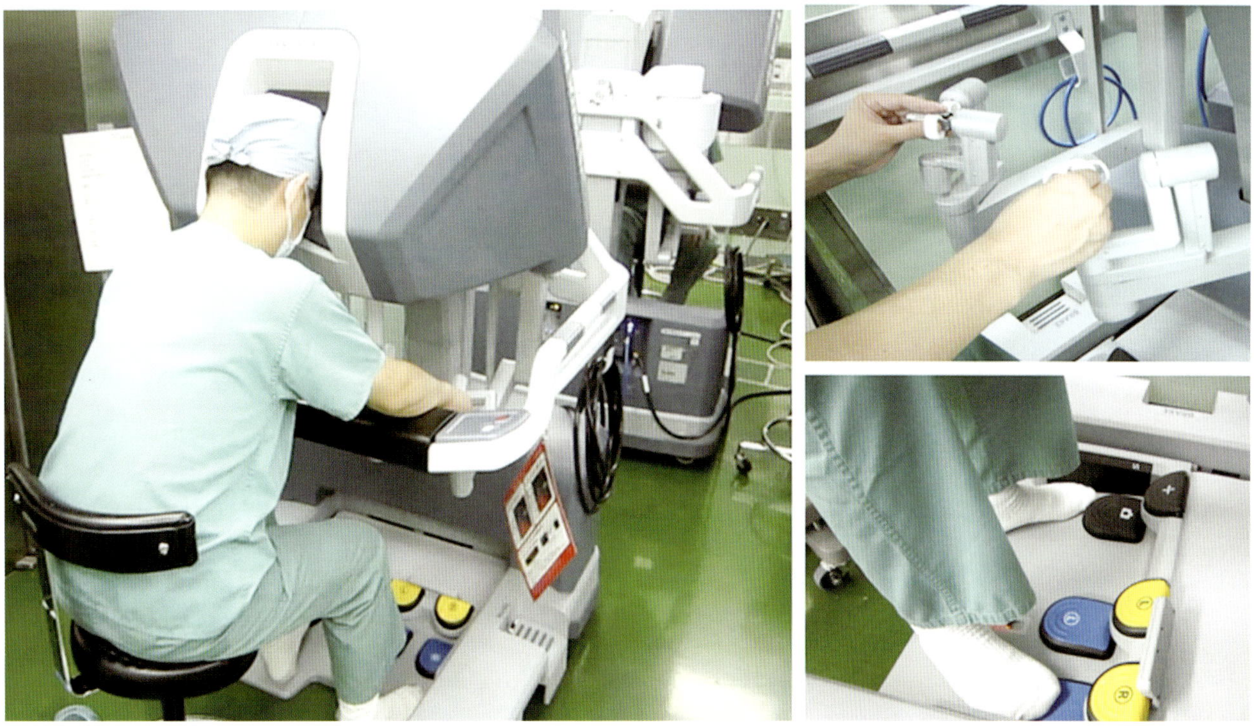

前立腺がんのロボット支援前立腺全摘除術

患率は、前立腺がんが第１位で、全体の４分の１を占めます。日本でも、前立腺がんの増加率は第１位で、2000 年の罹患率を１とした場合、2020 年には3.5 倍となり、2025 年には、肺がんに次いで男性のがん罹患率の第２位になると予測されています。

治療については選択肢が多く、特にがんが前立腺内にとどまる限局性前立腺がん（早期がん）の治療は、手術治療だけでなく、放射線治療やホルモン治療があり、患者さんの希望や年齢によって選択します。

しかし、手術支援ロボット「ダ・ヴィンチ」の登場で、限局性前立腺がんの治療は大きな転換期を迎えています。

前立腺がんのロボット支援前立腺全摘除術

がん制御と患者さんの生活の質向上が実現

当院には 2013 年２月に東日本で初めて、第３世代の最新型手術用ロボット、ダ・ヴインチ Si が導入され、ロボット支援前立腺全摘除術を開始しました。県内外から多くの患者さんの紹介があり、2014年１月現在、200 例以上を行っています。年間手術件数は全国でトップレベルです。私たちの取り組みは、テレビ、ラジオ、新聞でも取り上げられました。

ロボット支援手術は、より繊細で患者さんにやさしい低侵襲の手術で、従来の開放手術や腹腔鏡手術と比較しても、手術時間の短縮、出血量の減少、合併症の減少、入院期間の短縮、早期社会復帰が可能となりました。

ロボット時代を迎え、前立腺がんの現在の治療目標は、がんの制御はもちろんのこと、前立腺全摘除術の術後合併症である尿失禁（尿漏れ）や勃《ぼっ》起《き》不《ふ》全《ぜん》をいかに改善させるか、術後の生活の質（QOL）向上にあります。当科は、特に術後尿失禁回避のための術式の開発に取り組み、その成績は国内外で高い評価を受けています。

また、神経温存手術、術後尿禁制の評価法の開発、MRI 画像や動脈硬化指数による術後尿失禁の予測システムの構築を行い、世界に発信しています。

わが国でも前立腺がんが急速に増加する中「福島県から最先端医療を」を合言葉に、患者さんにより良い医療を提供できればと考えています。

当科での主な治療

- 尿路生殖器がんに対する開腹・腹腔鏡《ふくくうきょう》下《か》手術《しゅじゅつ》
- 副腎腫瘍《ふくじんしゅよう》に対する後腹膜鏡下手術
- 小児泌尿器科手術（尿路生殖器先天異常）
- 男子不妊症手術（精索静脈瘤《せいさくじょうみゃくりゅう》、無精子症）
- 女性泌尿器科手術（尿失禁・女性骨盤臓器脱）
- 腎移植（生体腎移植・献腎移植）
- 腹腔鏡下尿路再建術
- 前立腺肥大症・過活動膀胱に対する薬物治療
- 腎がんに対する分子《ぶんし》標的薬《ひょうてきやく》治療《ちりょう》
- 去勢抵抗性前立腺がんに対する薬物治療

音声障害《おんせいしょうがい》

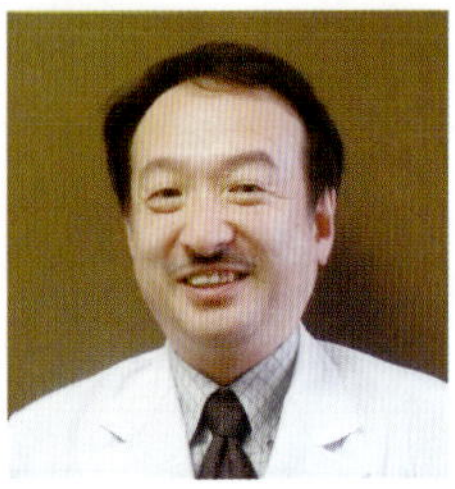

大森 孝一《おおもり こういち》 部長・教授

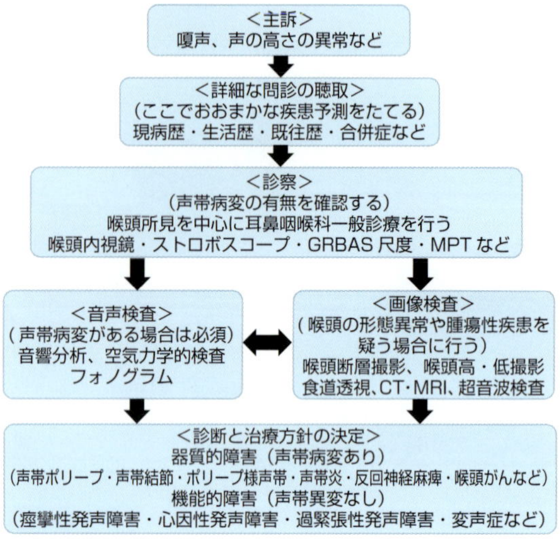

診断までのフローチャート

音声障害とは

構造に異常のある器質的障害と異常のない機能的障害がある

音声はヒトがコミュニケーションをとるための重要なツールです。肺に吸い込んだ空気を吐き出した空気が、喉頭《こうとう》にある声帯と声帯の隙間を通過する際に、声帯を振動させることで音が出て、それが喉《のど》や口や鼻に響くことで音声になります。仮にギターに例えれば、声帯は弦で呼気は弦を弾く指、喉や口や鼻は本体ということになります。

音声障害の分類として、声に必要な構造のどこかに問題が生じた状態を器質的障害、構造自体には問題がないが、神経機能や精神的な要因で問題が生じた状態を機能的障害と分類しています。

症状

嗄声《させい》、失声、声が出しにくい、声が震えるなど

症状は声帯に異常がある場合と、声帯に異常がない場合で異なります。前者で最も多いのは嗄声（声がれ）で、しゃがれた声や息漏れした声、弱々しい声、息んだような声などが含まれます。

そのほか、高い声が出ない、大きな声が出ないなどの訴えもあります。後者の場合は、全く声が出ない失声や、声は出るが出しにくいといった症状が多くなります。

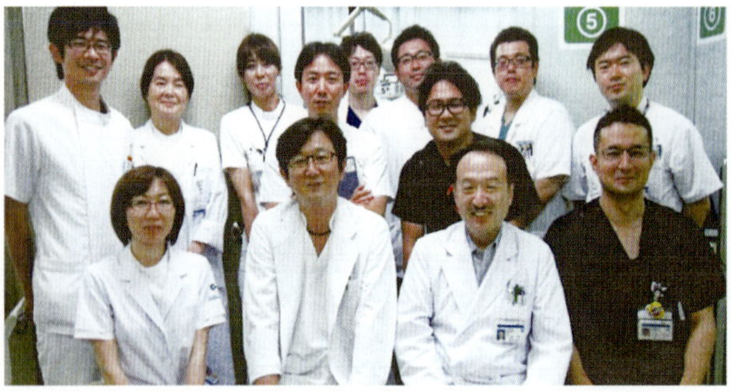
音声外来メンバー

検査・診断

疾患の多くは問診と喉頭所見で判明

声の障害を診断するには、喉頭の病変はもとより、職業や喫煙歴などの生活歴や基礎疾患、既往症などを十分に把握することが重要です。例えば、教師など声をよく使う職業の場合は声帯結節症を疑い、喫煙歴がある場合はポリープ様声帯を疑います。声の障害を診断していく手順について全体の流れをフローチャートにして表します。

喉頭内視鏡検査が重要で、喉頭所見だけで診断可能な疾患も少なくありません。声帯だけでなく声門下や披裂部《ひれつぶ》、梨状陥凹《りじょうかんおう》についても詳しく観察します。声帯の運動障害があれば、反回神経麻痺《はんかいしんけいまひ》や披裂軟骨脱臼症などを疑います。声帯に隆起性病変があれば声帯ポリープや声帯結節、喉頭肉芽《にくが》

局所麻酔下の喉頭内視鏡手術

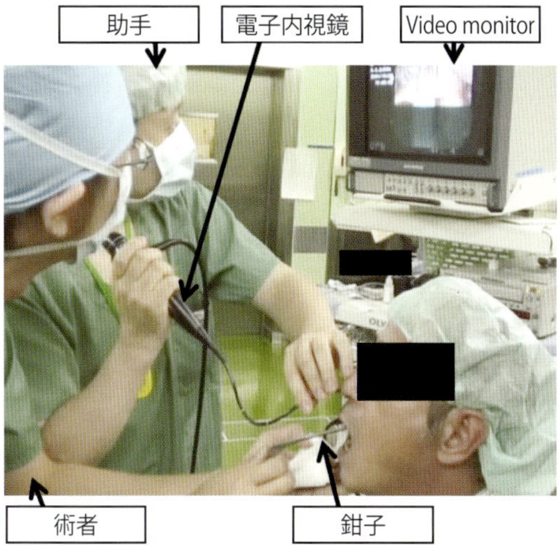

助手が鼻から内視鏡を挿入して喉頭をモニターする。術者はモニターを見ながら口から鉗子などを挿入して病変の切除操作を行う

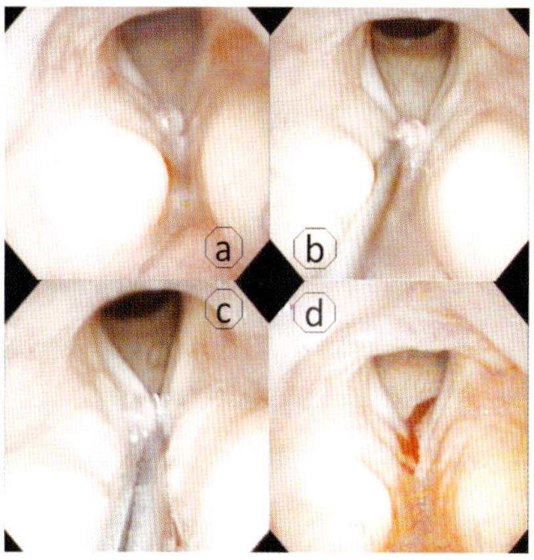

内視鏡画像
(a) 右声帯の前 1/3 にポリープを認める
(b) ポリープ基部の粘膜にメスで切開を加える
(c) 鉗子でポリープ基部を把持して切除する
(d) ポリープ切除後

腫症《しゅしょう》などを疑います。声帯が極端に痩《や》せている場合は声帯萎縮などを疑います。

ストロボスコーピーというストロボ発光させた光を声帯に当てることで、高速で振動している声帯の粘膜波動を擬似的にゆっくり観察できる検査も有効で、声帯病変の場所や硬さを評価することができます。喉頭所見には明らかな病変を確認できない場合は、痙攣性《けいれんせい》発声障害や心因性失声などの機能的疾患を疑う必要があります。

そのほか、一般外来で行える音声検査としては、時間をさほどかけず低侵襲（体に負担の少ない）にできる聴覚印象検査（GRBAS 尺度）や、最長発声持続時間（MPT）があります。当院では音響分析、空気力学検査なども行っています。画像検査は、形態異常や外傷性疾患、異物、腫瘍性疾患を疑う際には不可欠です。

治療

薬物療法、音声訓練、手術療法の３つが基本

音声障害に対する治療は、器質的疾患と機能的疾患で異なります。器質的障害には薬物療法、音声訓練、手術療法の３つが基本で、その組み合わせで行います。ここでは器質的障害の代表的疾患である声帯ポリープについて述べます。

声帯ポリープの治療は、抗炎症効果を期待してステロイドやエピネフリン吸入療法を行います。また、声に良いとされる生活指導（声の衛生指導）を実施しています。経過観察をし、病変が縮小しない場合は手術療法を行います。一般的には全身麻酔での直達喉頭鏡下切除手術が広く行われていますが、当院は全国でも数少ない局所麻酔下の喉頭内視鏡切除手術を導入しています。

全身麻酔手術は１週間程度の入院が必要なのに対して、局所麻酔手術は日帰りが可能で、患者さんの負担を大きく軽減できます。実際の手術は、助手が鼻から内視鏡を挿入して喉頭をモニターし、術者は口から鉗子《かんし》を挿入して病変を切除します。

局所麻酔下の喉頭内視鏡手術は、術者と助手の連携が不可欠で、手術操作にも熟練が必要ですが、患者さんにとっては低侵襲、低コストで良質な治療方法といえます。

当科での主な治療

- **薬物療法**／ステロイドおよびエピネフリン吸入療法（声帯結節、声帯炎、喉頭肉芽腫、ポリープ様声帯など）、トラニラスト・PPI 内服（喉頭肉芽腫症）など
- **音声訓練**／基本的に全例に対して声の衛生指導、発声時の緊張が強い場合（あくびため息法など）、発声時の緊張が弱い場合（プッシング法や硬起声発声など）、声帯萎縮などに包括的発声訓練、心因性失声症に対する面談
- **手術療法**／切除術：声帯ポリープ、声帯結節、ポリープ様声帯、喉頭肉芽腫、早期喉頭がんなど。摘出術：声帯嚢胞《のうほう》、喉頭蓋嚢胞など。ステロイド注入術:声帯結節、声帯炎、声帯瘢痕《はんこん》など。コラーゲン注入術：声帯萎縮、反回神経麻痺など。蒸散術：声帯異形成症、喉頭乳頭腫など。甲状軟骨形成術：反回神経麻痺、痙攣性発声障害、変声障害など。披裂軟骨内転術：反回神経麻痺など

統《とう》合《ごう》失《しっ》調《ちょう》症《しょう》

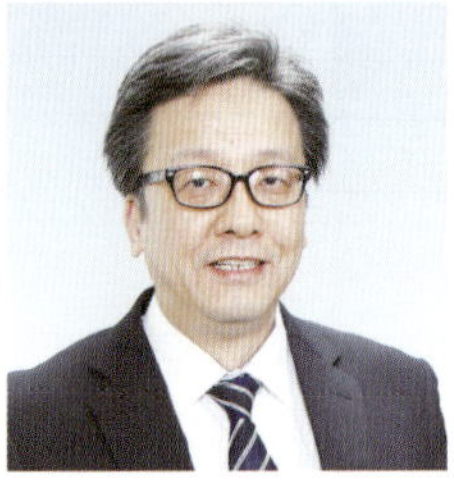

矢部《やべ》 博興《ひろおき》 部長・教授

統合失調症とは

社会生活技能に深刻な影響も

厚生労働省は2011（平成23）年に糖尿病、がん、脳血管疾患、虚血性心疾患《きょけつせいしんしっかん》の4疾病に精神疾患を加えて5疾病5事業とし、重点的な対策が必要と位置づけています。中でも統合失調症は、外来患者数53.9万人（平成23年厚生労働省調査、宮城県の一部と福島県を除く）、入院患者数17.2万人（同調査）と重要な疾患です。

生涯罹患率《しょうがいりかんりつ》が1％程度と頻度の高い疾患にもかかわらず、その実態が十分に認知されておらず、治らない病気と誤解されることがあります。が、現在は治療の進展によって多くの患者さんが回復しています。早期治療が良好な予後につながることから、近年では精神病発症危険状態（ARMS）への早期介入の取り組みが盛んです。

症状

症状は多彩。初期はうつ病や不安障害の症状に似ていることも

統合失調症の症状は多彩で、知覚、思考、感情、行動の広い範囲にわたり、主要な症状に陽性症状と陰性症状があります。陽性症状には幻覚、妄想、自我障害、陰性症状には思考の貧困、感情の平板化、意欲低下などがあります。これとは別に認知機能障害という症状があり、記憶、注意、集中、計画、判断、実行にかかわる重要な機能が障害され、社会生活に大きな困難を伴います。

統合失調症の初期には幻覚や妄想が見られず、抑うつ感、思考力や記憶力の低下、頭痛、不眠、易疲労感《いひろうかん》や倦怠感《けんたいかん》といった症状が目立ち、うつ病や不安障害などと区別がつきにくい場合もあります。

薬物療法：統合失調症治療の基本
①非定型抗精神病薬
②定型抗精神病薬
③クロザピン

精神科リハビリテーション
①精神科デイケア
②作業療法
③SST（社会生活技能訓練）

精神療法
支持的な対応
ストレスに際しての指導
服薬指導　など

家族教育
病気や治療に関する情報の提供
対応の指導　など

統合失調症の治療

検査・診断

面接による多角的評価が重要

統合失調症の病因としては、①生物学的脆弱性《せいぶつがくてきぜいじゃくせい》を基盤に心理社会的ストレスが誘因となって発症するストレス脆弱性モデル②中脳辺縁系におけるドパミン過剰から陽性症状が現れるというドパミン仮説③NMDA受容体機能低下が原因とされるグル

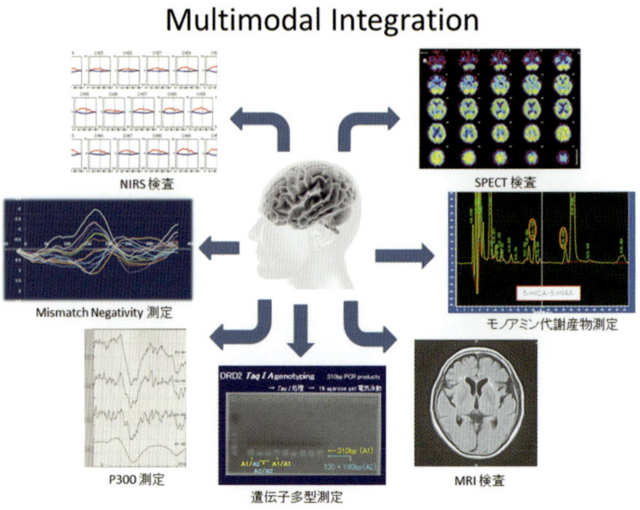

統合失調症の脳画像・脳機能検査

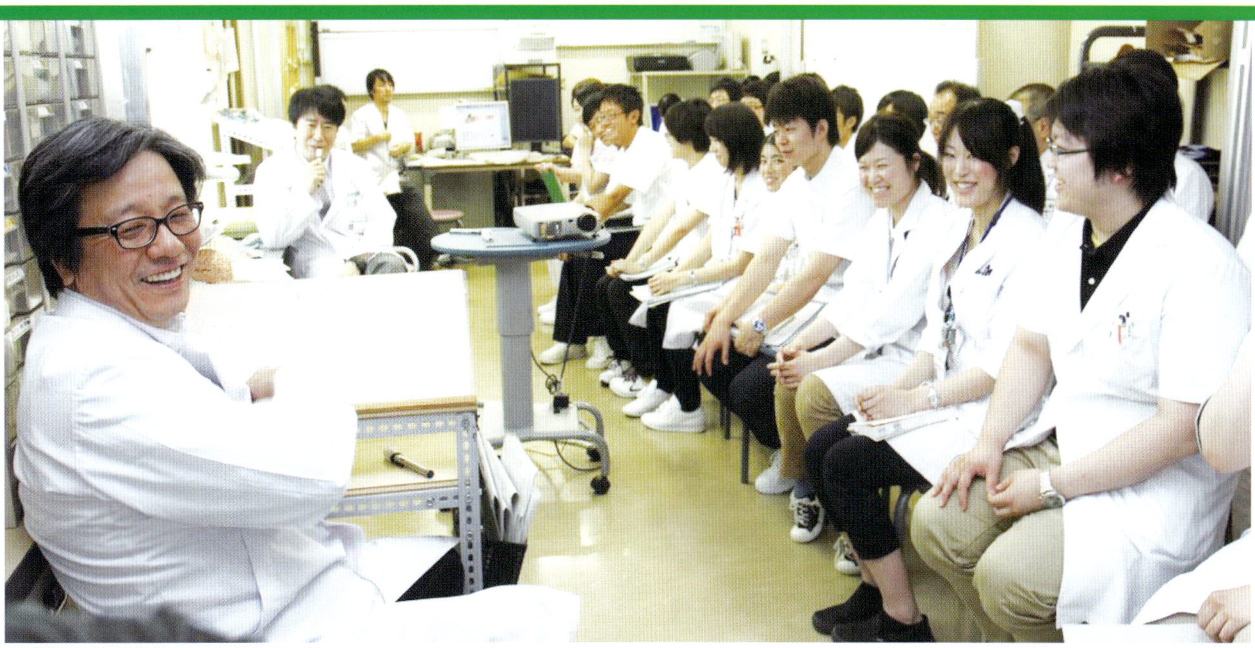

多職種による当科のカンファランス

タミン酸仮説、発達障害仮説などが挙げられます。

診断は頭部画像検査や血液検査などで脳器質性疾患や身体疾患による精神症状を除外した上で、ICD-10やDSM-5などの標準的な診断基準に従って診断を行います。面接が重要であり、陽性陰性症状評価尺度(PANSS)を用いた症状評価、さらに、病歴や家族歴、生育歴、生活環境など多角的に評価します。

統合失調症の原因や病態は不明ですが、画像研究、生理学的研究、死後脳研究など多彩なアプローチが精力的に行われ、その一端が徐々に明らかになってきています。当科でも事象関連電位、光トポグラフィー、モノアミン代謝産物濃度測定のほか、ブレインバンクを設置し死後脳研究も積極的に行っています。

治療・予後

約3割が予後不良

生物学的治療

統合失調症治療の基本は薬物療法ですが、以前からの定型抗精神病薬にとって代わり、現在はドパミンD2受容体阻害とセロトニン2A受容体阻害作用を持つ非定型抗精神病薬が主流となっています。非定型抗精神病薬により、錐体外路症状《すいたいがいろしょうじょう》(体のふるえや動作緩慢など日常の動作障害)の軽減や、従来の薬剤では効果が低かった陰性症状や認知機能障害に対する効果が上がるなど、統合失調症の薬物療法は大きな進歩をみています。

また、当科では治療抵抗性統合失調症治療薬であるクロザピンが使用可能となり、ほかの薬剤で改善がみられない患者さんに対して厳密な副作用モニタリング下に治療を行っています。

薬剤への効果が限られる患者さんには、修正型電気けいれん療法(mECT)を行うこともあります。mECTは全身麻酔下に筋弛緩薬《きんしかんやく》を使用することで、無けいれんで安全に治療を行うことができます。

心理社会的治療

精神科リハビリテーションとして、デイケア(ショートケア)、作業療法、社会生活技能訓練などを行います。当科でも積極的にこれらを導入し、患者さんの社会復帰を促しています。さらに、患者さんへの疾患教育を行って、服薬アドヒアランス(患者さんがより主体的に薬を飲むこと)の改善や再発予防を図るほか、適切な対応を家族に学んでもらうための家族教室を行っています。

統合失調症のうち約3割が予後不良とされていますが、当科は生物学的治療と心理社会的治療を組み合わせることで、患者さんの社会復帰が少しでも進むような治療を行っています。

当科での主な治療

- **薬物療法**／非定型抗精神病薬、クロザピンなど
- **精神療法**
- **精神科リハビリテーション**／作業療法、ショートケア、社会生活技能訓練
- **疾患教育、家族教育**
- **修正型電気けいれん療法(mECT)**

放射線科　患者の安全確保と臨床科のニーズに応える

放《ほう》射《しゃ》線《せん》画《が》像《ぞう》診《しん》断《だん》と IVR《アイブイアール》

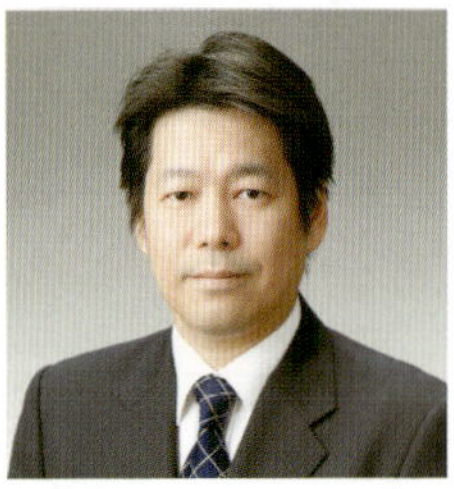

鈴木《すずき》 義行《よしゆき》 部長・教授

放射線科とは

画像診断と IVR

放射線科は 2014（平成 26）年８月に放射線治療科（病院診療科名）が独立し、診断系業務の画像診断と IVR（機器を用いながら治療や生検を行なうこと）が主体となっています。画像診断はＸ線 CT や MRI、それに核医学部門で発生した検査の全件読影で、IVR は臨床科から診断、あるいは治療目的で依頼のあった症例に対して行っています。

Ｘ線 CT は、現在６台を運用しています。その中で、主な３台（64 列２台、16 列１台）は各診療科からの検査依頼票に基づいて、撮影方法の決定から読影まで受け持っています。このほか、高次救急センター（16 列）、血管造影室（16 列）、外来専用機（４列）が稼働しています。さらに、MRI1.5 Ｔの３台の撮影に携っています。

検査自体の安全性（不適応でないことの確認）と造影剤を使用する場合は、過去の副作用歴や腎機能を eGFR（血清クレアチニン値）で評価し、造影剤投与の可否を判断しています。

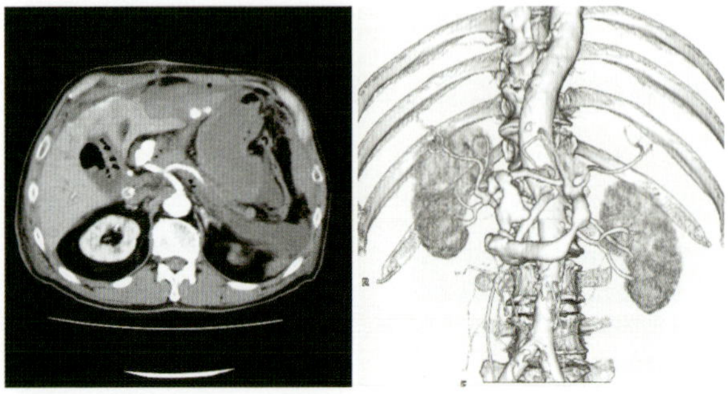

腹部術後の仮性動脈瘤に血管造影検査下に塞栓術を施行した症例。CT データを元に 3D 像を作成し、血管造影検査前に塞栓手技の戦略を立てることができます

核医学に関しては従来の診療に加え、2014 年から PET － CT、PET － MR が運用開始（まだサイクロトロンが整備されていないので配送される FDG を用いた検査）となっています。核医学診療は、内用療法も対象となる症例に実施しています。

IVR は診断目的と治療目的に大別されます。CT を使った IVR の診断目的は CT 透視下に腫瘍性病変の経皮針生検が対象で、治療目的は現在、膿瘍ドレナージが対象となっています。体制が整えば腫瘍 ablation も実施することも可能です。

また血管造影検査下に、外傷や術後仮性動脈瘤から出血に血管造影検査下に止血（塞栓手技）や副腎静脈サンプリングで検体を採取する検査も行っています。

機器整備の状況について――。2014 年に PET 検査を始めました。病院単独ではなく復興関連事業の一環として導入されたものです。CT はさらに多列化した機種や二管球搭載機種、逐次近似再構成法を使った低被ばく撮影が実行可能な機種の導入はまだですが、MRI の３Ｔ機種は PET 用に導入された機種となっています。耐用年数も越える機種も多く、その際には更新導入して、機器の充実を目指します。

各臨床科との連携について――。発生した画像情報＋読影レポートというだけではなく、撮影前

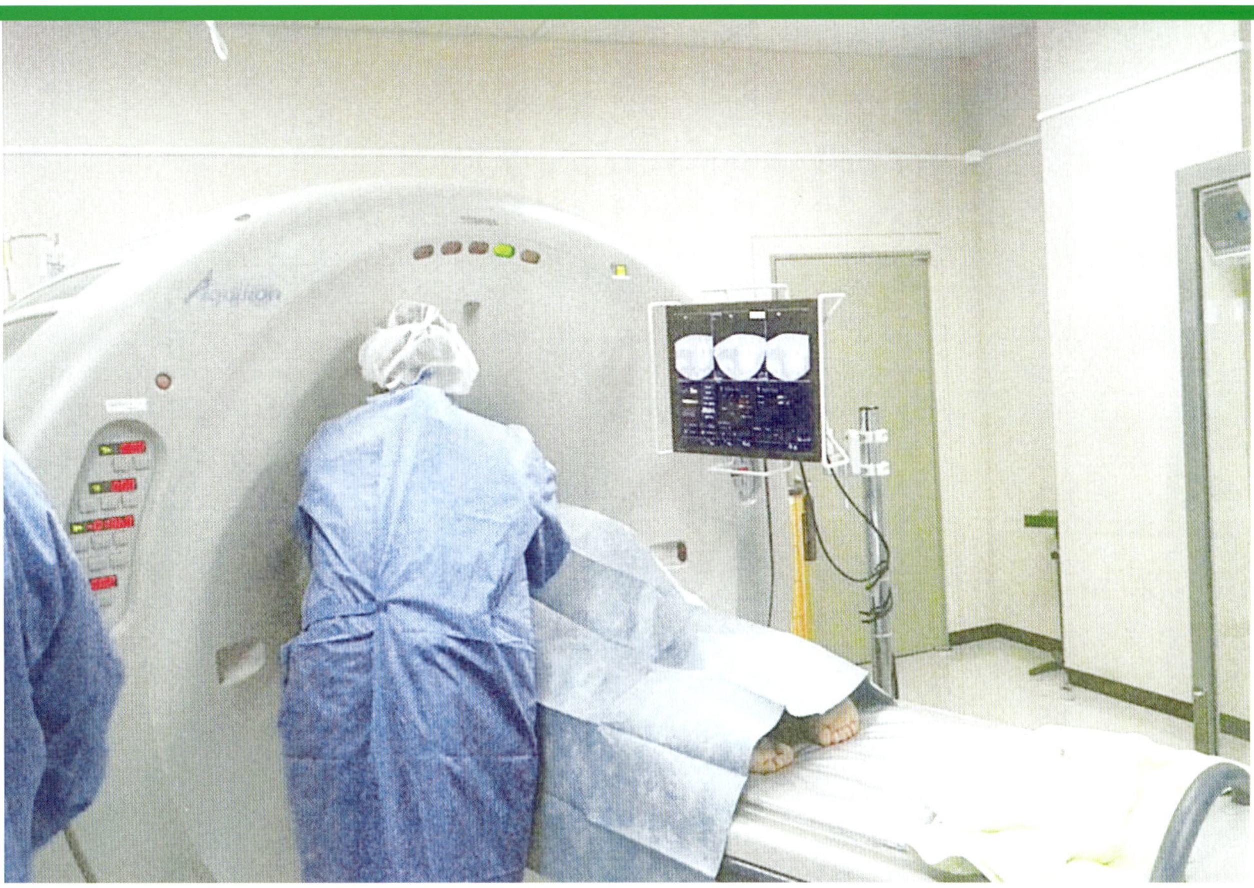

CT 透視下にドレナージを行っているところ

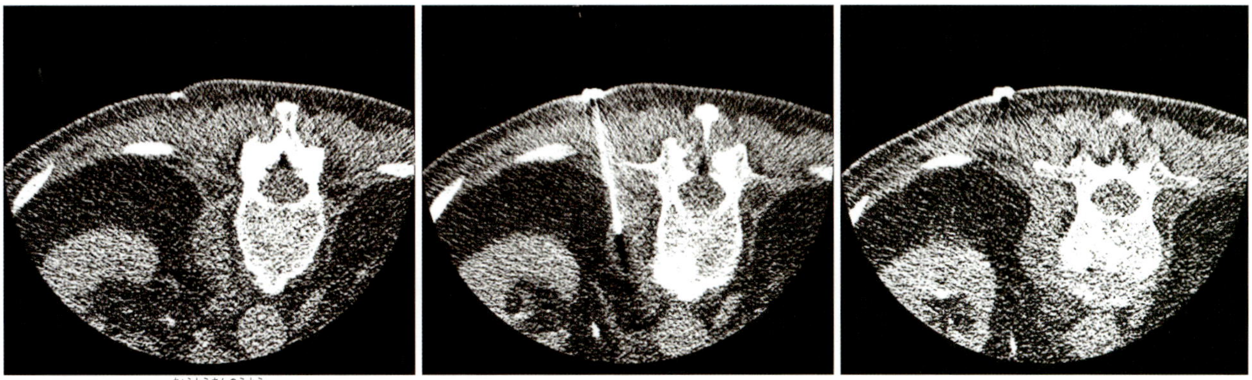

CT 透視下に背側から腸腰筋膿瘍《ちょうようきんのうよう》に対し経皮ドレナージを実施した症例。
同時に 3 断面の表示ができ、穿刺針の先端を確認しつつ低被ばくで手技が実施できます

から依頼票に応じた撮影方法の組み立てから造影剤投与の可否など検査全般までをマネージメントしています。さらに個々の臨床科や複数の臨床科とのカンファランス（検討会）にも対応しています。

今後に向けて

患者さんのさらなる安全性確保へ

放射線部・看護部・事務部スタッフとの協力を元に検査等を実行しています。私たち、医師の数もかなり限られた人員で業務を実行しています。患者さんの安全性の確保や各臨床科からのニーズに応えられるように努めています。

また、死因究明にかかわる業務として、CT を中心とする死亡時画像診断のマニュアルを院内でもつくり、運用しています。今後、医療事故調査委員会（事故調）にかかわる案件でもあり、対応症例の増加が想定される現状です（警察持ち込みのご遺体ではなく、院内死亡症例）。

当科での主な治療

- CT 透視下での膿瘍ドレナージ
- 外傷症例の血管内塞栓術
- 仮性動脈瘤の塞栓術
- 内用療法

放射線治療科　急速に開発・普及が進む

高精度放射線治療《こうせいどほうしゃせんちりょう》

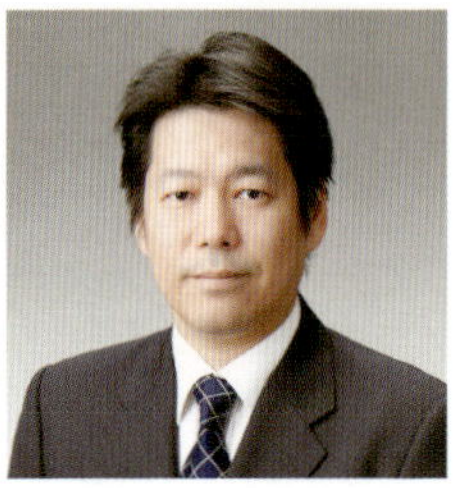

鈴木《すずき》 義行《よしゆき》 部長・教授

高精度放射線治療とは

低侵襲性と高い治療効果

高精度放射線治療は、専用の装置や器具を使うことで、病巣に高精度に放射線を集中させて行う治療法の総称です。

1968（昭和 43）年、カロリンスカ大学の脳外科医レクセル教授たちによるガンマナイフ®の開発から高精度放射線治療の歴史が始まりました。現在は、多方向から放射線を集中させて治療する「定位放射線治療」、最新のテクノロジー（ソフトウェア）を駆使して放射線を照射する範囲や量を極めて詳細に変化（変調）させて最適な照射を行う「強度変調放射線治療」などが開発されています。

その低侵襲性（体に負担の少ない）や高い治療効果から、手術の代替療法として、手術不能な患者さんには第一の選択肢として、適応が広がっています。

最近では、X 線透視や CT 撮影装置が装備された治療機器の開発によって、治療直前や治療中の患者さんの画像を撮影し、医師が作成した治療計画と実際の患者さんの位置のズレ（誤差）をリアルタイムで確認、修正する「画像誘導放射線治療」が急速に広まっています。

さらに、患者さんの動きを追尾して（追いかけて）治療する方法や、呼吸の動きに合わせて放射線をオン／オフする方法など、さまざまな高精度治療機器の開発・普及が進んでいます。

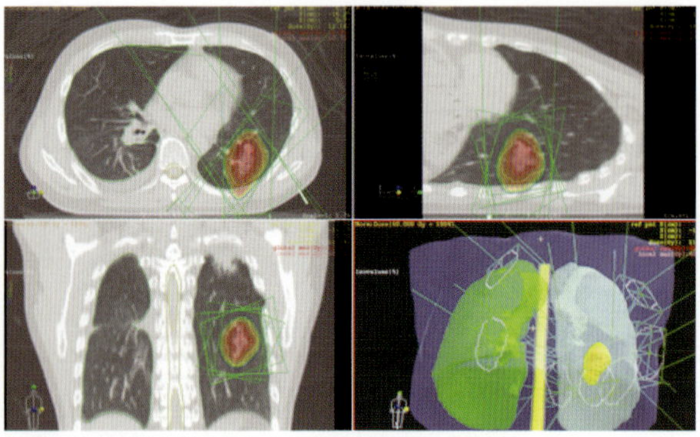

当科で定位放射線治療が行われた早期肺がんの１例

治療——①

定位放射線治療（STI《エスティーアイ》）

多方向（時には数百方向以上）から放射線を 1 点に集中させることで、病巣に大量の放射線量を照射する治療法で、一般に「ピンポイント照射」と呼ばれるものです。現在、日本では 100 以上の施設で、脳腫瘍《のうしゅよう》など頭部の疾患をはじめ、早期の肺がんなどの体幹部の疾患にも利用され、高い制御率が報告されています。

精度の規定としては、頭蓋内《ずがいない》・頭頸部《とうけいぶ》では 2 mm

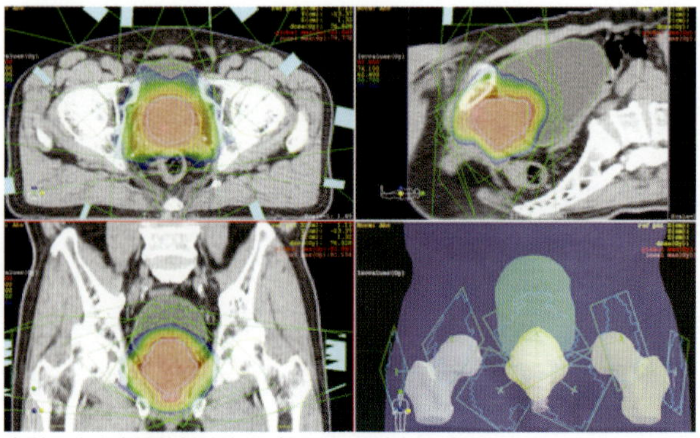

当科で強度変調放射線治療が行われた前立腺がんの１例

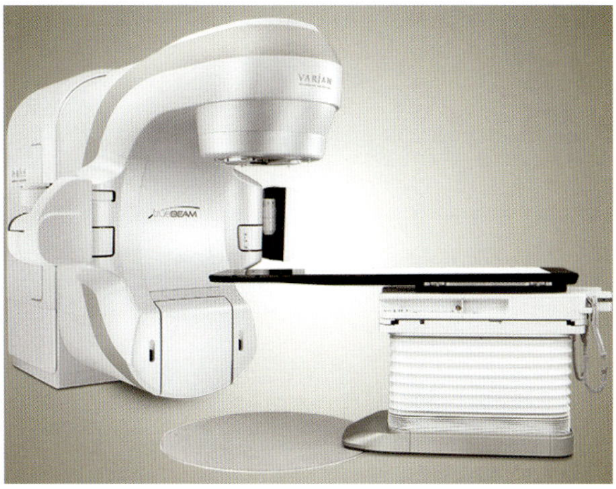

当科に導入した最新型放射線（X 線）治療システム

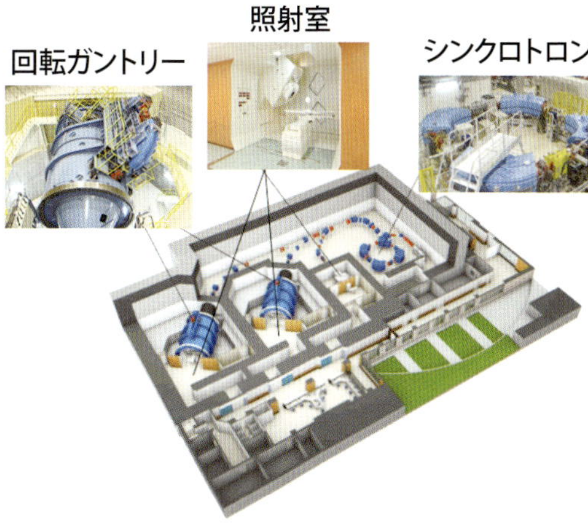

南東北がん陽子線治療センター

以内、体幹部では 5 mm 以内にズレを納めることが要求されています。1 回で照射が終了する場合を「定位手術的照射」(SRS)、数回に分けて治療する場合を「定位放射線治療」(SRT) と区別する場合もあります。

適応疾患／脳腫瘍、早期肺がんなど

治療──②

強度変調放射線治療（IMRT《アイエムアールティー》）

最新のテクノロジー（ソフトウェア）を使って放射線を照射する範囲や量を極めて詳細に変化（変調）させて、最適な照射を行う治療法です。病巣の形に合わせて放射線を照射することができるため、正常組織への不要な放射線量を減らし、副作用を減らすことができます。

従って、特に、病巣の周囲に重篤な副作用が出やすい臓器がある場合（頭頸部がんなど）に使用されています。また、腫瘍《しゅよう》の一部へ、さらに多くの放射線を照射することも可能です。治療の精度としては、線量精度± 3 %、位置精度 2 mm 以内が要求されています。

現在、急速に普及が進んでおり、近いうちに「標準的」な放射線治療となることが想定されています。

適応疾患／頭頸部がん、前立腺《ぜんりつせん》がん、脳腫瘍など

治療──③

粒子線治療

放射線治療は主に X 線・ガンマ線が使われていますが、近年は、陽子や炭素イオンなどの粒子を利用した「粒子線治療」の研究、開発が進められています。特に、国内で研究・開発が進められており、日本が世界をリードしている分野です。

粒子線は、ブラッグピークという体の深部で放射線量が最大となる物理学的な特性を持つため、体の深部にある病巣に対しても放射線を集中して治療することが可能です。

また、ヘリウムより重い粒子を使った「重粒子線」は X 線、陽子線よりも細胞を殺す効果が数倍強く、これまで放射線治療が効きにくいと考えられてきた腫瘍（骨肉腫など）でも、高率に制御することが可能となっています（概ね 80%以上）。

当科は、南東北がん陽子線治療センター（郡山市）、群馬大学重粒子線医学センター（前橋市）と連携して診療を行っています。

適応疾患／施設によって適応が違うため、当科「粒子線相談外来」へ相談してください。

当科での主な治療

- **高精度放射線治療**／定位放射線治療：脳腫瘍・肺がんなど、強度変調放射線治療：前立腺がん・脳腫瘍など
- **小線源治療**／子宮頸がん
- **悪性腫瘍に対する放射線治療**／脳腫瘍、頭頸部がん、甲状腺がん、肺がん、乳がん、食道がん、大腸がん、膵臓《すいぞう》がん、前立腺がん、膀胱《ぼうこう》がん、子宮がん、皮膚がん、骨軟部腫瘍、悪性リンパ腫、白血病、小児がん、など
- **良性疾患に対する放射線治療**／甲状腺眼症、ケロイドなど
- **緩和医療**／がん性疼痛《せいとうつう》、腫瘍による神経症状など

全身《ぜんしん》麻酔《ますい》管理《かんり》

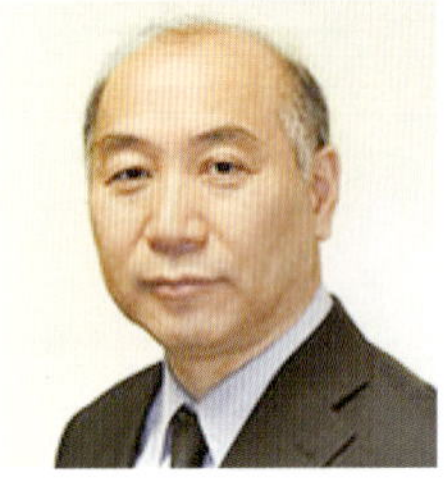

村川《むらかわ》 雅洋《まさひろ》 部長・教授

麻酔とは

新しい麻酔薬の登場

手術を受ける患者さんにとって麻酔は不可欠です。麻酔をせずに手術を行うことはあり得ません。麻酔科医の仕事は、患者さんが安全に手術を受けられるよう麻酔をすることです。麻酔科は特定の疾患を治療するのではなく、手術を受けるすべての患者さんが治療の対象となることが、ほかの科とは大きく異なります。

麻酔を構成する要素には、鎮痛（痛みをとる）、鎮静（眠らせる）、不動化（動かなくする）、有害神経反射の防止（手術中に起こりうる体に有害な神経の異常反応を防ぐ）の４つがあります。麻酔科医はさまざまな薬剤を使用することで、これら４つを達成しています。

この数年間に、新しい麻酔薬やモニタリング機器が登場し、麻酔環境も大きく変化しています。

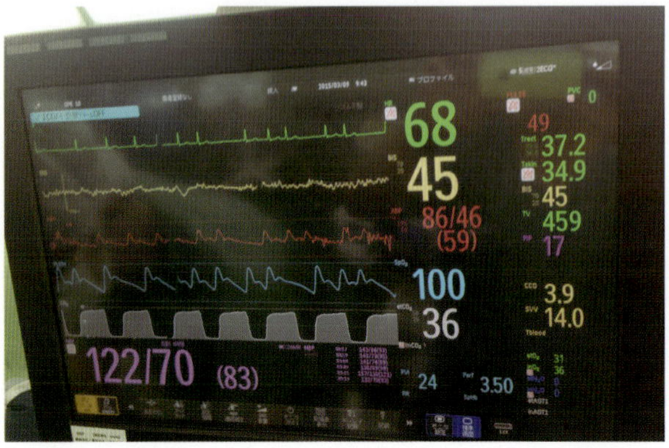

生体監視モニター
１つの画面に患者さんのデータがリアルタイムに表示されます

新しい麻酔薬は麻酔をより繊細なものにし、その結果、以前では手術適応にならなかった、合併を持つ重症患者さんや高齢の患者さんも手術を受けられるようになりました。

さらにERAS《イーラス》（Enhanced Recovery After Surgery／術後回復力強化プログラム）やGDT(Goal Directed Therapy／目標指向型治療）といった新しい概念が登場し、細胞レベルの研究や疫学研究で、がん患者さんの再発や予後に麻酔方法も関係するといわれるようになりました。麻酔の概念自体が単に「痛みと意識をとる」から「手術という侵襲からいかに生体を守り、その機能を維持制御し」、さらに、いかに患者さんの早期社会復帰の一助になれるか、というものに変わってきました。

全身麻酔管理

非侵襲的《ひしんしゅうてき》モニターの導入

全身麻酔管理は、前述の目的を達成するために、

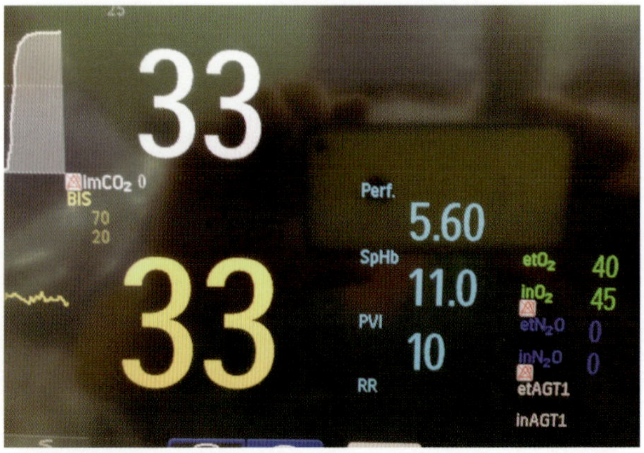

経皮的・連続的トータルヘモグロビン（SpHb）測定

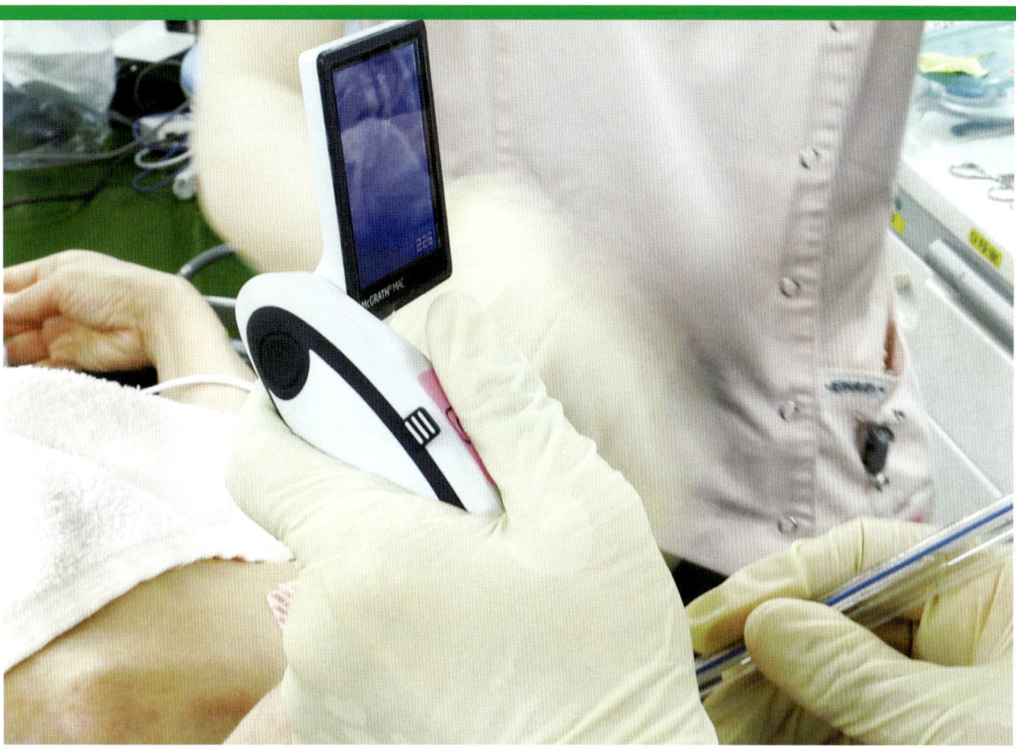

ビデオ喉頭鏡による気管挿管

適切な麻酔薬を使い、同時に全身管理を行うことを意味します。全身管理とは呼吸、循環、代謝などの重要な生理的活動が手術中に損なわれないように管理することです。この全身管理のために手術中はさまざまな生体監視モニターが使用されます。

代表的なものが、血圧計、心電計、パルスオキシメータなどの標準的非侵襲的モニターですが、手術によっては、やや侵襲の高い観血的動脈圧測定や、侵襲的モニターである肺動脈測定、経食道《けいしょくどう》心《しん》エコーなどが使われています。

現在、侵襲的モニターに近い情報を得ることのできる非侵襲的モニターが開発され、当科ではこれらを積極的に導入しています。

新しい非侵襲的モニター

最適な輸液管理に役立つ

全手術室に灌流《かんりゅう》指《し》標《ひょう》（PI）、脈波変動指標（PVI）が測定できるパルスオキシメータを導入し、循環血液量の指標として最適な輸液管理などに役立てています。

貧血のある患者さんや出血が予想される手術では、パルスオキシメータと同様の装置で、測定可能な経皮的・連続的トータルヘモグロビン（SpHb）を測定することで、何度も採血することなく、手術中の出血に対する管理が可能となっています。

やや侵襲的なモニターになりますが、肺動脈カテーテルを挿入することなく、観血的動脈圧測定と同時に動脈圧心拍出量測定（Arterial Pressure-based Caridiac Output:APCO）をすることが可能となり、心疾患のある患者さんや大手術のときは、これを指標に循環動態を維持するようにしています。

ビデオ喉頭鏡《こうとうきょう》の導入

より安全確実に

全身麻酔では、患者さんの呼吸が停止してしまうので、手術中は人工呼吸管理が必要となります。そのため、気管挿管を行います。当科では、全手術室に小型軽量の最新式ビデオ喉頭鏡を導入することで、より安全確実な気管挿管や学生・研修医教育に役立てています。

当科の主な治療

集中治療室における人工呼吸管理

- 帯状疱疹後神経痛《たいじょうほうしん》
- 三叉神経痛《さんしゃしんけいつう》
- 偏頭痛、筋緊張型頭痛
- 幻《げん》肢《し》痛《つう》、反射性交感神経性《はんしゃせいこうかんしんけいせい》萎《い》縮症《しゅくしょう》
- 脊椎圧迫骨折《せきついあっぱくこっせつ》
- 顔面神経《がんめんしんけい》麻《ま》痺《ひ》
- 顔面痙攣《がんめんけいれん》
- 難《なん》治《じ》性《せい》下《か》肢《し》浮《ふ》腫《しゅ》
- がん性疼痛《せいとうつう》

病理診断科　**年間約１万２千人が発症、年々増加**

悪性《あくせい》リンパ腫《しゅ》

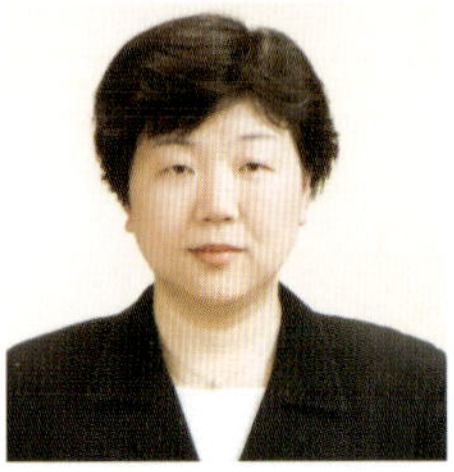

橋本《はしもと》 優子《ゆうこ》 部長・教授

悪性リンパ腫とは

亜型が 80 種を超える多様な疾患

悪性《あくせい》リンパ腫《しゅ》は、白血球の１種で免疫を担うリンパ球の腫瘍です。血液の中で増えて白血病として発症することもありますが、多くは、リンパ節の腫れや全身のあらゆる部位にしこりを形成する「がん」のような形で発症してきます。

日本での悪性リンパ腫の発生頻度は、ここ 30 年で増加傾向にあり、10 万人に対し 12 ～ 15 人、年間約１万２千人の患者さんが新たに発症しています。

リンパ球は、抗体を作るＢ細胞や免疫担当細胞《めんえきたんとうさいぼう》の調整を担うＴ細胞、直接細胞を攻撃できる NK 細胞などさまざまで、それらの腫瘍《しゅよう》であるリンパ腫もＢ細胞性《ビーさいぼうせい》リンパ腫《しゅ》、Ｔ《ティー》細胞性《さいぼうせい》リンパ腫《しゅ》、NK《エヌケイ》/Ｔ《ティー》細胞《さいぼう》リンパ腫《しゅ》と大別されます。腫瘍化した細胞の性質、発症部位から病態はさまざまで、悪性リンパ腫の組織亜型は 80 種を超えます。

これらの亜型（派生的な型）は患者さんの症状や治療反応性と密接にかかわっていて、治療選択、予後（回復経過）の見極めに非常に重要で、「リンパ腫であるかどうか」と同等の重みを持って、病理医は「悪性リンパ腫の亜型診断」を求められます。

①免疫染色	細胞内の特定タンパク質を、特異的に認識する抗体を用いて、組織標本上で可視化する方法。特定のタンパクの局在を顕微鏡で観察が可能
②Flow cytometry (FMC)	液中で浮遊させた細胞一つずつに光をあて、散乱光で細胞の大きさや形態、抗体を用いて蛍光標識した表面タンパクを計測する方法
③In situ hybridization (ISH)	組織標本上で細胞内の遺伝子・染色体の特異的領域を認識し、可視化する方法
④PCR 法 Southern・Northern 法	組織·細胞から抽出した DNA・RNA から特異的な領域、遺伝子を認識する方法
⑤染色体分析·FISH 法	・染色体の数の異常や転座（入れ替え）や欠失（部分的欠損）などを確認する方法・染色体上の特定の領域を蛍光色素などで標識し検出する方法

分子診断に使われる手法

悪性リンパ腫の病理診断の実際

「形」だけではありません

病理診断とは、画像（超音波画像、CT や MRI 検査など）と検査などで疑われた疾患を、患部全体あるいは一部を取り出して、患部の細胞・組織を実際に肉眼や顕微鏡を使って、目で確認し、医学的に判断する医療行為のことです。

診断方法は最も基本的で、最も確実な方法です。しかし「形」をとらえ診断として体系化する作業は複雑で、習得するには多くの経験と時間を要します。

多くの腫瘍診断が、腫瘍細胞の形や組織構築の変化に基づいている現状で、悪性リンパ腫は、形《けい》態診断《たいしんだん》に加え、腫瘍化の原因に関連する特定のタンパク質や遺伝子を同定する分子診断《ぶんししんだん》を統合させた結果、前述のような多数の亜型が分類されるようになりました。

多くの亜型の存在は、悪性リンパ腫を専門としない病理医からは敬遠される傾向がありますが、分子診断（表参照／ ①免疫染色《めんえきせんしょく》 ② Flow《フロー》

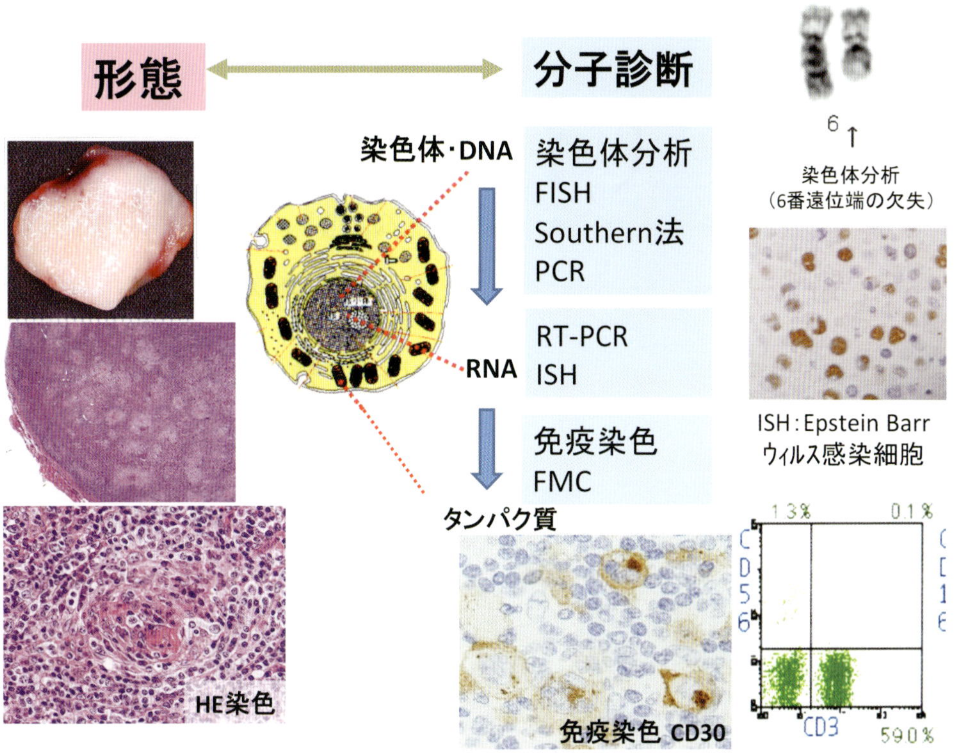

悪性リンパ腫の診断

cytometry《サイトメトリー》／FMC ③In《イン》 situ《サイチュー》 hybridization《ハイブリダイゼーション》／ISH ④PCR法・Southern《サザン》法・Northern《ノーザン》法 ⑤染色体分析・Fluorescent《フルオレッセント》 In《イン》 situ《サイチュー》 hybridization《ハイブリダイゼーション》／FISH法など）で得られる結果は客観性を持った根拠として、リンパ腫診断の精度と標準化を支えているのです。

当科では、長年、悪性リンパ腫を研究課題としてきており、亜型診断に精通し、診断例の蓄積や分子診断を積極的に取り入れることで、診断精度や治療成績の向上に寄与しています。

リンパ腫診断と治療

分子診断と分子標的薬

悪性リンパ腫は「がん」のようなしこりで発症しますが、血液系腫瘍であり、最初から全身疾患として化学療法が行われます。また放射線治療のほか、腫瘍細胞に特徴的な発現タンパクを標的とした、抗体療法《こうたいりょうほう》と組み合わせた集学的な治療を行っていきます。

抗体療法の決定に、前述の分子診断が生かされています。代表的な抗体療法薬として、リツキシマブ（抗《こう》CD《シーディー》20抗体《こうたい》）が知られていますが、CD20陽性のB細胞リンパ腫やB細胞増殖性疾患で投与されます。リツキシマブの登場で、B細胞リンパ腫の治療成績の改善が得られたことは広く知られています。リツキシマブは化学療法とも相乗的に作用し、リツキシマブ併用化学療法が、現在では標準的治療として行われています。

さらにT細胞リンパ腫に対する抗体療法薬としてモガムリズマブ（抗《こう》CC《シーシー》ケモカイン受容体《じゅようたい》4：CCR4《シーシーアール》抗体《こうたい》）の使用が開始されました。また抗体に放射性同位元素や分子標的薬《ぶんしひょうてきやく》を結合させた新しい抗体薬による治療が始まっています。

このような分子標的治療《ぶんしひょうてきちりょう》は悪性リンパ腫にとどまらず、乳がんや肺がんをはじめとする多くの腫瘍で投与が開始され、また新薬の開発が進んでいます。

「治療のかげに、分子診断あり」。病理診断科も日々研さんしています。

当科での主な診断

- 組織診断（生検・手術検体）
- 細胞診
- 電子顕微鏡診断
- 術中迅速診断
- 病理解剖※全身諸臓器にわたり病理診断を行っています

歯科口腔外科　GBR用の人工遮断膜を開発中

人工歯根《じんこうしこん》（インプラント）

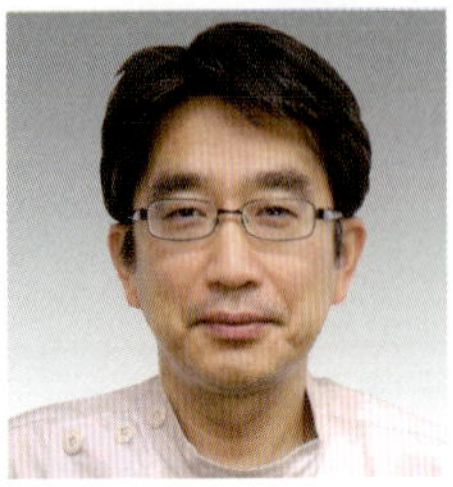

長谷川《はせがわ》 博《ひろし》 部長・准教授

歯科用インプラントとは

失われた歯の代わりに、顎《あご》の骨に埋める人工の歯

インプラントとは、体内に埋め込む医療機器や材料の総称です。歯科用インプラント（Dental implant／DI）とは、失われた歯の代わりに、顎《あご》の骨の中に埋める人工の歯、歯根のことで、それを利用して、歯冠や義歯を取り付ける一連の治療をインプラント治療と呼んでいます。

この治療では健康な歯を削る必要もなく、入れ歯のような異物感もないため、元の自分の歯とほぼ同じように食べ物をかむことができるようになります。このため人前でも気兼ねなく食事や会話が楽しめるメリットがあります。

DIの材質は高純度のチタンが主流です。1952（昭和27）年に生体内で純チタンは骨と結合することが証明され、インプラント治療の成績は飛躍的に向上しました。以後、より強固な骨結合が早期に得られるように、多数のメーカーが性状や表面処理などに工夫を加え、さまざまな改良が行われています。

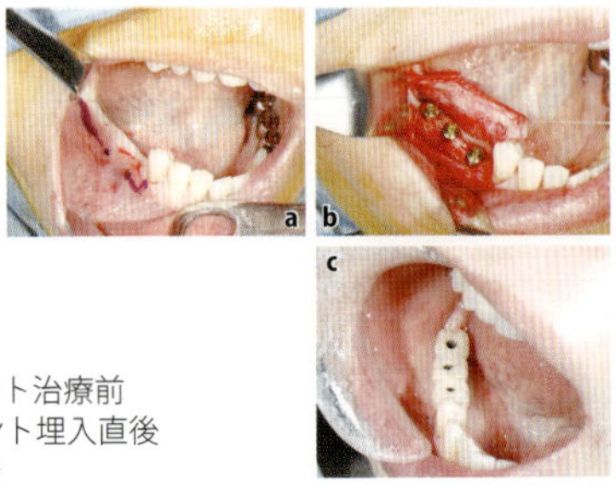

a. インプラント治療前
b. インプラント埋入直後
c. 義歯を装着

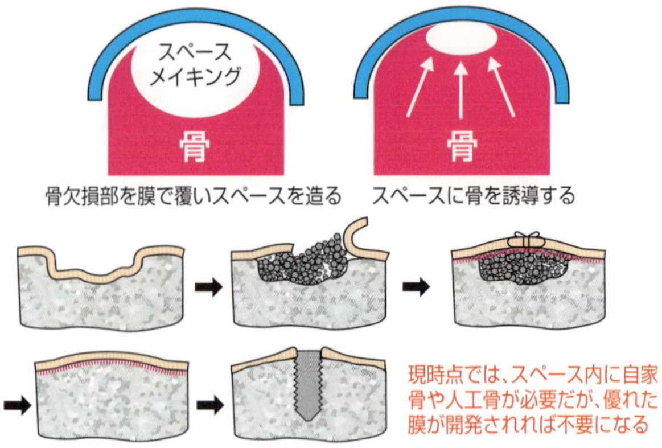

骨再生誘導法

最近の治療成績は、10年間の観察期間で、顎骨《がくこつ》から脱落しないで残るのは80～90％と良好になってきていますが、骨質により十分な骨結合が得られない方や口腔衛生状態《こうくうえいせいじょうたい》が悪い方は予後（回復経過）が良くありません。

この治療は、顎骨を削除して、人工物を埋め込む手術が必要です。出血や感染、下歯槽神経麻痺《かしそうしんけいまひ》などの合併症があることを十分に説明し同意を得ることが大切です。また、自費治療が中心ですが、2012（平成24）年度から、腫瘍《しゅよう》や外傷などによって広範囲に顎骨が欠損している症例では、保険が適用できるようになりました。

骨再生誘導（GBR）法

骨が不足している部分に、骨の再生を促す治療法

歯周病などで顎骨がひとたび破壊されると、その自律再生は困難です。この原因は、顎骨が破壊されてできたスペースが、骨組織よりも修復力の

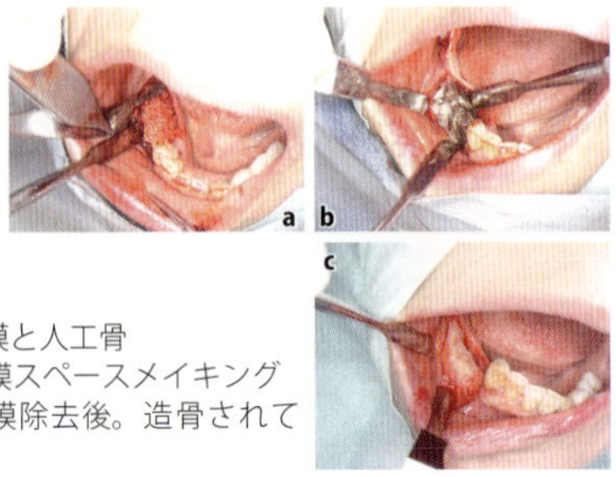

a. 人工遮断膜と人工骨
b. 人工遮断膜スペースメイキング
c. 6か月後膜除去後。造骨されている

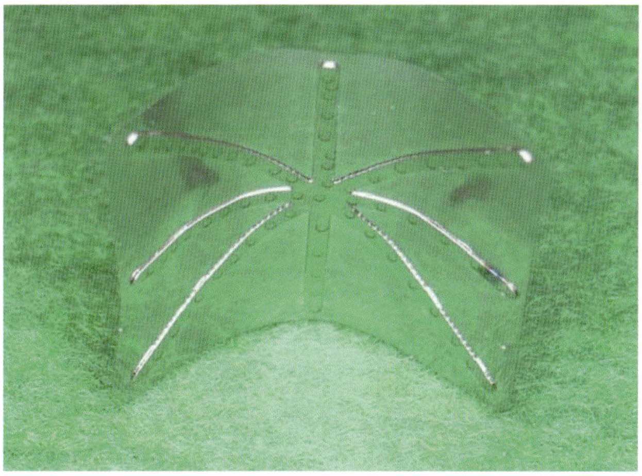

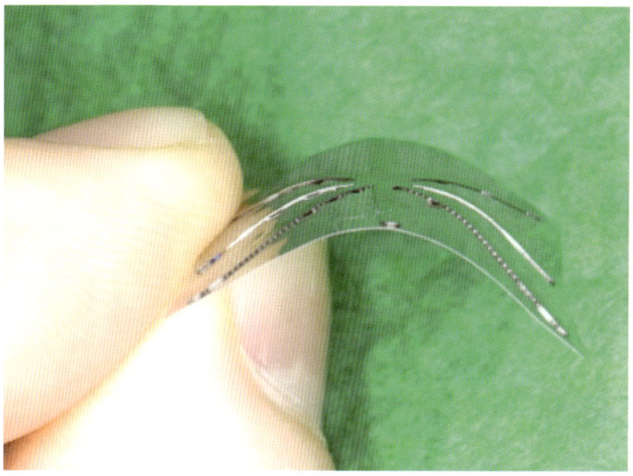

当科で開発中の GBR 用純チタン膜

早い周囲の軟組織で置き換えられるためです。

GBR 法とは、骨が不足している部分を軟組織の侵入を防ぐ人工の遮断膜で覆うことで、骨を作るスペースを確保し骨の再生を促す治療法です。大抵はそのスペース内に骨の元になる自家骨や人工骨を詰めます。人工遮断膜は、材質として高分子ポリマーや、チタン、コラーゲンなどが使われています。

インプラント治療は、人工歯根を埋め込むために十分な顎骨の大きさや硬さが不可欠ですが、GBR 法により薄くなったり、陥没した顎骨をつくり替えることが可能となり、その治療適応は確実に広がっています。

GBR 用人工遮断膜の開発

顎骨再生用のチタン製人工遮断膜を開発中

当科では、東日本大震災復興支援事業の一つである革新的医療機器開発実証事業として、現在GBR 用の人工遮断膜の開発を行っています。

従来の遮断膜の弱点を克服するため、生体親和性が高く、強度を保てる純チタンを素材としました。厚さ 20 μの薄いチタン膜とすることで、再生スペースを増やすことができます。さらに、そのチタン膜に 20 μの小孔《しょうこう》を高密度に特殊レーザー加工で設けました。

これによって小孔からはタンパクなど栄養分は透過しますが、軟組織の侵入を防ぐことができます。さらに、高密度に加工されているので、骨細胞が再生していく足場として役に立ちます。

この開発品は歯科口腔外科領域だけでなく、骨を治療する整形外科や形成外科など、ほかの領域でも適応でき、さらに、この超精密微細加工の技術は細胞工学などの分野にも応用が期待され、まさに産学官連携の賜物といえます。

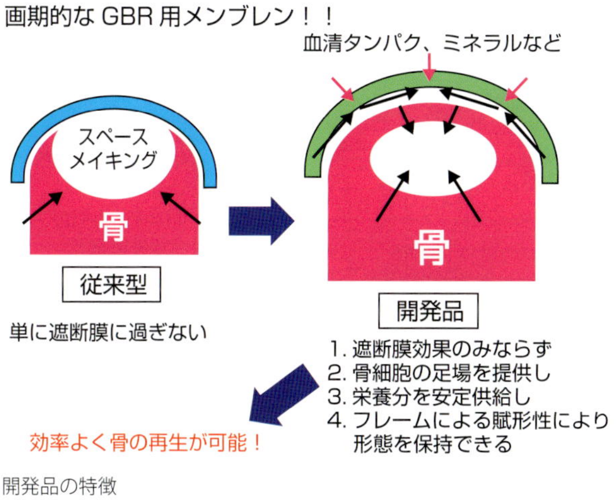
画期的な GBR 用メンブレン！！
血清タンパク、ミネラルなど
スペース
メイキング
骨
従来型
単に遮断膜に過ぎない
骨
開発品
1. 遮断膜効果のみならず
2. 骨細胞の足場を提供し
3. 栄養分を安定供給し
4. フレームによる賦形性により
形態を保持できる
効率よく骨の再生が可能！

開発品の特徴

当科での主な治療

- **歯科インプラント治療**／特に GBR 法を用いた造骨手術など
- **口腔がんに対して**／集学的治療。特に動注化学療法を併用した臓器温存治療。または、再建手術など
- **唇顎口蓋裂など顎口腔の奇形に対して**／哺乳・離乳食の指導から手術まで
- **顎関節疾患に対して**／薬物治療、スプリント治療から手術まで
- **顎変形症に対して**／矯正外科手術
- **顎口腔領域の炎症に対して**／特に難治性顎骨炎の治療、全身麻酔下の智歯抜歯術など

そのほか、顎顔面外傷の手術など

重《じゅう》症《しょう》外《がい》傷《しょう》（多《た》発《はつ》外《がい》傷《しょう》）

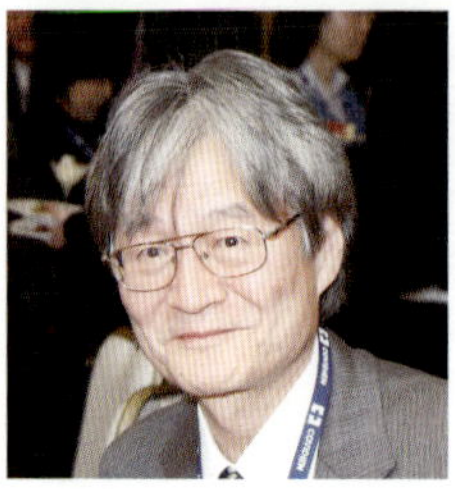

田勢《たせ》 長一郎《ちょういちろう》 部長・教授

重症外傷とは

命にかかわるけが

交通事故や高い所からの転落や墜落などでの高エネルギー外傷（大きな力が体に加わることによる外傷）、広範囲熱傷、刺傷、銃創など生命に危機をもたらすようなけがを重症外傷と呼びます。重症外傷では大量出血などによる急激な血圧低下、気道の閉塞《へいそく》や呼吸停止による低酸素血症などを短時間のうちにきたし、生命を維持することが困難な状態に陥ってしまいます。このような外傷を負わないことが一番望ましいが、残念ながら外傷を負ってしまった場合、救命のために高度な医療が必要になってきます。

	総入院件数	HCU	CCU	ICU	外傷	ISS>15
1月	69	30	19	20	14	5
2月	73	42	16	15	20	6
3月	71	33	16	22	25	8
4月	79	37	17	25	31	17
5月	77	33	20	24	29	6
6月	69	40	17	12	16	3
7月	91	57	15	19	30	9
8月	73	40	14	19	28	10
9月	75	41	12	22	24	4
10月	85	52	13	20	31	8
11月	100	53	14	33	37	8
12月	97	50	27	20	11	6
合計	959	508	200	251	296	90

HCU: High Care Unit：主に中等症の患者さんの治療を行う部屋

CCU:Coronary Care Unit：冠動脈疾患（狭心症《きょうしんしょう》、心筋梗塞《しんきんこうそく》）を管理する集中治療室

ICU: Intensive Care Unit：外傷など重篤な患者さんを治療する集中治療室

2014 年救命救急センター入室患者

外傷の重症度

予測生存率を計算

外傷の重症度は、生理学的指標（意識の状態、血圧、呼吸数）と解剖学的指標（外傷による頭部、胸部、腹部などの損傷具合を点数化（ISS）し、合計 15 点以上が重症と判断）によって数値化されます。

これらの値を基に予測生存率が計算されます。予測生存率 50%以上の患者さんの救命はもちろん、25 ～ 50% (25%以下はかなり救命が困難な症例) の患者さんをいかに救命するかが、救命救急センターの大きな役割の一つです。

重症外傷患者に対するアプローチ

チーム医療で最良の結果を

1. 迅速な治療開始

重症外傷患者さんは、時間経過とともに大量の出血や気道閉塞、呼吸不全、意識障害などによっ

予測生存率	症例数	実生存数	実生存率	
>90%	47	44	94%	防ぎ得たかもしれない外傷死 6/84(7.14%) 全国平均 25%
>80%	18	17	94%	
>70%	11	10	91%	
>60%	4	3	75%	
>50%	4	4	100%	
>40%	7	5	71%	救命困難が予測された外傷の救命率 9/16(56.3%)
>30%	2	2	100%	
>20%	2	1	50%	
>10%	3	0	0%	
<10%	2	1	50%	
合計	100	87	87%	

重症外傷（ISS ＞ 15）の治療成績（2013 年 7 月～ 2014 年 6 月）

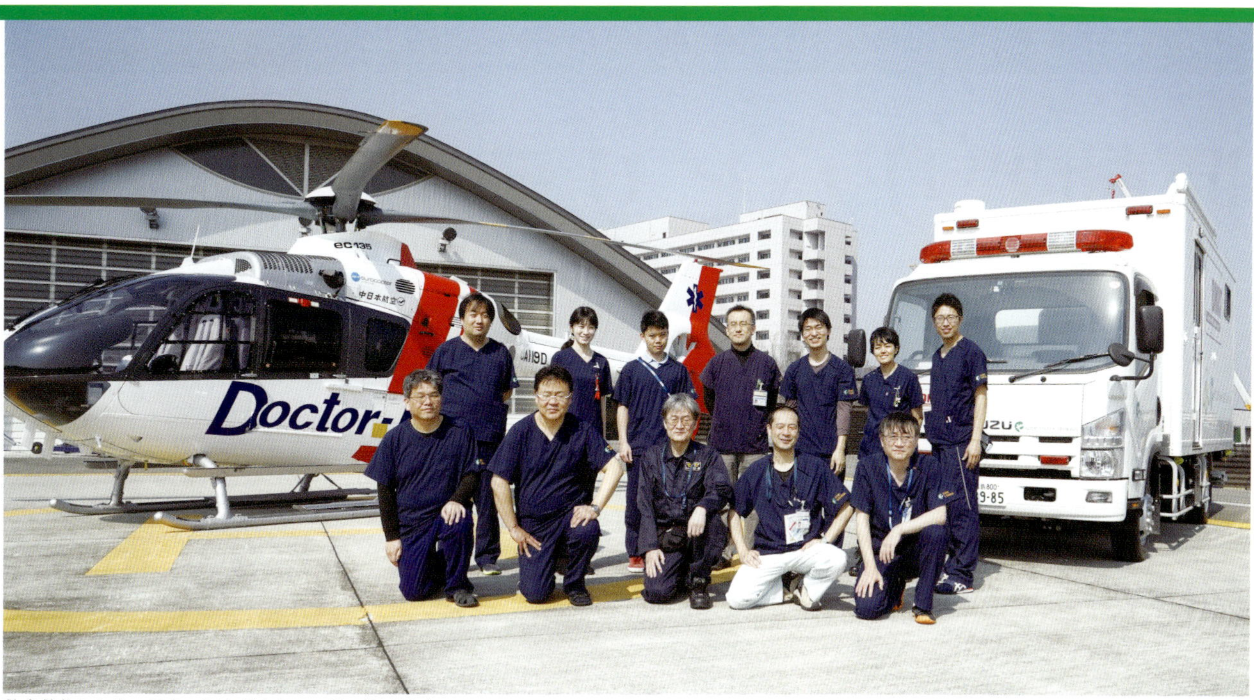

救命救急センタースタッフとドクターヘリ、DMAT カー

て「外傷死の三徴」といわれる①代謝性アシドーシス（細胞に酸素が行き渡らず体が酸性に傾くこと）②低体温③凝固障害（血が固まりにくくなること）をきたし、救命が困難な状態に陥ります。

これらの状態になる前に、傷を負ってからできる限り早い時期に治療を開始することが必要で、当院は受傷機転（どのようにしてけがを負ったか）や症状から重症の外傷が予想される場合には、ドクターヘリやドクターカーで現場に救急医が出向き、現場の段階から治療を開始します。

2. 外傷初期診療ガイドラインに基づく診療

外傷初期診療ガイドラインは、避けられた災害死（予測生存率 50%以上の患者さんの死亡）を極力少なくするために、2003（平成 15）年に制定（その後 3 回改訂）され、同時に、このガイドラインに沿ったトレーニングコース（JATEC ／ジェイエーテック）が行われています。

当院では、JATEC を受講した専門医が中心になって、このガイドラインに基づいた迅速な外傷初期診療によって重症状態からの蘇生を行い、重症外傷患者さんの救命に努めています。そして、毎年 JATEC を当院主催で開催し、地域の外傷診療の標準化、レベルアップを目指しています。

3. 蘇生後のチーム医療、集中治療

重症な外傷患者さんを救命するためには、標準的な初期診療（蘇生）だけではなく、その後の根本治療、集中治療が重要になってきます。この根本治療、集中治療を行い、患者さんを社会復帰させるためには、外科医（止血手術など）や放射線科医（画像診断や血管塞栓治療）など、救急科以外の診療科の医師の応援はもちろんのこと、看護師、放射線技師、臨床工学技士、検査技師、薬剤師、リハビリスタッフ、事務系職員など病院のスタッフすべての協力、つまりチーム医療が必要になってきます。

当院では、各診療科、各種医療スタッフの協力を得た総合的な外傷患者診療を行い、患者さんにとって最良の結果がもたらされるシステムが機能するよう病院全体で努力しています。また、隔月に多職種参加型の外傷カンファランスを行い、重症症例を振り返り、より良い診療を目指しています。

当科での主な治療

- 血管内治療（動脈性の出血に対して血管を詰めることで止血する）の対象となる外傷として骨盤骨折、脾《ひ》損傷《そんしょう》、肝損傷など
- 不安定性の骨盤骨折に対して早期の創外固定術
- 出血性ショックに対して、早期の大動脈閉鎖バルーン（腹部の大動脈を風船で遮断して腹部以下の出血を一時的に止血蘇生し、根本治療である止血術に持ち込む）の挿入
- 気道出血に対して分離肺換気もしくは気管支ブロッカーの挿入

運《うん》動《どう》器《き》リハビリテーション

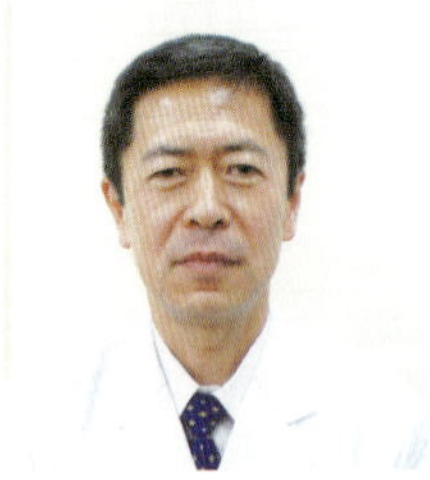

大井《おおい》 直往《なおゆき》 部長・准教授

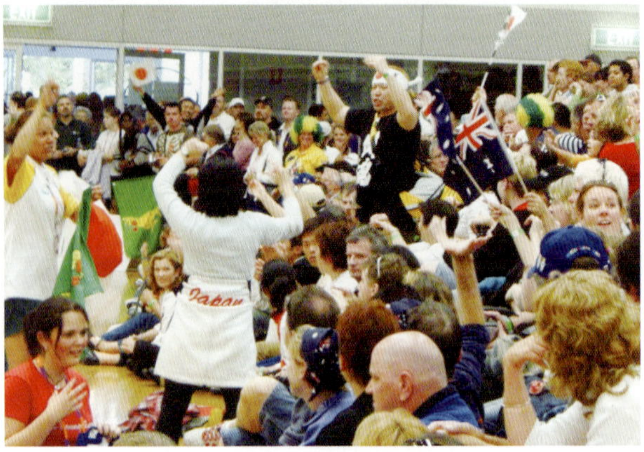

デフリンピック日本チーム応援団／手話で応援

高齢者および他の年齢層での運動器疾患

リハビリニーズの高まり

日本の医療は平均寿命を延ばすことに貢献し、世界一長寿の国になりました。が、長寿の方の中には、病院で寝たきりの方や自宅で介護を受けて生活している方が少なくありません。長く生きることが本当に幸せなのだろうか、と疑念を抱く方もいると思います。

そこで、10年ほど前から健康寿命という考え方が注目されるようになりました。WHOは「良好な健康状態での生存期間」と定義。日本では介護が不要、寝たきり、閉じこもりでない状態の期間と受け止めています。2000年より厚生労働省が推進している「21世紀における国民健康づくり運動（健康日本21）」では健康寿命を延ばすことこそ（いわゆるピンピンコロリ）、日本の社会の存続にかかわることと位置づけています。

死亡の原因疾患と生活機能低下の原因疾患は異なります。要介護状態になる原因は、脳卒中、廃用症候群、認知症の3つの病態があります。生活機能低下の予防と治療は、それぞれ適切なリハビリテーションが必要となります。65歳以上で介護が必要な人は400万人（2012〈平成24〉年）になります。

介護が必要な原因疾患の上位は、脳血管障害、高齢による衰弱、骨折・転倒、認知症、関節疾患です。このうち、骨折・転倒と関節疾患を合わせると要介護者の21%になります。運動器疾患の治療と、リハビリテーションによる障害の軽減が重要なことが分かります。

高齢層以外では、健康のためにスポーツをする人が増え、若年層ではスポーツ外傷、傷害が多くなっています。壮年層では、高血圧、糖尿病など生活習慣病の予防・治療のために運動しようとしても、運動機能の問題でできないことがあります。健康目的の運動やスポーツ活動を安全に行うため、運動器疾患を治療・予防しなければなりません。また身体障害者手帳を持つ肢体不自由者は150万人以上に上りますが、この方たちは運動不足から生活習慣病のリスクが高く、運動やスポーツへの参加を支援することも重要です。

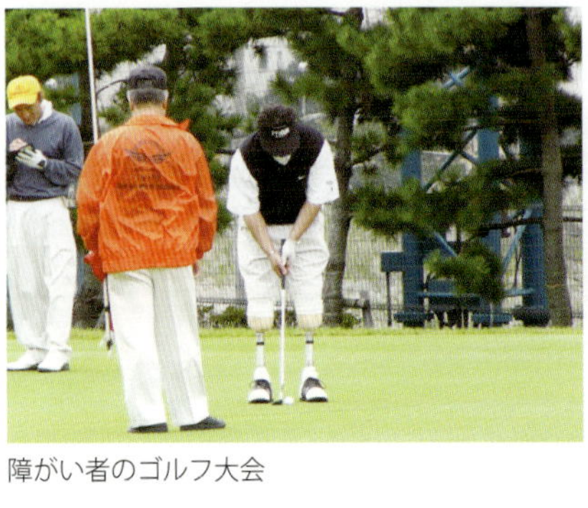

障がい者のゴルフ大会

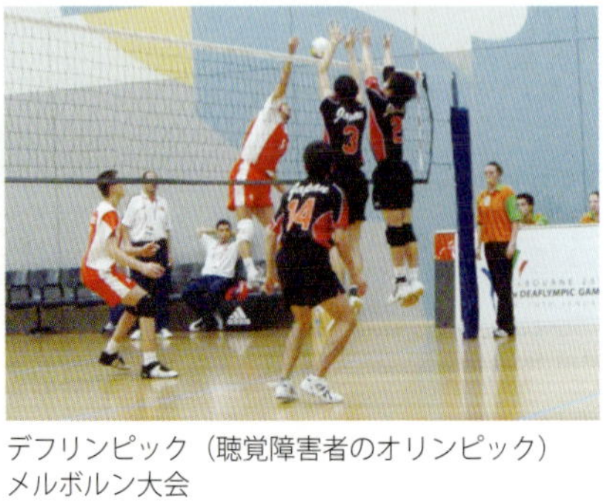

デフリンピック（聴覚障害者のオリンピック）
メルボルン大会

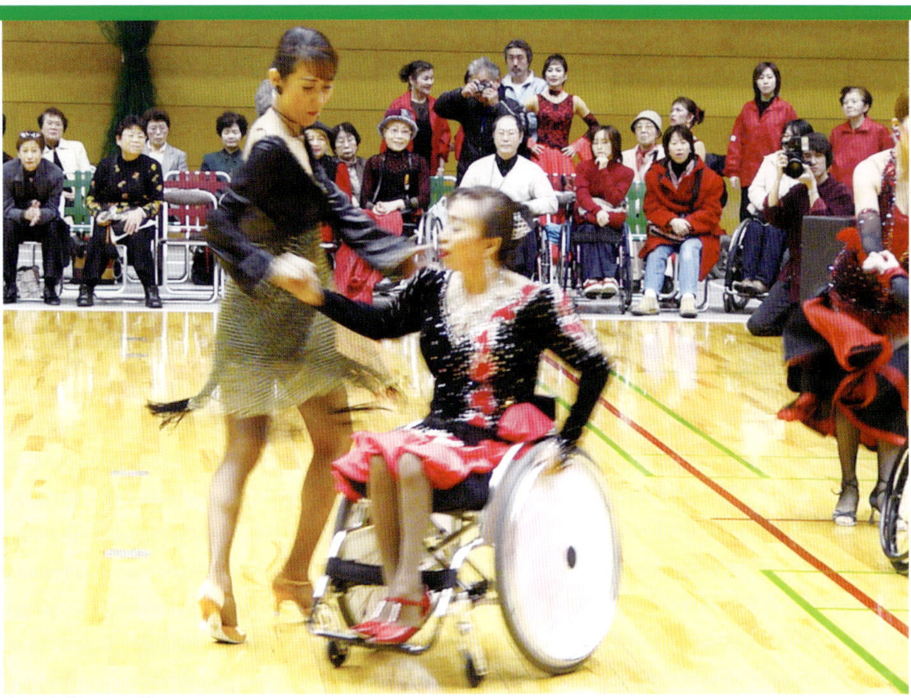

車いすダンススポーツ

運動器リハビリテーションとは

日常生活の自立度向上へ

すべての病気が治るわけではありません。病気があっても活動的な生活ができるように、病状をコントロールし、二次障害を予防、心身機能や生活活動度を把握、機能の回復、日常生活活動の遂行能力を高め、健康を増進をさせることが大切です。運動器疾患を持つ患者さんの活動性維持と向上を図るのが運動器リハビリテーションです。

運動器リハビリテーションは、病気の診断、機能評価、治療計画、リハビリテーション処方、治療介入、再評価の順序で進めます。診断は病気の原因、重症度、併存症や合併症の有無を判定します。機能評価はどのくらい動けるのか、歩けるのか、物をつまめるのか、食事や排泄《はいせつ》、仕事、余暇活動が可能なのかなどを把握します。

その情報を基にリハビリテーション目標、治療計画を立てます。計画に基づき、治療手段、頻度、運動強度、期間などを決めます。治療手段は運動療法、物理療法、作業療法、装具療法、車いすなどの機器利用があり、住宅改造などの環境整備、家族への介護技術の指導、福祉サービスに関する情報提供を含みます。

リハビリテーション治療はメディカルスタッフが行い、一定期間、行った後に評価をします。日常生活活動の自立度が上がる、歩行が速くなる、外出が増えるといった成果が出てきます。成果がみられないときは、原因を明らかにしてプログラムを立て直します。

なぜ、今リハビリテーションなのか

身体機能の回復に大きな力

近代医学の医学モデルは、疾病には病因があり、それが病理をもたらし徴候を現すというものです。治療者は検査を行うことで病因をつかみ、身体機能の改善によって治療が有効だったと判断します。しかし、運動器の機能不全を病理のレベルで回復することは現段階では容易ではありません。

リハビリテーションは、むしろ機能を障害している原因、その程度に注目し、その制限因子を明らかにし、身体機能の回復、身体的代償、道具的代償によって活動の制限を除去しようとするものです。運動器の治療ではリハビリテーションが貢献する部分が大きいです。

障がい者スポーツ

障がい者は休日に趣味をしている人が36%という統計があります。外出をせずに家に引きこもっている人が3～4割です。活発な生活をしている人はそれほど多くありません。主な理由は乗り物の問題や、排泄の問題があるからです。そこで障がい者が少しでも活動的な生活をして、健康を維持できるように、私たちは障がい者スポーツのサポートをしています。

福島県立医科大学附属病院の概要

（2015年4月1日現在。患者数等については2014年度実績）

名　　称	福島県立医科大学附属病院
所 在 地	福島県福島市光が丘１番地
Ｔ Ｅ Ｌ	024-547-1111（代表）
開設年月日	1951（昭和 26）年４月１日
病 床 数	778 床（一般 713 床、精神 49 床、結核 14 床、感染症２床）
用　　地	病院面積　12 万 9,566.61㎡
建　　物	延床面積　6 万 5,867.95㎡

選定・認定名

特定機能病院承認（1995〈平成７〉年４月１日）
日本医療機能評価機構認定（2013〈平成 25〉年３月１日）
救急病院認定（2014〈平成 26〉年２月 12 日）
災害拠点病院選定（1996〈平成８〉年 11 月 29 日）
都道府県がん診療連携拠点病院指定（2015〈平成 27〉年３月 31 日）
福島県エイズ治療中核拠点病院（2011〈平成 23〉年１月１日）
福島県肝疾患診療連携拠点病院（2009〈平成 21 年〉年８月１日）

先進医療届出状況（2015 年４月１日現在）

1. 樹状細胞および腫瘍抗原ペプチドを用いたがんワクチン療法
2. 急性リンパ性白血病細胞の免疫遺伝子再構成を利用した定量的 PCR 法による骨髄微小残存病変（MRD）量の測定
3. 内視鏡下頸部良性腫瘍摘出術
4. 自家液体窒素処理骨移植
5. 重症低血糖発作を合併するインスリン依存性糖尿病に対する脳死および心停止ドナーからの膵島移植
6. 術後のホルモン療法およびＳ－１内服投与の併用療法　原発性乳がん（エストロゲン受容体が陽性であって、HER2 が陰性のものに限る）

職員数（2015 年４月１日現在）

医師　535 人　　看護師　786 人　　技師・事務職員等　449 人

1日平均入院患者数

614人（2014年度）

1日平均外来患者数

1,419人（2014年度）

病院の沿革

1951年（昭和26年）4月
旧福島県立女子医学専門学校附属病院が福島県立医科大学附属病院となる

1987年（昭和62年）6月
福島県立医科大学附属病院（新病院）開業（現在地に移転）

1995年（平成7年）4月
特定機能病院承認、新生児集中治療部新設

1998年（平成10年）4月
看護学部設置により、福島県立医科大学医学部附属病院となる

2001年（平成13年）3月
被ばく医療施設を新設

2002年（平成14年）4月
総合周産期母子医療センターを開設

2003年（平成15年）6月
電子カルテシステム稼働

2005年（平成17年）4月
病病・病診連携事業／後期研修（専門医養成コース）制度開始

2006年（平成18年）4月
公立大学法人福島県立医科大学が設置する附属病院となる

2008年（平成20年）1月
救命救急センター新設、ドクターヘリ運航開始

基本理念・基本方針

基本理念

「当病院は、健康を支える医療・心温まる医療を目指して県民と共に歩みます。」

私たち当病院に働くすべての職員は、医療人としての誇りをもって、互いに協力して県民の健康な暮らしの確保と病(やまい)克服のお手伝いをします。

基本方針

1. 私たちは、高い倫理観のもと、命と人権とプライバシーを尊び、患者さん一人ひとりと心の通い合う安全な医療を提供します。
2. 私たちは、患者さん一人ひとりのニーズにこたえる最高水準医療、先進医療を提供します。
3. 私たちは、県民の未来を支える誠実で、優秀な医療人を育成します。
4. 私たちは、地域との連携を重視し、新しい医療、より良い医療を創造します。
5. 私たちは、日々進歩する医療の成果を県内、全国、そして世界へ発信します。

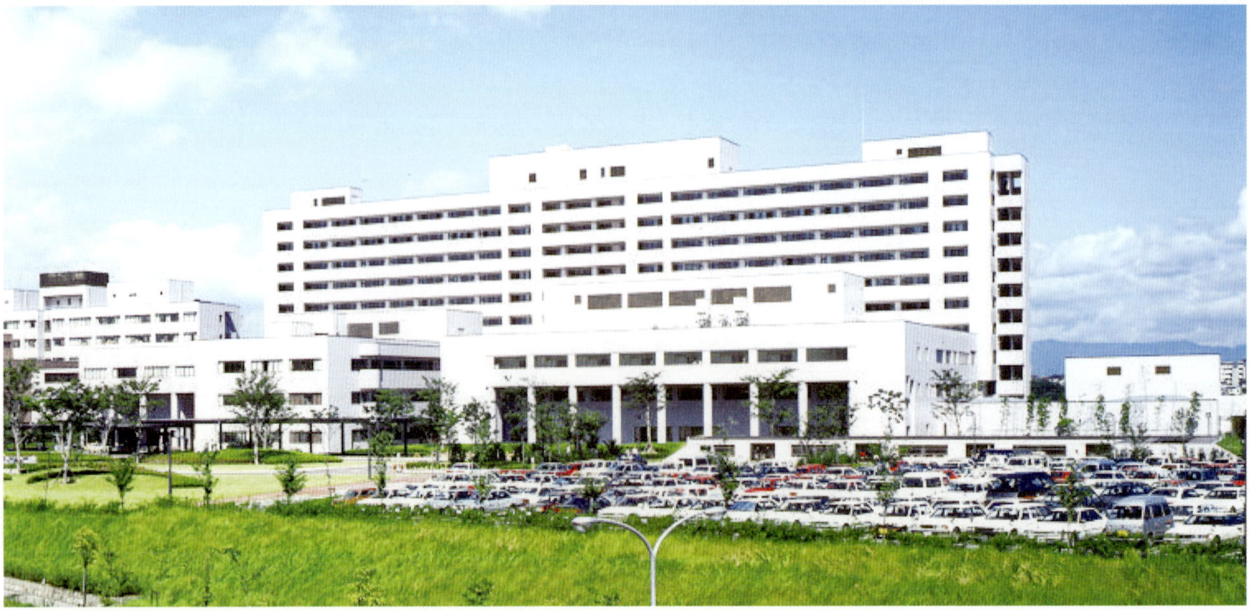

医療体制の充実と地域医療との連携

日本医療評価機構認定病院

病院機能評価は、病院が組織的に医療を提供するための活動(機能)が適切に実施されているかを「病院組織の運営と地域における役割」「患者の権利と医療の質及び安全の確保」「療養環境とサービス」「医療提供の組織と運営」「医療の質と安全のためのプロセス」「病院運営管理の合理性」などの観点から、公益財団法人日本医療機能評価機構が第三者の立場から評価するもので、当院は2006(平成18)年12月に初めて認定を受けました。

認定期間の満了に伴い、認定更新のための審査を受けた結果、評価項目全てにおいて一定水準以上であるとの評価をいただき、2013（平成25)年3月1日に認定が更新されました。

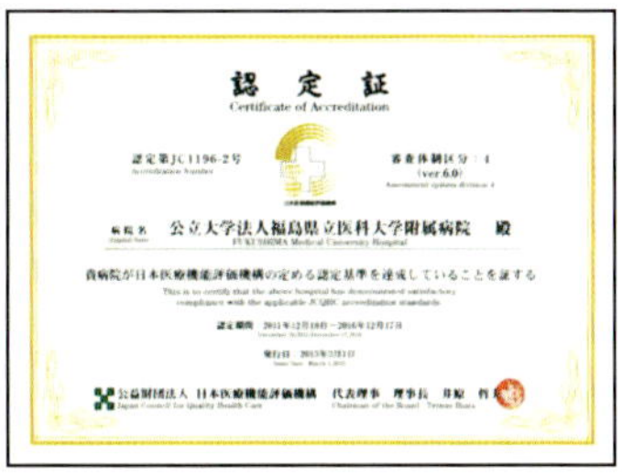
認定証
Certificate of Accreditation
認定第JC1196-2号
審査体制区分：4
(ver.6.0)
病院名　公立大学法人福島県立医科大学附属病院　殿
貴病院が日本医療機能評価機構の定める認定基準を達成していることを証する
認定期間　2011年12月18日～2016年12月17日
発行日　2013年3月1日
公益財団法人　日本医療機能評価機構　代表理事　理事長

都道府県がん診療連携拠点病院

当院は、2007（平成19)年1月から、厚生労働大臣より「都道府県がん診療連携拠点病院」の指定を受けています。都道府県がん診療連携拠点病院とは、我が国に多いがん(肺がん、胃がん、肝がん、大腸がん、乳がん等)について、高度な医療を提供するとともに、地域のがん医療に従事する医師、看護師などを対象としたがんに関する研修を行うための体制を有している病院として、国から指定を受けた病院です。同年4月にはがん診療に関する統括的役割を果たす中央部門として臨床腫瘍センターが設立され、2010（平成22)年には同センター内に「福島がん哲学外来」を開設しました。この部門は、患者さんのがんにまつわる悩みや不安を受け止める“心の診療室”として広く機能しています。

「都道府県がん診療連携拠点病院」の指定はその後も更新され、2015（平成27)年3月には新たに4年間の指定更新を受けています。

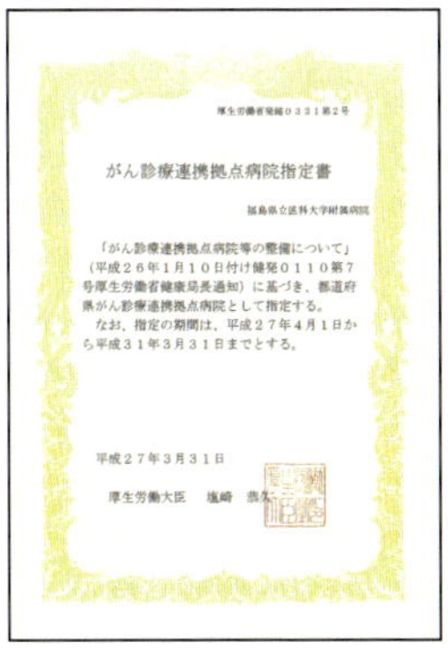
厚生労働省発健０３３１第２号

がん診療連携拠点病院指定書

福島県立医科大学附属病院

「がん診療連携拠点病院等の整備について」（平成２６年１月１０日付け健発０１１０第７号厚生労働省健康局長通知）に基づき、都道府県がん診療連携拠点病院として指定する。
なお、指定の期間は、平成２７年４月１日から平成３１年３月３１日までとする。

平成２７年３月３１日

厚生労働大臣　塩崎　恭久

病診連携による医療の確立に向けて

病診連携とは、病院と診療所(クリニック)の連携を指し、専門的な検査や入院が必要な場合は「かかりつけ医」から大学病院へ、症状が安定したら大学病院から再び「かかりつけ医」へと互いの専門性を補完しあう診療システムです。大学病院は地域の基幹病院として、高度かつ専門的な医療を行う「特定機能病院」の指定を受けています。かかりつけ医と大学病院がよりよく連携することで、患者さんの状態に合わせた最適な医療を提供することができます。

組織図 2015年4月1日現在

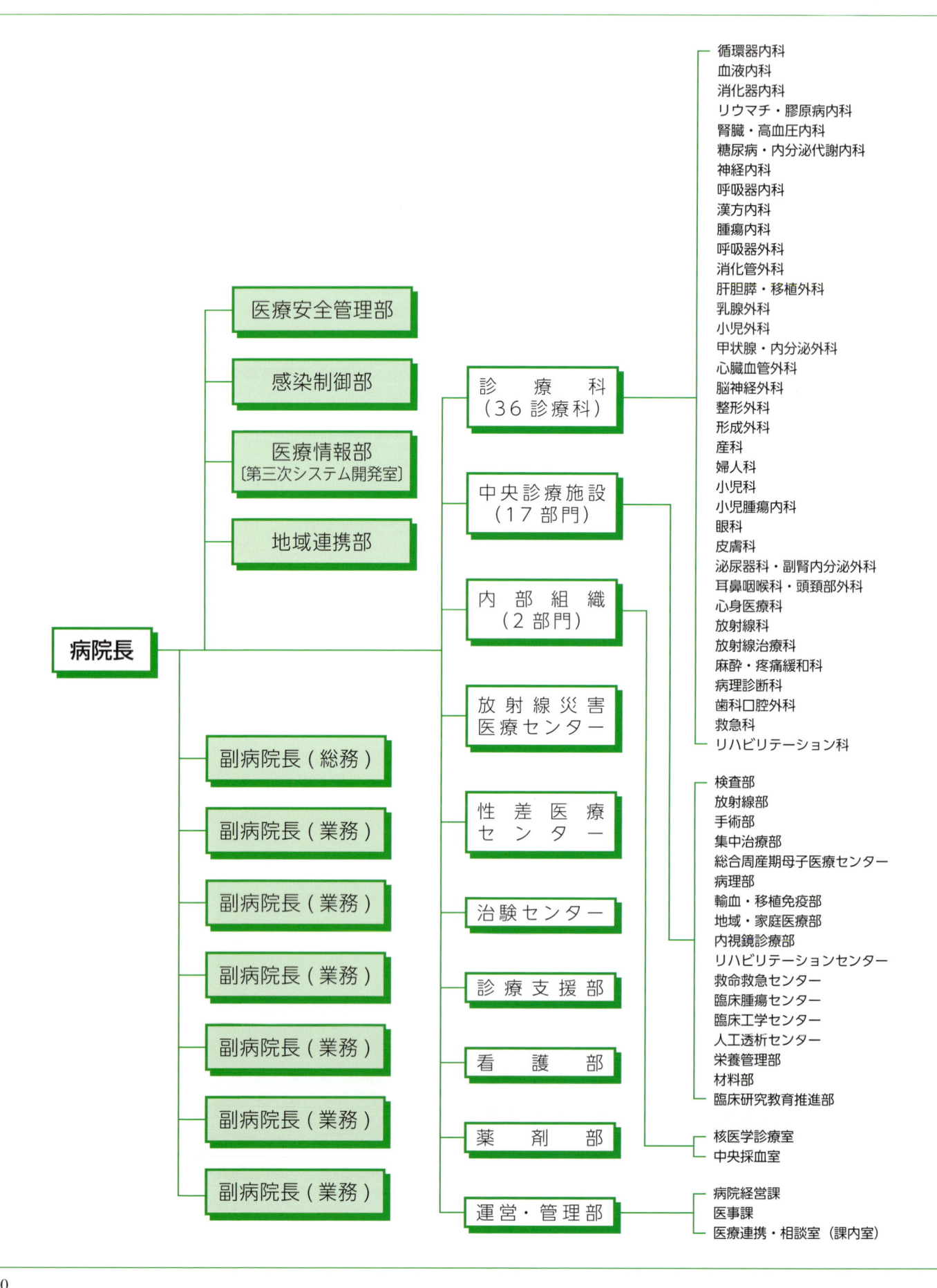

- 病院長
  - 医療安全管理部
  - 感染制御部
  - 医療情報部〔第三次システム開発室〕
  - 地域連携部
  - 副病院長（総務）
  - 副病院長（業務）
  - 副病院長（業務）
  - 副病院長（業務）
  - 副病院長（業務）
  - 副病院長（業務）
  - 副病院長（業務）
  - 診療科（36診療科）
    - 循環器内科
    - 血液内科
    - 消化器内科
    - リウマチ・膠原病内科
    - 腎臓・高血圧内科
    - 糖尿病・内分泌代謝内科
    - 神経内科
    - 呼吸器内科
    - 漢方内科
    - 腫瘍内科
    - 呼吸器外科
    - 消化管外科
    - 肝胆膵・移植外科
    - 乳腺外科
    - 小児外科
    - 甲状腺・内分泌外科
    - 心臓血管外科
    - 脳神経外科
    - 整形外科
    - 形成外科
    - 産科
    - 婦人科
    - 小児科
    - 小児腫瘍内科
    - 眼科
    - 皮膚科
    - 泌尿器科・副腎内分泌外科
    - 耳鼻咽喉科・頭頸部外科
    - 心身医療科
    - 放射線科
    - 放射線治療科
    - 麻酔・疼痛緩和科
    - 病理診断科
    - 歯科口腔外科
    - 救急科
    - リハビリテーション科
  - 中央診療施設（17部門）
    - 検査部
    - 放射線部
    - 手術部
    - 集中治療部
    - 総合周産期母子医療センター
    - 病理部
    - 輸血・移植免疫部
    - 地域・家庭医療部
    - 内視鏡診療部
    - リハビリテーションセンター
    - 救命救急センター
    - 臨床腫瘍センター
    - 臨床工学センター
    - 人工透析センター
    - 栄養管理部
    - 材料部
    - 臨床研究教育推進部
  - 内部組織（2部門）
    - 核医学診療室
    - 中央採血室
  - 放射線災害医療センター
  - 性差医療センター
  - 治験センター
  - 診療支援部
  - 看護部
  - 薬剤部
  - 運営・管理部
    - 病院経営課
    - 医事課
    - 医療連携・相談室（課内室）

外来診療のご案内

外来診療科

■循環器内科
■血液内科
■消化器内科
■リウマチ・膠原病内科
■腎臓・高血圧内科
■糖尿病・内分泌代謝内科
■神経内科
■呼吸器内科
■呼吸器外科
■消化管外科
■肝胆膵・移植外科
■乳腺・内分泌・甲状腺外科
■小児外科
■心臓血管外科
■脳神経外科
■整形外科
■形成外科
■産科
■婦人科
■小児科
■眼科
■皮膚科
■泌尿器科・副腎内分泌外科
■耳鼻咽喉科・頭頸部外科
■心身医療科
■放射線科
■麻酔・疼痛緩和科
■病理診断科
■歯科口腔外科
■救急科

外来受付時間

午前 8 時～午前 11 時

外来診療開始時間

午前 8 時 45 分～

休診日

土曜日、日曜日、祝日、年末年始 (12/29 ～ 1/3)
ただし、急患の場合は救命救急センター受付 (電話 024-547-1262) へ連絡をしてください。

受診方法のご案内

●当院は、地域の基幹病院として、高度かつ専門的な医療を行う「特定機能病院」です。
●高度で専門的な医療を提供し、地域の医療機関から専門医としての知識や高度な検査・治療あるいは入院を必要とする患者さんをご紹介いただき、患者さんにとって親切で良い医療を提供できるよう努力しております。
そのため、当院への受診 (初診) は、地域の診療所・病院からのご紹介による事前予約制を原則としております。

紹介による事前予約の方法

地域の診療所・病院より当院の地域連携担当 (FAX024-547-1075) に事前診察申込書をお送りいただき、予め診察日時の予約をお取りください。※患者さんからの直接予約の申し込みは受け付けておりません。詳しくは当院ホームページの「地域連携事業のご案内」をご覧ください。

外来診療の流れ

外来受診の流れ

予約あり（初診）
Ⓐ 1階総合受付 ①番窓口で受付
→ 受診科へ受付票を出す

予約あり（再診）
Ⓖ 自動再来受付機で受付
→ 受診科へ受付票を出す

予約ありで公費負担医療受給者等
Ⓐ 総合受付②⑤⑥番窓口で受付
→ 受診科へ受付票を出す

受診科へ受付票を出す → 診察・検査 → Ⓒ 1階料金計算窓口へオーダー確認票を出す → Ⓓ 支払窓口 → ⒺⒻ おくすり窓口・院外処方箋コーナー、またはお近くの薬局へ

予約なし（初診・再診）
Ⓑ 総合案内でさくらカウンターの受診相談整理券を受け取る → Ⓑ さくらカウンターで受診予約 → Ⓐ 総合受付②番窓口で受付 → 受診科へ受付票を出す → 診察・検査 → Ⓒ 1階料金計算窓口へオーダー確認票を出す → Ⓓ 支払窓口 → ⒺⒻ おくすり窓口・院外処方コーナーまたはお近くの薬局へ

※予約（初診・再診とも）を取らずに来院され、受診を希望される場合は、さくらカウンターで予約状況を確認して予約を取得しますが、当日受診できない場合があります。
当日受診できる場合も、待ち時間が非常に長くなることをご了承願います。

病院受付・お支払窓口案内図

A…総合受付
①紹介状をお持ちの方
②紹介状をお持ちでない方

B…さくらカウンター
予約なしで来院された方はこちらで受診相談をします

C…料金計算窓口
診察・検査が終了しましたら、こちらへオーダー確認票を出します

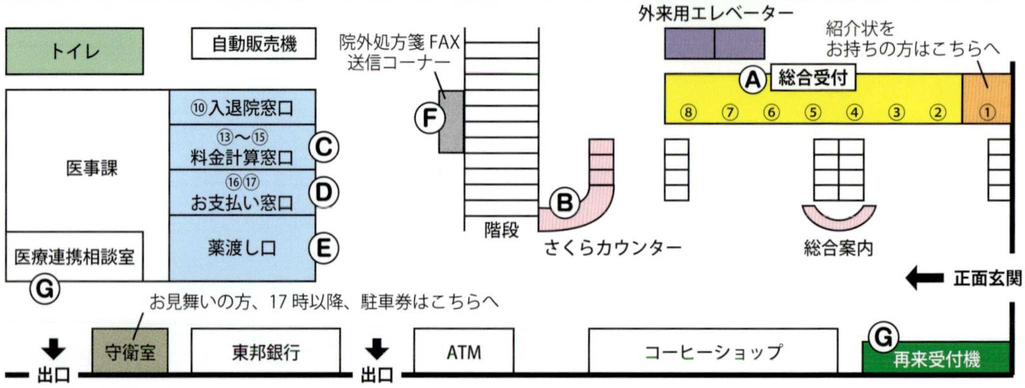

D…お支払い窓口　受付番号表示板に受付番号が点灯しましたら、こちらで支払いをします
E…薬渡し口　院内で薬を処方希望された方は、こちらでお薬をお渡しいたします
F…院外処方箋 FAX　お近くの薬局へ処方箋を FAX いたします
G…医療連携・相談室　患者さん、ご家族の皆様から医療費の制度や公費負担制度の利用の仕方などのご相談をお伺いいたします

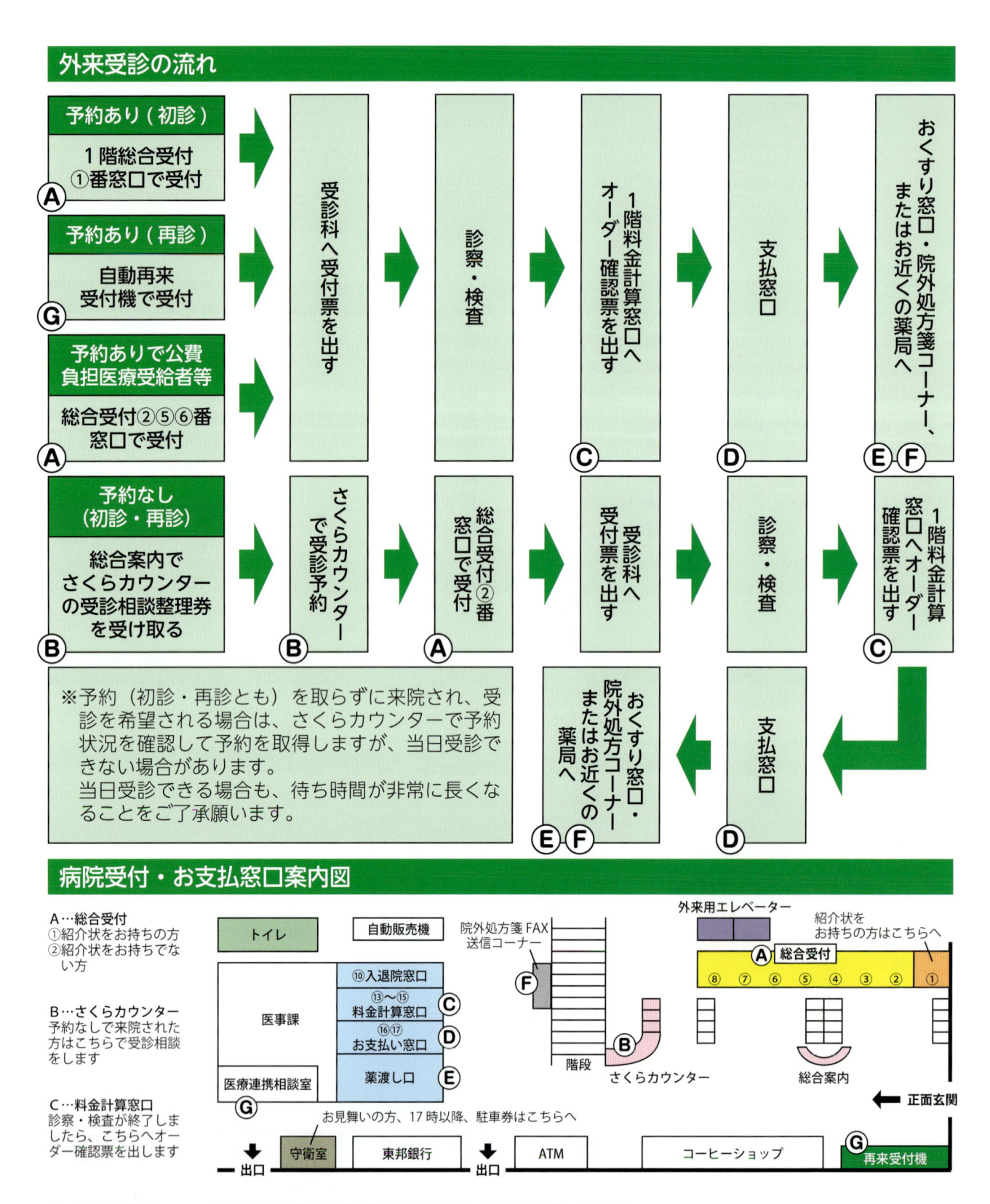

フロアガイド

1F

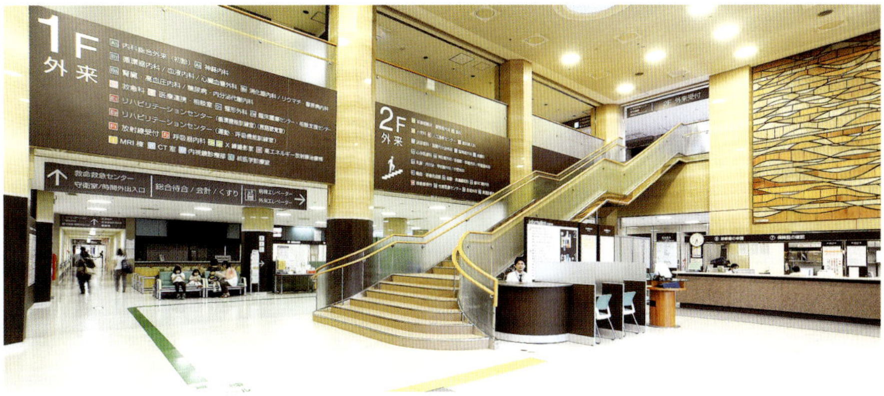

玄関ホール・総合案内
行きたい先の外来や窓口等が、優しい色づかいとアルファベットで分かりやすく整理されており、患者さんやそのご家族なども移動しやすい玄関ホール。総合案内でもご案内しています。

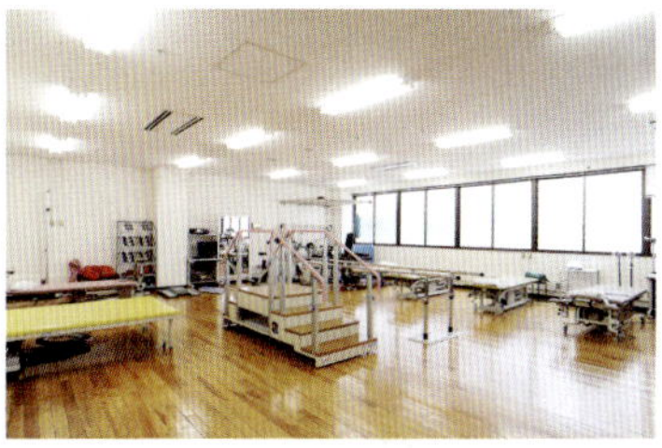

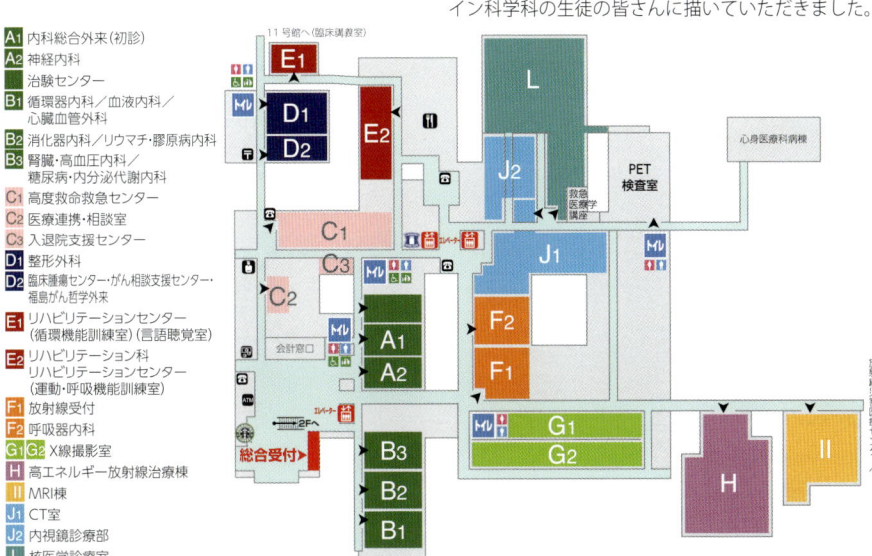

リハビリテーションセンター
医師・看護師・理学療法士・作業療法士・言語聴覚士がおり、患者さんの機能維持・回復のためにリハビリを実施しています。

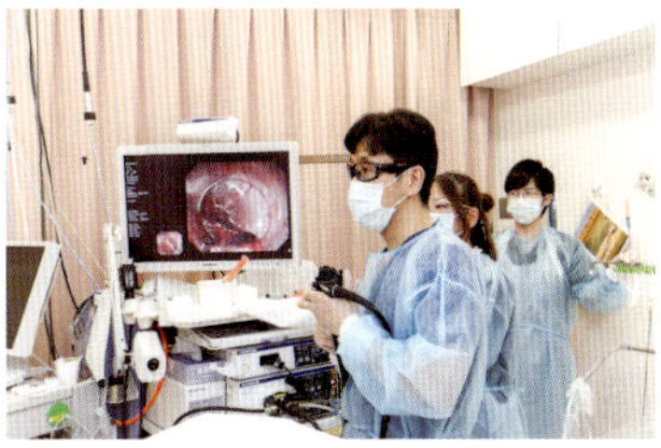

内視鏡診療部
上部・下部消化管、胆膵などの内視鏡検査・治療が中心で、安全かつ効率的で高度な診療体制の確立を目標にしています。

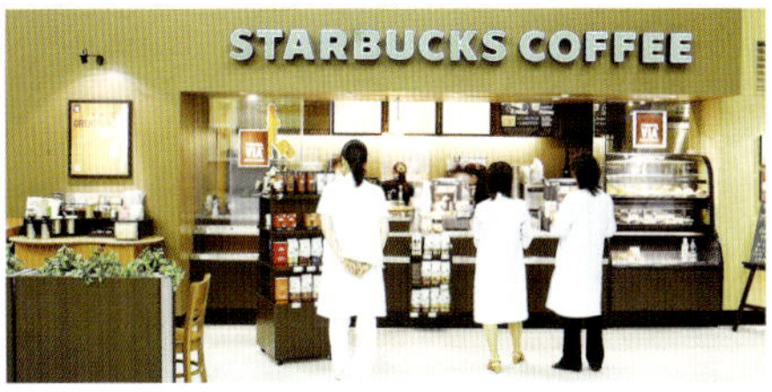

コーヒーショップ
玄関ホールの一角にあるコーヒーショップ。病院利用者、職員、医大生など、幅広い利用があります。

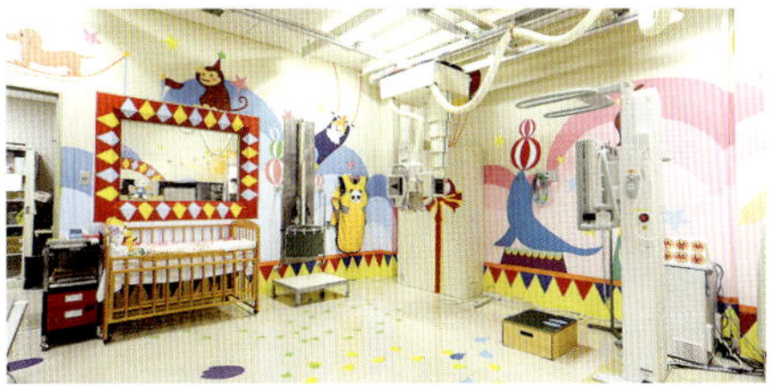

放射線部 X 線撮影室 (子どもルーム)
室内には、緊張している小児患者さんの心を和らげてくれるイラストがいっぱい。福島西高等学校デザイン科学科の生徒の皆さんに描いていただきました。

臨床腫瘍センター
外来化学療法センターの運営、がん登録などを行い、がん診療に関する統括的役割を果たす部門です。また、がん相談支援センターも併設しており、医療相談員が患者さんや家族に対する各種相談に応じています。当院で治療を行っていない方でも、来所のほか、電話での相談も可能です。
電話相談受付時間 / 平日 8:30 ～ 17:00
TEL024-547-1088(直通)

- A1 内科総合外来(初診)
- A2 神経内科
- 治験センター
- B1 循環器内科／血液内科／心臓血管外科
- B2 消化器内科／リウマチ・膠原病内科
- B3 腎臓・高血圧内科／糖尿病・内分泌代謝内科
- C1 高度救命救急センター
- C2 医療連携・相談室
- C3 入退院支援センター
- D1 整形外科
- D2 臨床腫瘍センター・がん相談支援センター・福島がん哲学外来
- E1 リハビリテーションセンター(循環機能訓練室)(言語聴覚室)
- E2 リハビリテーション科 リハビリテーションセンター(運動・呼吸機能訓練室)
- F1 放射線受付
- F2 呼吸器内科
- G1 G2 X線撮影室
- H 高エネルギー放射線治療棟
- II MRI棟
- J1 CT室
- J2 内視鏡診療部
- L 核医学診療室

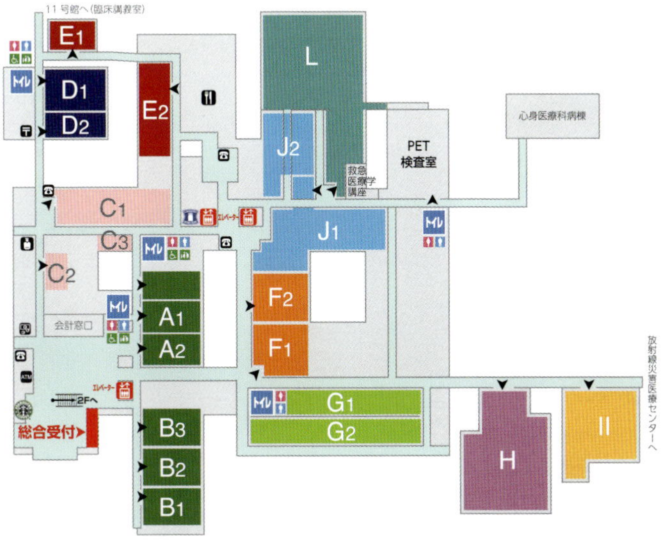

フロアガイド

2F

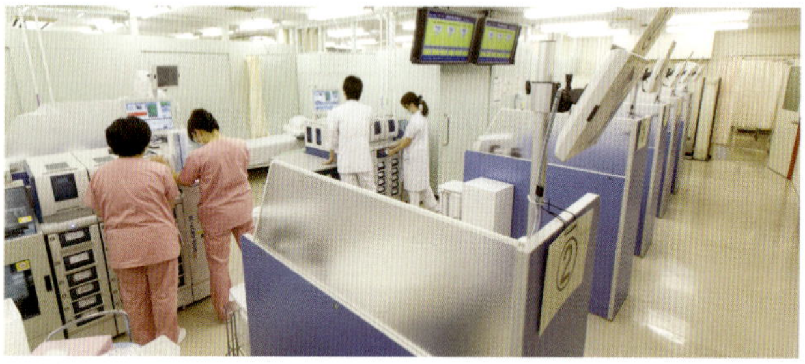

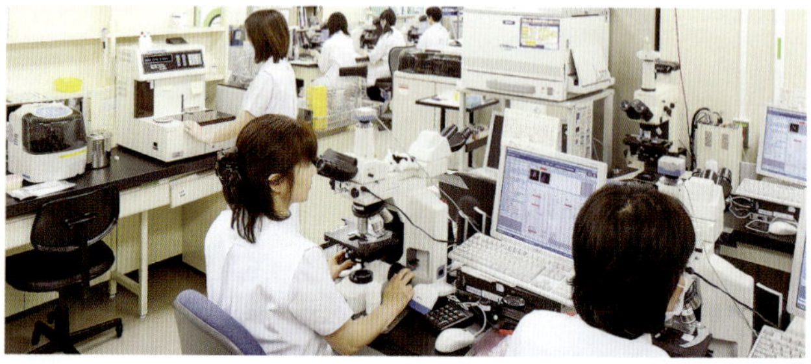

採血室
新たに自動受付機の導入と採血台を増設し、迅速な受付および待ち時間短縮に取り組んでいます。また採血システムを用いて安全な採血を行っています。

検査部
血液・尿検査、生化学、腫瘍マーカー、感染症、アレルギー、心電図、脳波、超音波、肺機能、遺伝子検査等を迅速・正確に行っています。外来、入院、救急部での緊急検査に24時間で対応しています。

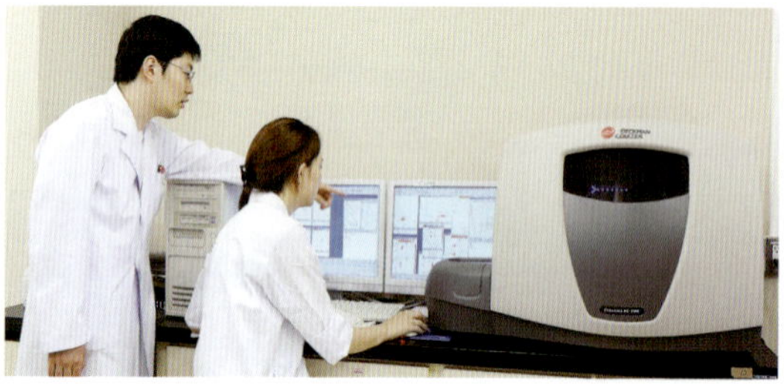

輸血・移植免疫部
輸血や移植が安全で効果が上がるように輸血関連と移植適合検査など種々の検査を行い、血液製剤の手配、保管を行っています。骨髄バンクの適応性検査や、脳死による臓器移植にも対応しています。

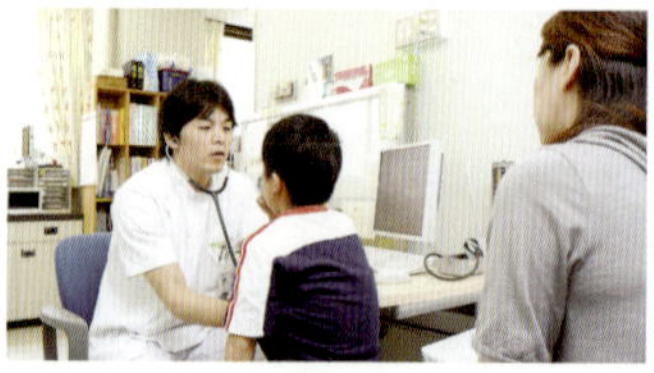

小児科
感染症などの疾患はもちろん、新生児・循環・神経・血液・悪性腫瘍・腎臓・アレルギーなど、幅広い分野の診療に取り組んでいます。

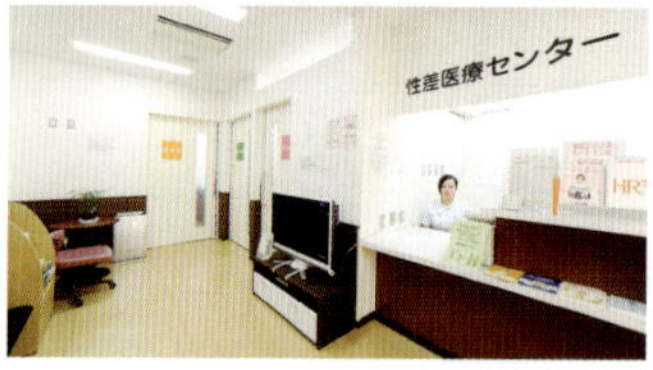

性差医療センター [完全予約制]
女性特有の症状や健康に対する悩みに、女性医師が対応します。
電話による新規予約受付 /
月 ~ 金 9:00~12:00、13:00~16:00
TEL024-547-1407(直通)

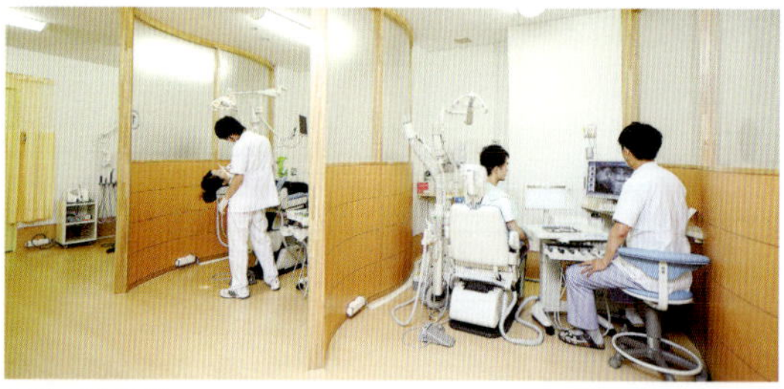

歯科口腔外科
2010年8月に移転改装。パーテーションにて診療台が個室感覚になり、患者さんのプライバシーに配慮した空間となりました。腫瘍や奇形など口腔内の疾患や、事故などによる顎骨骨折の手術のほか、歯科インプラントなど高度先進医療にも対応しています。

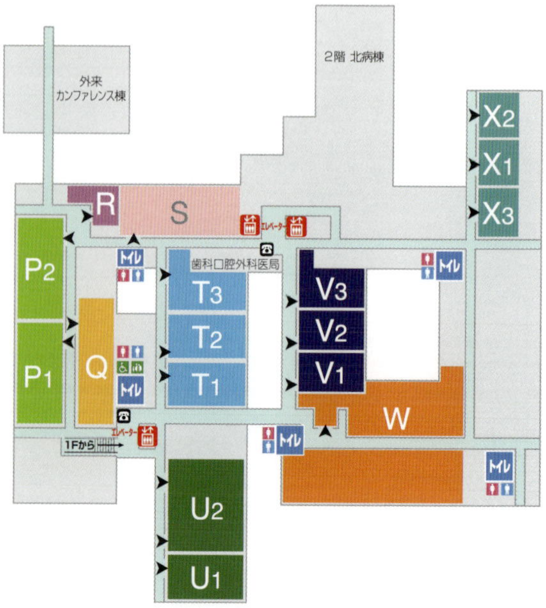

- P1 耳鼻咽喉科・頭頸部外科
- P2 眼科
- Q 小児科／小児腫瘍内科
- R 人工透析センター
- S 産科婦人科
- T1 泌尿器科・副腎内分泌外科
- T2 脳神経外科
- T3 皮膚科
- U1 心身医療科
- U2 消化管外科／肝胆膵・移植外科／呼吸器外科・乳腺外科・小児外科／甲状腺・内分泌外科／甲状腺センター
- V1 輸血・移植免疫部
- V2 麻酔・疼痛緩和科
- V3 歯科口腔外科
- W 検査部受付
- X1 性差医療センター 漢方内科
- X2 形成外科
- X3 病理診断科

病棟のご案内

当病院は、主に臓器別に分かれた病棟となっています。私たちは、患者さんを中心にチーム医療を行い、提供しています。

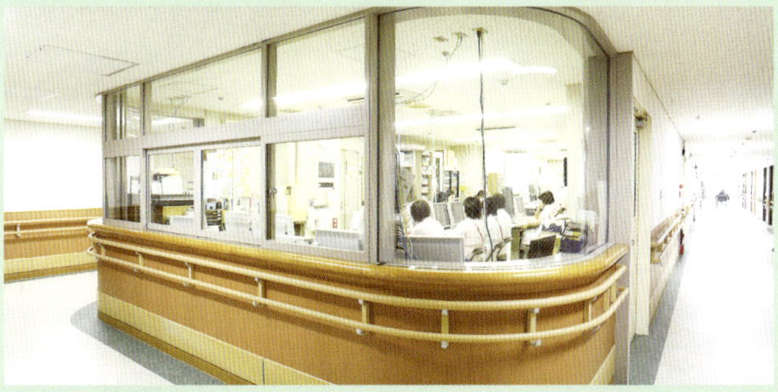

ナースステーション

看護部について

温かみのある、安全・安心で継続性のある看護を目標に、県民の健康を支えます。7対1の看護体制、固定チームナーシング制で看護をしています。特定の看護分野において優れた知識と熟練した看護技術を持つ「認定看護師」の数も年々増え、看護の質の向上に取り組んでいます。

西棟		東棟
10階西病棟 1001～1030号室	10F	10階東病棟 1051～1080号室
9階西病棟 901～930号室	9F	9階東病棟 951～978号室
8階西病棟 801～830号室	8F	8階東病棟 851～878号室
7階西病棟 701～730号室	7F	7階東病棟 751～781号室
6階西病棟 601～630号室	6F	6階東病棟 651～680号室
5階西病棟 501～530号室	5F	5階東病棟 551～581号室
4階西病棟 401～428号室	4F	高度救命救急センター
3階西病棟(産科) 301～323号室 分娩室・新生児室 総合周産期母子医療センター	3F	集中治療部(ICU) ICU家族控室 手術部・材料部 外来化学療法センター

3F

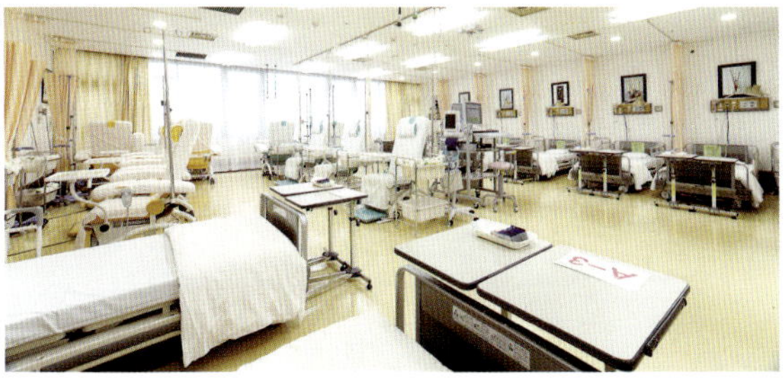

外来化学療法センター

通院で抗がん剤治療を行うところで、患者さんが自宅で生活しながら安心してセルフケアができるような支援も行っています。

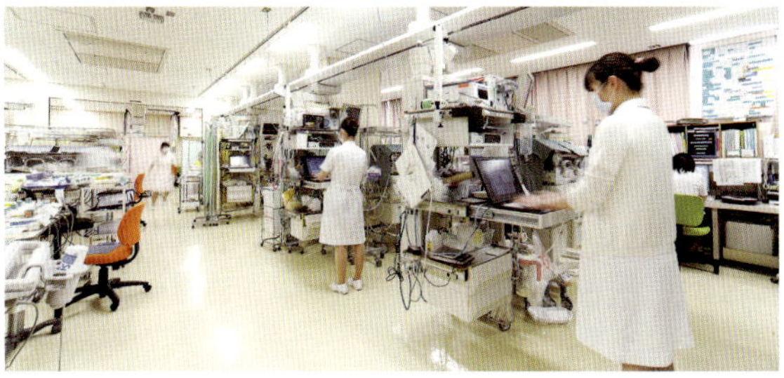

総合周産期母子医療センター

母胎・胎児部門と新生児部門からなり、部門間でカンファレンスを行いながら、医療の質の向上と円滑な運営の維持管理をしています。

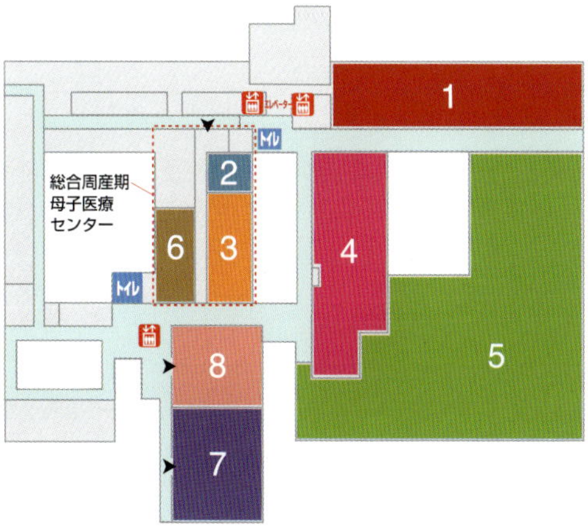

1 集中治療部(ICU)
2 MFICU(母胎・胎児部門)
3 分娩室
4 材料部
5 手術部
6 NICU(新生児部門)
7 須賀川養護学校医大分校
8 外来化学療法センター

「かかりつけ医」をもちましょう

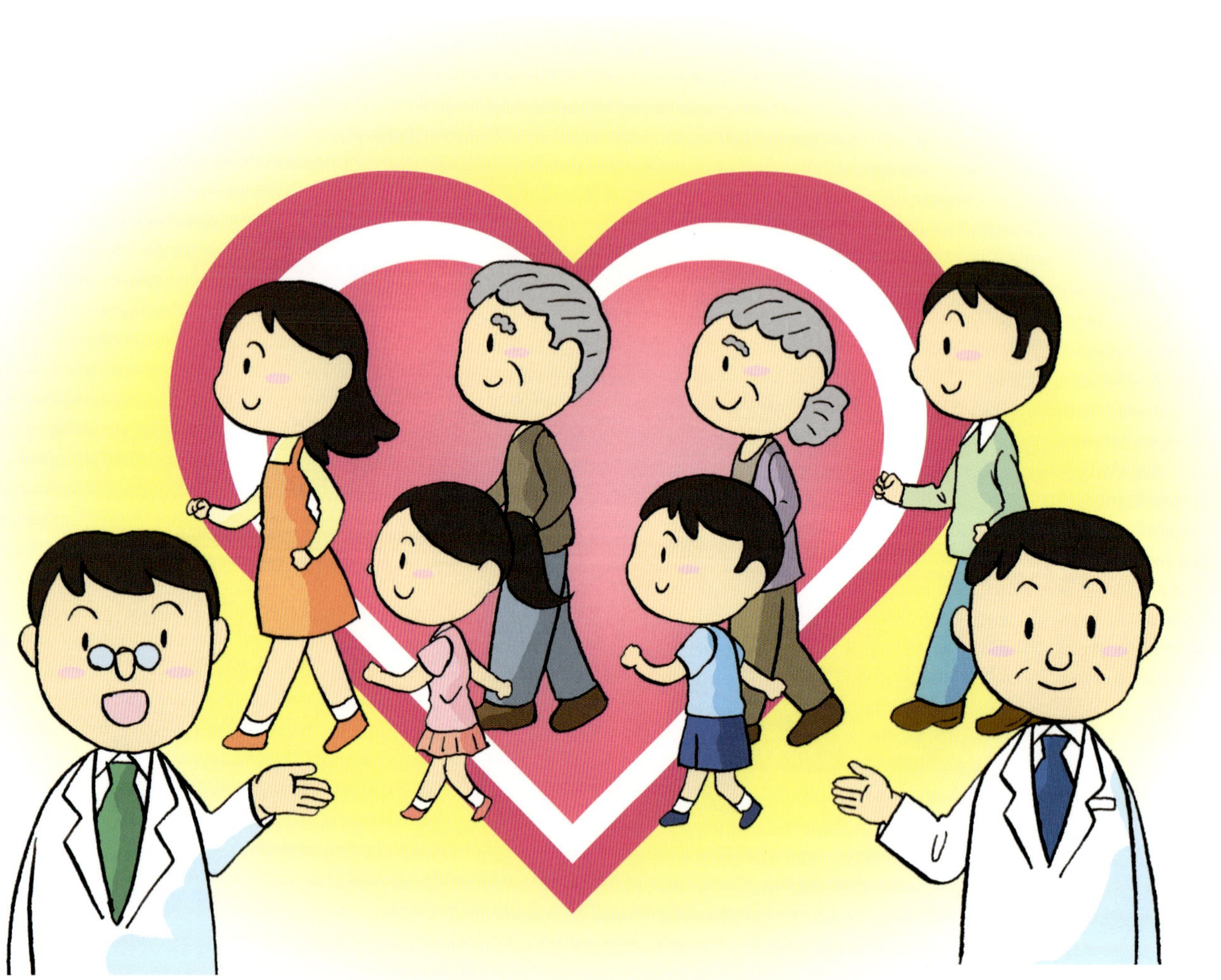

医大病院医師と「かかりつけ医」が協力してあなたを見守ります。

医大病院から地域の「かかりつけ医」（近くの診療所・クリニック）へ紹介

連携

地域の「かかりつけ医」（近くの診療所・クリニック）から医大病院へ紹介

病診連携とは？

専門的な検査や入院が必要な場合は「かかりつけ医」（診療所・クリニック）から医大病院へ。症状が安定したら医大病院からふたたび「かかりつけ医」へ。患者さんの状態に合わせて最適な医療が受けられるようにしていくこと。それが病診連携です。

病＝病院　診＝診療所（クリニック）

特定機能病院とは？

医大病院は地域の基幹病院として、高度かつ専門的な医療を行う「特定機能病院」です。医大病院での専門的検査・治療が終わりましたら、地域の医療機関をご紹介させて頂くことになります。質の高い医療を行うことを目的に、厚生労働省は医療機関の役割分担を進めています。医療機関それぞれが機能を生かして、患者さんに適切な医療を行うために「かかりつけ医」との連携を推進しています。

「かかりつけ医」とは？

地域の中で病院と診療所がその役割を分担しながら、適切な医療を患者さんに提供していくことが求められています。そこで皆様にお勧めするのが「かかりつけ医」を持つことです。「かかりつけ医」とは、ちょっとした病気やケガなどの診察や相談が気軽にできる身近なお医者さんのことです。自分のことをよく知っていて、必要なときには専門医に紹介してくれるお医者さんを「かかりつけ医」に持つと良いでしょう。

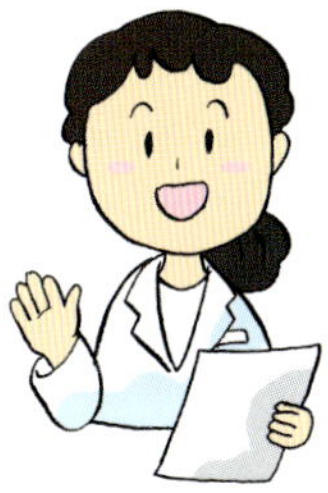

「かかりつけ医」を持つと、こんなメリットがあります

- ●気軽に受診、相談ができる。
- ●柔軟に対応してくれる。
- ●検査、専門的治療、入院などが必要な場合、適切な医療機関を紹介してくれる。
- ●往診をしてくれる。
- ●家族の病歴、症状、健康状態を把握しているので、いざというとき、すぐに対応してくれる。病気の早期発見にもつながる。
- ●介護保険、訪問看護など必要書類を書いてくれる。

日ごろの健康管理はかかりつけ医へ

専門的な診療が必要ならば医大病院に紹介

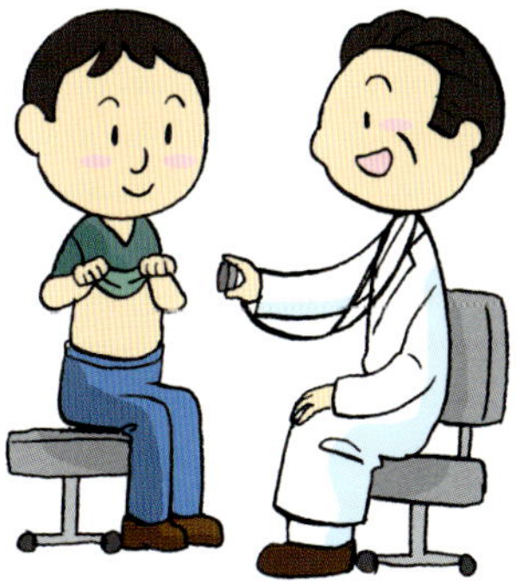

「かかりつけ医」から、医大病院へ

「かかりつけ医」に、体や心の健康について相談され、また治療をお受けになり、専門的な検査や治療、入院が必要と判断された場合は「かかりつけ医」からの紹介で医大病院を受診してください。

高度医療は医大病院へ

症状が安定したらふたたび「かかりつけ医」へ

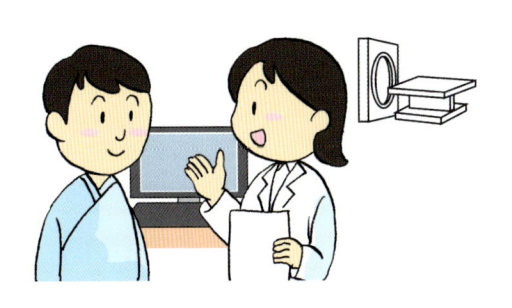

医大病院から、「かかりつけ医」へ

治療が終了したり症状が安定したら、再び身近なお医者さんである「かかりつけ医」へ、医大病院よりご紹介いたします。

主治医にお気軽にご相談ください

公立大学法人　福島県立医科大学附属病院

お問い合わせ／地域連携部　TEL.024-547-1885

アクセスと施設案内

ご利用案内

外来受付時間……8:00 ～ 11:00（午前 11 時以降は原則として予約患者さんのみ受付）
面会時間…………13:00 ～ 20:00
休診日……………土日・祝休日・年末年始（12/29 ～ 1/3）

交通案内

【JR をご利用の場合】

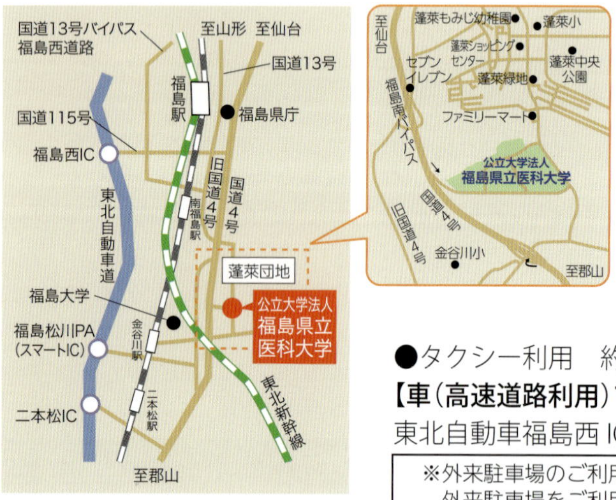

JR「福島駅」で下車し、バスまたはタクシーに乗り換え

●バス利用
　福島駅東口から約 30 分、「医大病院」下車
　福島交通バス
　•バイパス経由医大
　•バイパス･医大･美郷団地経由松川
　•医大・立子山経由飯野町　　•医大経由二本松
　•南福島タウン・桜台経由医大　　•清水町経由医大

●タクシー利用　約 20 分

【車（高速道路利用）でお越しの場合】

東北自動車福島西 IC から国道 4 号を経由し約 20 分

> ※外来駐車場のご利用について
> 　外来駐車場をご利用の方は、駐車券が必要になります。
> 　患者さんは、支払窓口または守衛室で駐車券をお受け取りください。
> 　お見舞いの方は、総合案内または守衛室で駐車券をお受け取りください。

施設案内

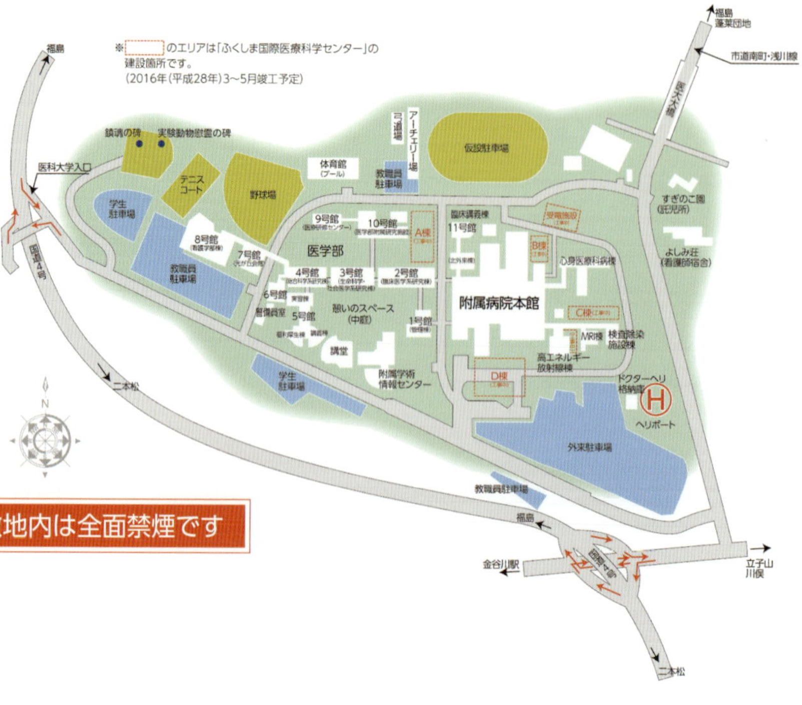

※敷地内は全面禁煙です

パート2

会津医療センター附属病院

Aizu Medical Center

―――― 福島県民の健康長寿日本一を目指して

地域医療連携システム

『玉突き方式』の中継点としての役割

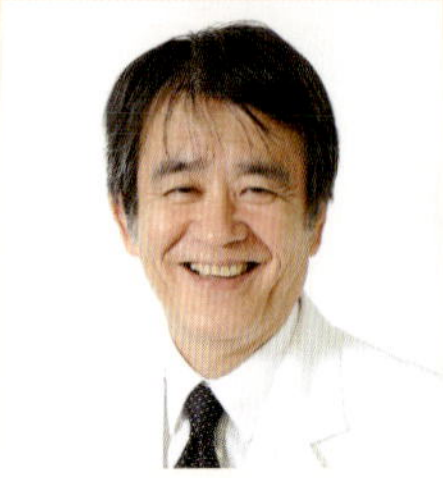

鈴《すず》木《き》 啓《けい》二《じ》
会津医療センター副センター長・
附属病院長

福島県の医師数（人口10万人対常勤換算医師数）は全国44位。埼玉県に次いで少ない。全国平均との比較では、あと938人が足りないということになる。全国で医学生が、毎年約9000人卒業すると考えると、ほぼ10人に1人が福島へ来てもらわなければならない計算になる。

そのようななかで、福島県の地域医療のセーフティーネットとして機能する『玉突き方式』の中継地点として最前線にいるのが、会津医療センターだ。

会津西部と南会津という広大な過疎地域を背景に持つが、同センターの医療スタッフは、地域医療現場で医療に従事していた、へき地医療に対するプロフェッショナルがそろっている。

副センター長で附属病院長の鈴木啓二さんもその一人だ。地域医療支援委員会の委員長も務め、会津の地域医療の陣頭指揮を執る。

「2004（平成16）年、福島医大附属病院のなかに作られた地域医療支援センターから15人の医師が派遣されてきたのは、当時の福島県立会津総合病院です。そして当時からのシステムを受け継ぎ、会津医療センターは会津で完結できる医療をめざして開院しました」

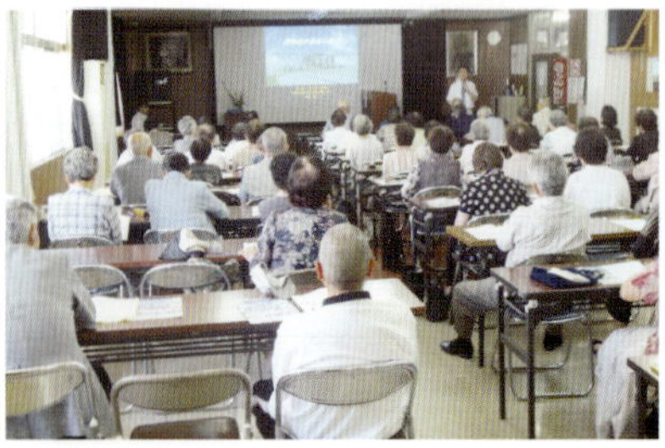

出前講座

鈴木さんはそう説明する。同センターは、地域医療支援に加え、大学病院としての教育機能、研究機能、先端医療機能を持ち合わせた病院だ。

専門知識を持つ医師が総合診療で潜在力を発揮

「南会津町の県立南会津病院、三島町の県立宮下病院、柳津町国保診療所、金山町国保診療所、昭和村国保診療所などに医師を派遣しています。大学病院機能を持つ当院からは、それらの地域へも先端医療を熟知した専門医が診療に行くことがあります。大腸の内視鏡検査に熟達した医師が出向いて、10人中3人から大腸がんを発見したというエピソードもあります」（鈴木さん）

へき地医療支援での派遣要請に対する対応率というデータでは、2014年実績では82%だった。

「残りの18%に対しては、その理由を検証して、さらに対応率を上げるための方策を考えていきたいと思います」

『出前講座』で地域住民と医師をつなぐ

会津医療センターは、全国的にも特筆すべき、さまざまな取り組みをしているが、地域住民の健

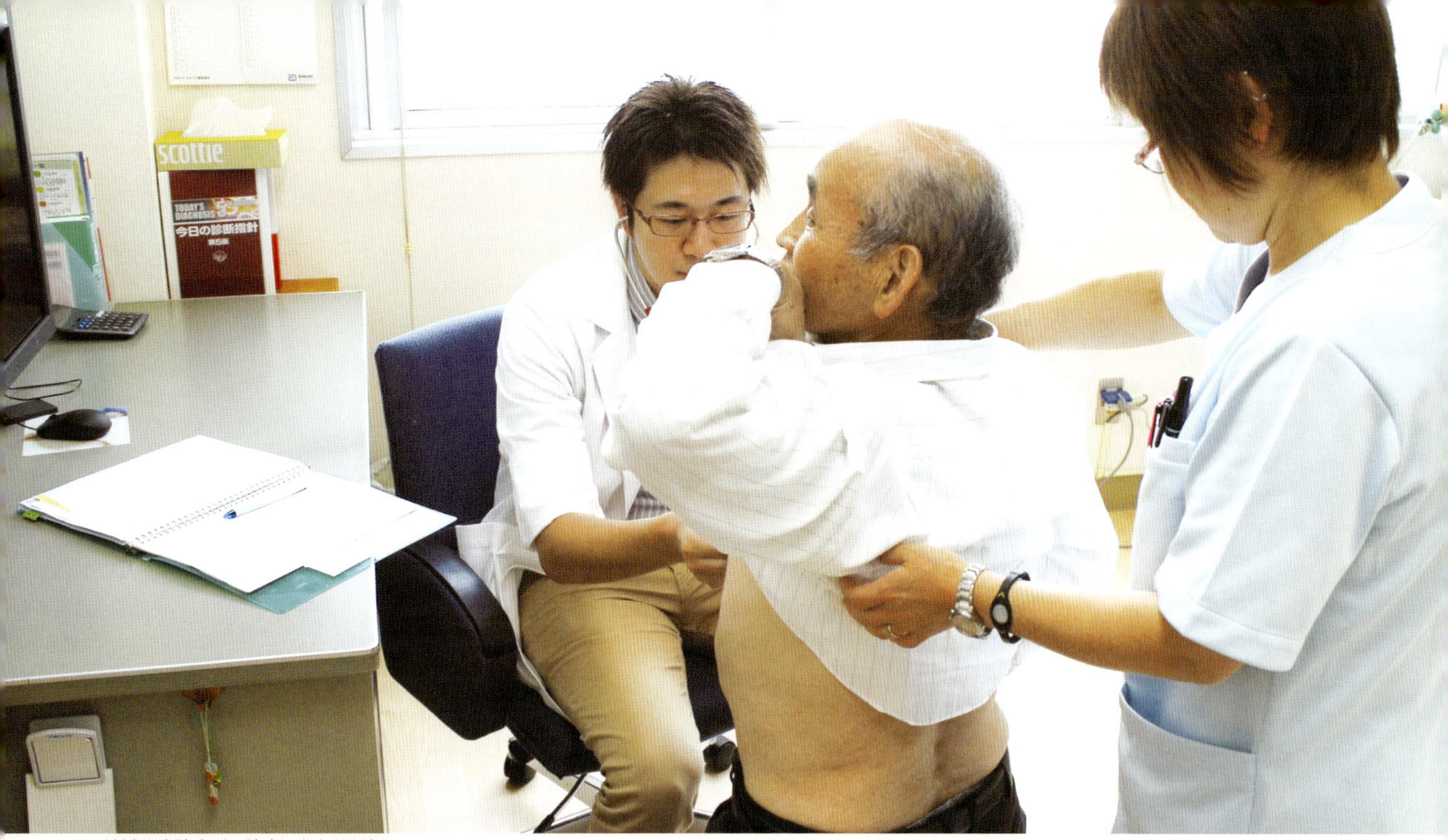

地域医療診療所で診療にあたる医師

康増進に役立てるための取り組みとして、注目されるのが『出前講座』の実施だ。病院機能評価でＳ評価をもらった実績がある。

申込者の希望による、さまざまなテーマに応じて、先方が用意した集会場などに、そのテーマに合った診療科の医師が出向いて講演するというものだ。聴講料は無料。人気テーマは、認知症、精神関連の疾患、整形外科疾患など、高齢者向けのテーマが多い。インフルエンザの予防など、時季に合わせたテーマの要望もある。

講座は、アットホームな雰囲気で行われ、医師に個人的に質問できる場も設けられていて、住民とのコミュニケーションという点でも有意義だ。日頃はあまり接点のない、大学病院の医師にも講座を通じて親近感がわくという。

「『今度、会津医療センターに行ったら先生に声かけてもいいかい』という患者さんもいます。先生も『ぜひ声をかけてください』と和気あいあいです」

同センター事務局経営企画室主事の三鈷友紀さんはそう話す。2014 年は月２回のペースで実施した。医師たちも協力的だという。

「今後は、アンケートなどでニーズを掘り起こして、こちらから積極的にテーマ設定をしての公開講座なども企画したいと考えています」

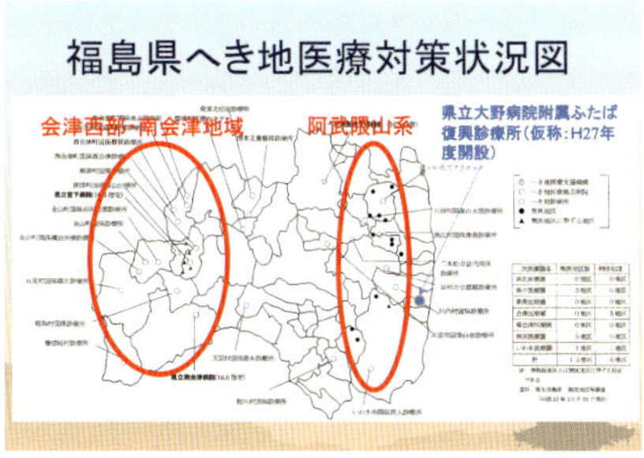

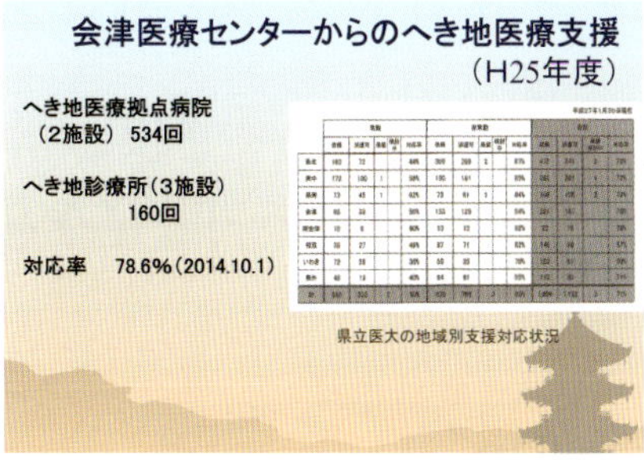

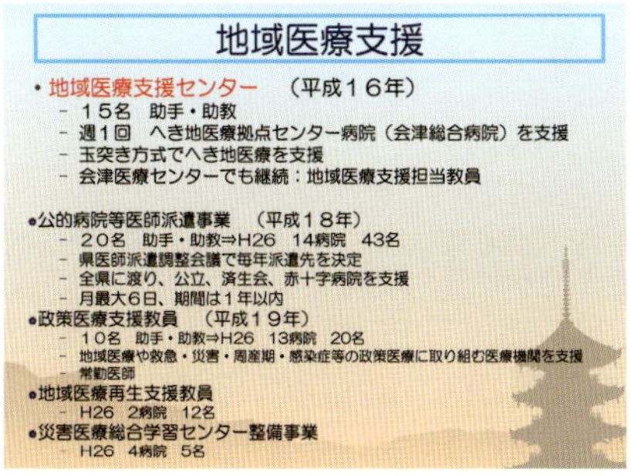

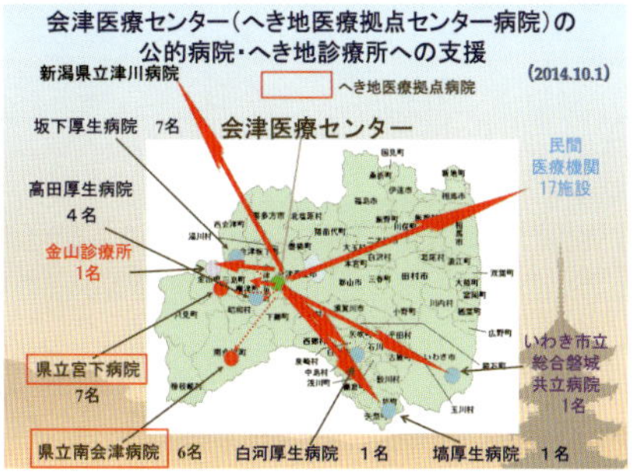

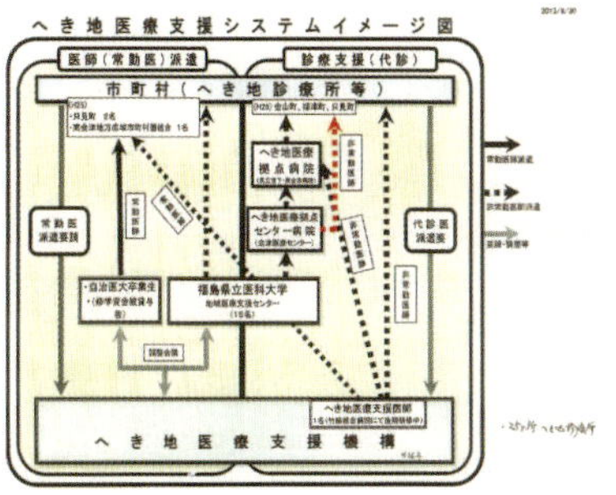

会津医療センターの公的病院・へき地診療所への支援の図

医学教育システム開発センター

開院とともに開始した、皮膚縫合シミュレーション実習

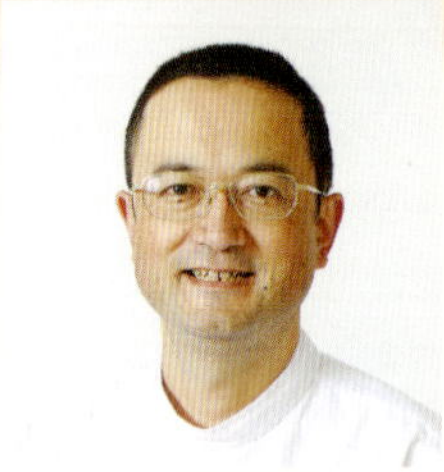

齋藤《さいとう》 拓朗《たくろう》
医学教育システム開発センター長・外科教授

医学教育システム開発センターは、地元での最先端医療技術の教育にとどまらず、その教育システムを全国に向けて発信していくことをコンセプトに設立した。同センターでは、日々、臨床活動と併行して、学生や研修医ほか後進の指導と新しい教育システムの開発とシミュレーション教育を行っている。

皮膚縫合シミュレーション実習は、会津医療センター開設とともに開始した。

「ブタのおなかの皮膚を10cm角ぐらいに切って凍結したものを輸送してもらい実施しています。老人の皮膚に近いような質感のもので、局所麻酔も実際の皮膚に打ったときと同じような状態で実習ができます。その様子をビデオに撮り、次の手技のステップを評価することができます。さまざまな点でスキルアップするのが分かります。物の質感が教育では大切なことを実感しています」

同センターでは、次に、消化管や肝臓、心臓や肺を切る実習を、特殊な方法でブタの臓器を柔らかい状態で固定して行う方法を、企業と共同開発している。

実際に熟練した外科医に縫ってもらい、どの状態の固定が良いかを検討しているという。

「この実習でどの程度できれば、実際に臨床でやってもいいかの判断もしやすいです。納得がいかなければ、自主的に時間外に練習したり、技術認定を取得する際にもトレーニングができます」

さまざまな教育システムの開発を模索

さらに、肝臓の等身大の透明な模型を、CTの情報に基づき3Dプリンタを持っている会社と提携して作った。肝臓の表面を透明にすることで、肝臓内部の血管の走行などを把握することができる。

「CT画像と3Dの模

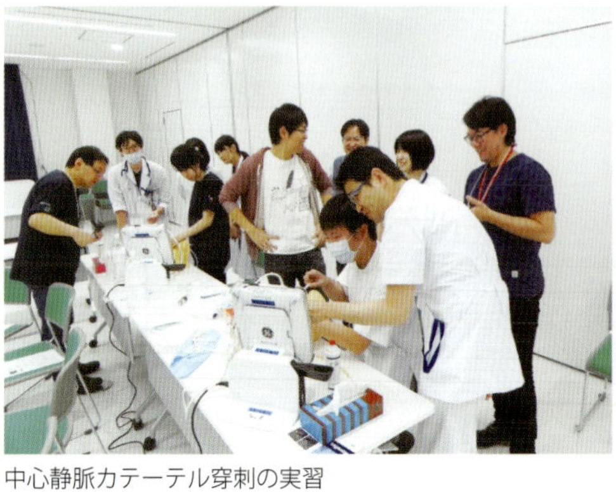

中心静脈カテーテル穿刺の実習

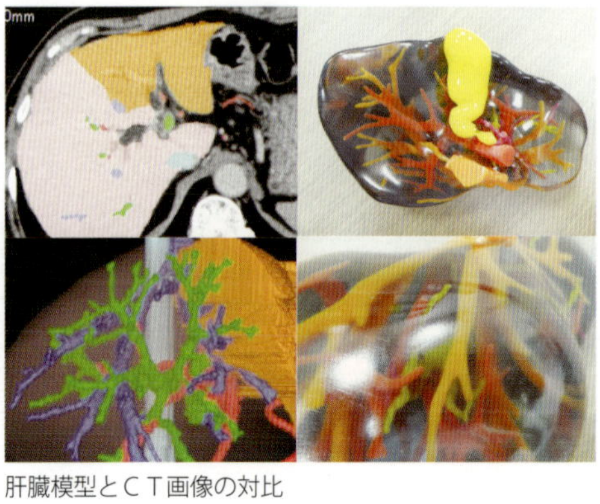

肝臓模型とＣＴ画像の対比

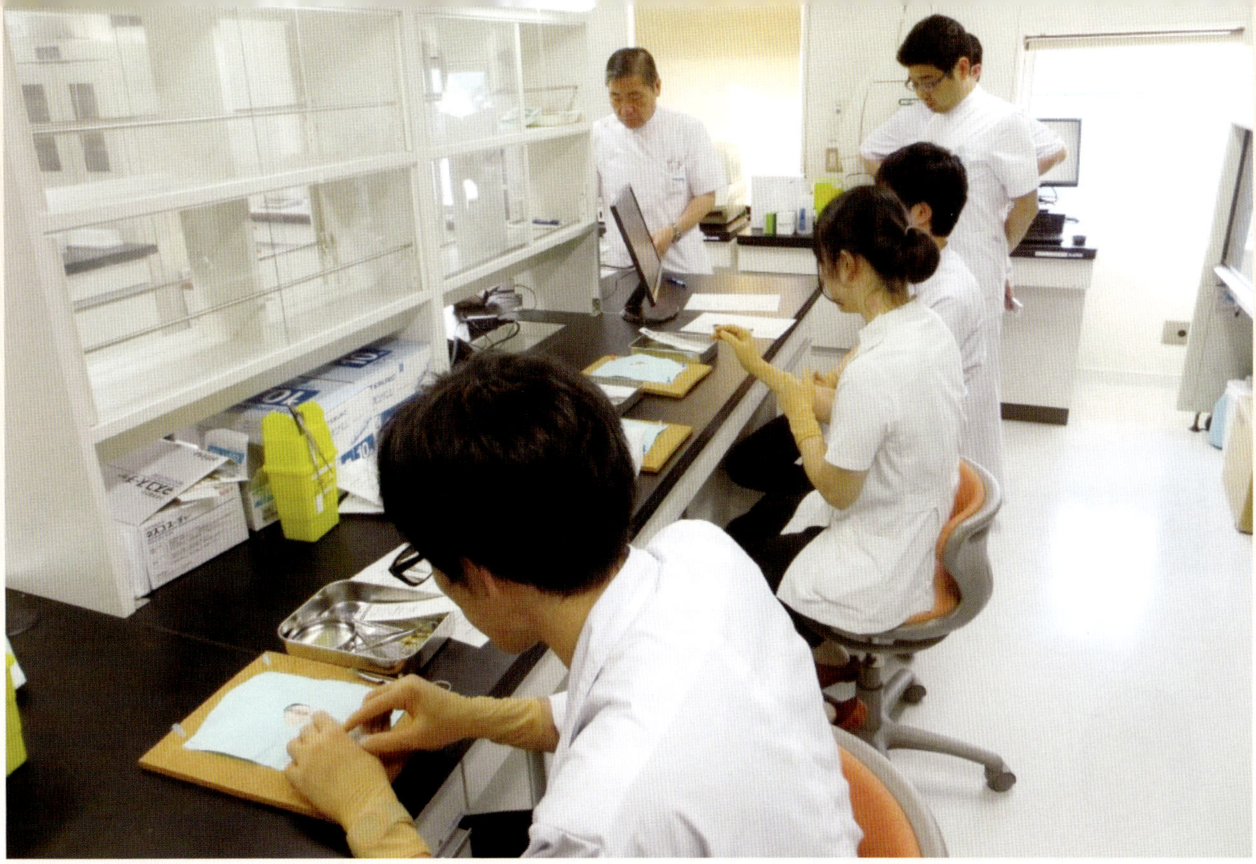

ブタ皮による皮膚縫合シミュレーション実習

型を対比させて見ることで、画像の読影力を向上させることもできます」

同センターでは、さらに、ブタの肝臓で、肝臓の中が見られるように、ICGという色素をマイクロカプセルの中に入れて、血管や胆管の中で光るようにする方法の開発にも取り組んでいる。

現在、ロボット手術などで、その必要性が指摘されている触覚が伝わる方法については、遠隔操作で、リンゴにフォークを刺すとセンサーで触覚が分かるという装置をモデルとして慶應義塾大学と、共同開発を進めている。

「触覚は、唯一、本人にしか分からず、指導をする上で伝えにくいものだったのですが、この装置が開発されると、正確な診断についての指導がしやすくなります」

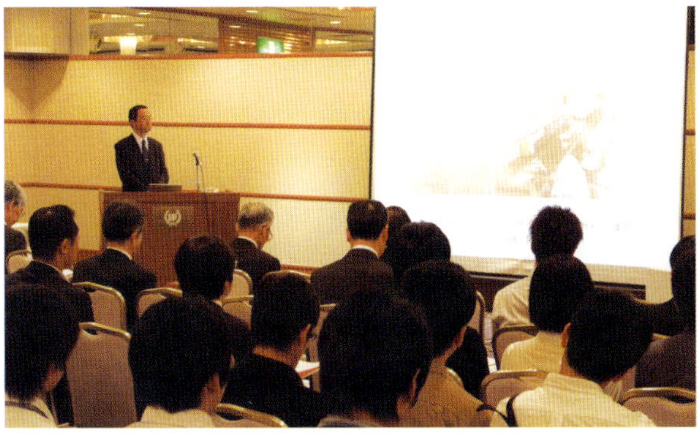

医学教育システム開発センター開所式

そのほか、中心静脈にカテーテルを刺すためのシミュレーション装置、心肺蘇生のためのタブレット用心電図アプリケーションなど、さまざまな教育用装置の開発に努めている。

医師としてノンテクニカルスキルの習得は重要

「数々の教育用装置の開発の本当の理由は、ノンテクニカルスキルという、医師にとって一番大切な、患者さんとのコミュニケーションや医療スタッフとのコミュニケーションを学ぶ時間を少しでも増やしたいからです。安全な医療を提供し、医療事故を防止するためには、このノンテクニカルスキルを体系づけて教えるべきだと思っています」

齋藤さんは、今後、さまざまな教育システムの開発を続けながら、ほかの施設でも使ってもらえる製品として、使い方や評価方法などマニュアル的なソフト面とハード面である装置をパッケージにして広めていきたいと意気軒昂だ。最先端教育システム『会津発→全国行』の実現はそう遠くはない。

PFMシステム（Patient - Flow - Management）

初診患者の「関所」患者支援センター

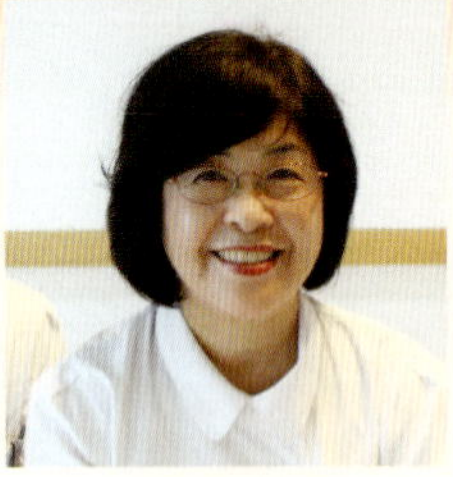

児島《こじま》 由利江《ゆりえ》
会津医療センター附属病院副院長・看護部長

「初診で外来を訪れるとき、患者さんは必ず、患者支援センターの前を通り過ぎます。患者さんにとって『関所』のような場所です（笑）」

会津医療センター副院長で看護部長の児島由利江さんは、そう話す。福島医大附属病院で看護に従事し、病病・病診連携導入を担当した経験があり、同センター PFM の立ち上げを担った。現在、全ての診療科で実施している。統括する部署は患者支援センターだ。

「会津地方は、福島県の中でも著しく高齢化が進んでいる地域ですから、高齢者の看護は重要です。開院当初から切れ目のない看護を心掛けています」

高齢化率が全国平均 26.3%なのに対し、福島県全体で 28.1%と上回り、会津は 31.6%、南会津は 39%とそれを上回る。実に 3 人に 1 人が高齢者ということになる。

「患者さんが来院した時点で問診、血圧、体温の測定を行い、そこで支援が必要かどうかを判断します。患者さんの背景や元気さの度合い、認知面などを聞くと、面接で 1 時間掛かるときもありますが、とてもやりがいがあります。できるだけ早い段階で察知して支援すれば、退院後、地元でケアに当たる方たちにつないでいけます」

そう話すのは、患者支援センター看護師長の秋山まり子さんだ。

患者と家族の教育指導に力を注ぐ

患者支援センターの看護師は 10 人。ワーカー、相談員、連携担当、事務職などを含めると計 23 人だ。看護師はそれぞれ病棟を担当しながら関係者と連携して PFM を遂行している。

午前中は新患患者の問診や入院時オリエンテーションなどを行い、午後は病棟のカンファレンスや家族との面談など大忙しだ。入院中、担当看護師が行う退院時指導は 12 領域 97 種類に及び、退

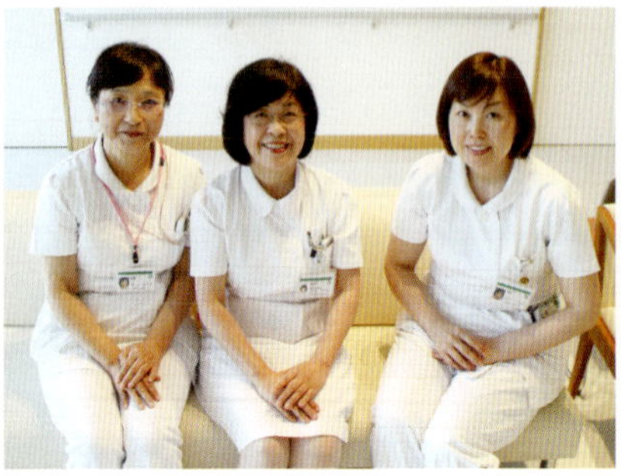

左から　秋山さん、児島さん、柏木さん

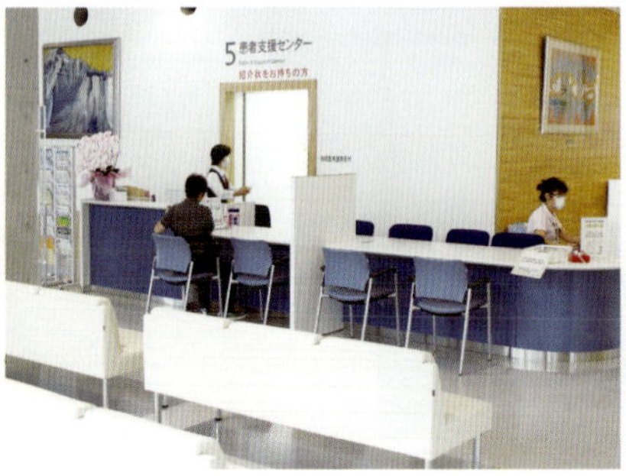

患者支援センター

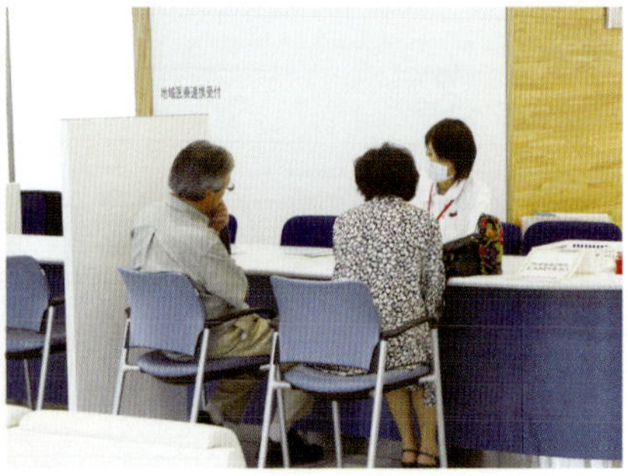

患者との面談

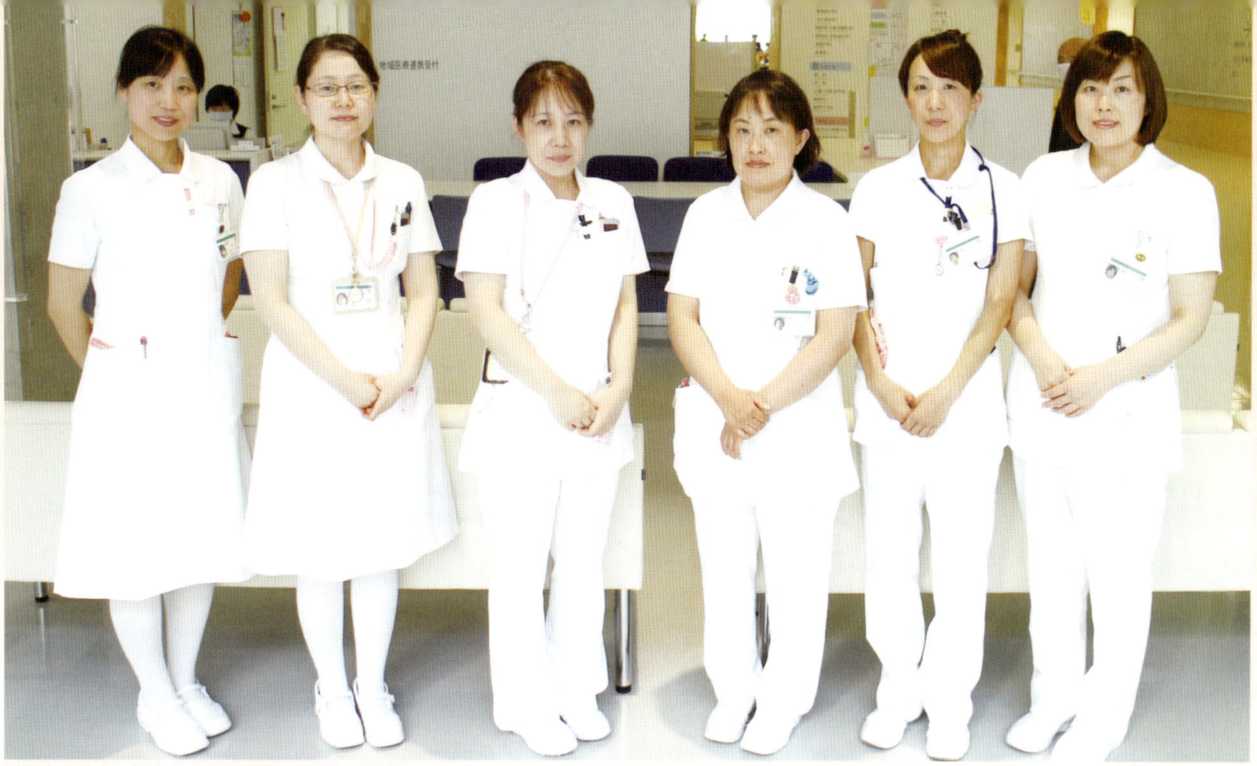

看護専門外来を担当する専門看護師・認定看護師

院後は外来看護師、患者支援センター看護師が引き継いで指導している。

同センターでは健康指導にも力を入れている。「患者さんは生活者として、来院する日の朝まで家で生活していた人です。ですから、家に帰っても同じことを繰り返さないように指導することは重要です。新たな病気をつくらないようにして、病気があってもコントロールして長生きできるようにアドバイスします。そのために地域住民の皆さん、患者さんと家族の健康教育を毎月１回実施し、予約なしで参加できます」（児島さん）

６月には専門看護師・認定看護師が予約制で行う看護専門外来を開設しました。

会津圏内17市町村との連携強化を

児島さんは、今後、院外の地域の看護師を積極的に巻き込んでいこうと考えている。

「うちの専門看護師と認定看護師が手を組んで、会津圏内の 17 市町村を巡ってもらい、訪問看護ステーションが手薄な地域を支援したり、17 市町村の保健師さんたちと当センターが随時連絡がとれる連携システムを作ろうと思います」

東北初の在宅看護専門看護師である柏木久美子さんは「私は、病院から患者さんの自宅に訪問することも必要だと考えています。病院で療養中に関わった看護師が行けば安心しますし、訪問看護とはこういうものだと理解してもらえます。理解して慣れてもらって地域の訪問看護ステーションにつないでいきたいと思います」と話す。

「今の課題はスタッフの増員。7対1看護を維持しながら患者支援センター業務を遂行していくには厳しい。センター看護師には、健康推進者であり、効果や査定がきちんとできる適任者をもっと配置したい」と児島さん。

高齢者への手厚い看護のノウハウを確立させながら、老若男女が安心して利用できる地域密着型の病院づくりを目指している。

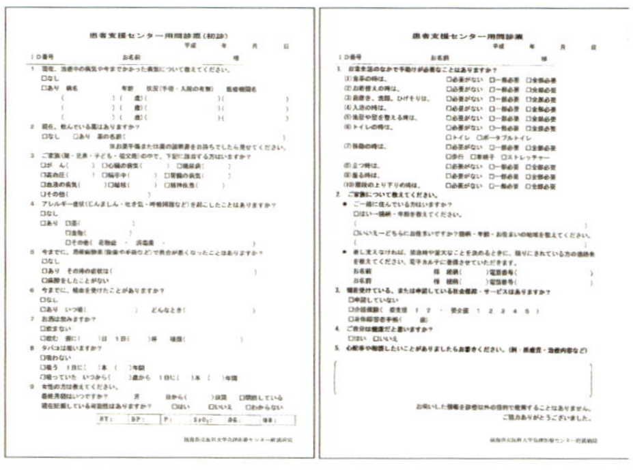

プロファイリング（カルテ）

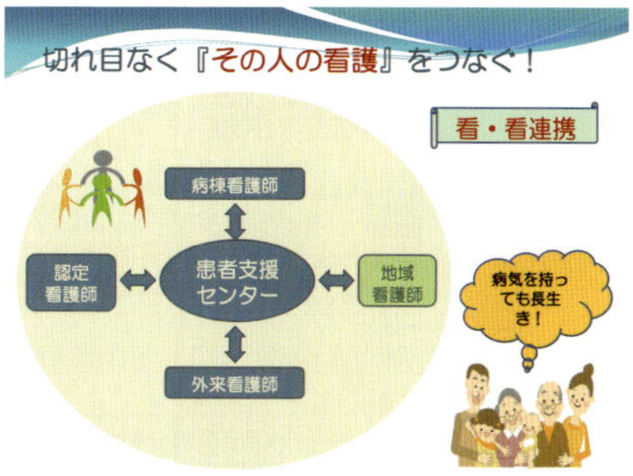

看・看連携の図

最先端内視鏡診断・治療センター①消化器内科

アノテーションシステムは画期的な教育システム

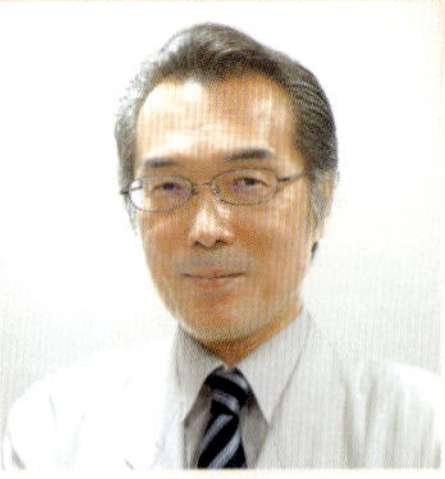

入澤《いりさわ》 篤志《あつし》
消化器内科教授

若い医師の育成と地元への定着は、福島県にとっては喫緊の課題であると同時に、長年の悲願だ。多くのへき地を抱え、地域に根づく医師の育成と定着が最重要課題の会津地方でその役割を担うのが、会津医療センターだ。

会津には全国に誇る先端的な研究や医療システムが数多くあることが多くの人に知られていないようだ。それを県民や研修医に伝えていきたいと話すのは、最先端内視鏡診断・治療センターの消化器内科教授入澤篤志さんだ。同センターは、入澤さん率いる上部消化管（胃・食道）と胆膵《たんすい》を担当する消化器内科と、小腸・大腸・肛門科で構成している。

消化器内科で、まず注目すべきは、アノテーションシステムだ。

「アノテーションシステムは、内視鏡を操作する際に確認するモニター画面に書き込みができます。内視鏡を操作しながら、がんの位置、隣接する臓器や血管の走り方などについて指導医が書き込みをしながら解説できます。研修医はヘッドセットをして別のブースからリアルタイムで指導を受けることができるため、教育システムとしてはかなり画期的です」

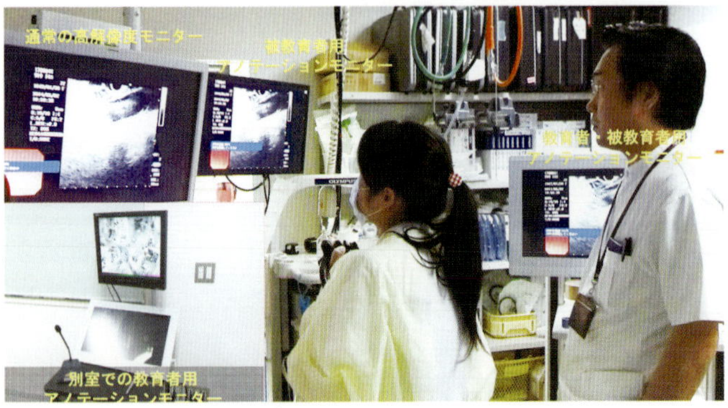

アノテーションシステムの画像

入澤さんはそう説明する。現在、全国ではまだ２か所しか導入していない。臨床に根ざした実践的な教育で手技の上達度は絶対に上がると考えた入澤さんは導入を決めた。研修医にできるだけ施行させるのもポリシーだと入澤さん。

「山本五十六の『やってみせ、言って聞かせて、させてみせ、ほめてやらねば、人は動かじ』の精神です。医師の手技の向上により、患者さんにも利益が還元できると考えています」（入澤さん）

胃のカプセル内視鏡の治験が進行中

もう一つの目玉が、『胃用誘導型カプセル内視鏡システム』の治験だ。

これは磁気による外からの操作により、胃の中を自在に動かすことができるカプセル内視鏡だ。内視鏡検査といえば、口や鼻から内視鏡を挿入し、その不快感に検査を受けるのをちゅうちょする人が多い。現在、40歳以上の検診対象の２割しか受けていないのが現状だ。そんな現状を打破するためにこの治験は、2015（平成27）年２月から開始し９月まで実施している。

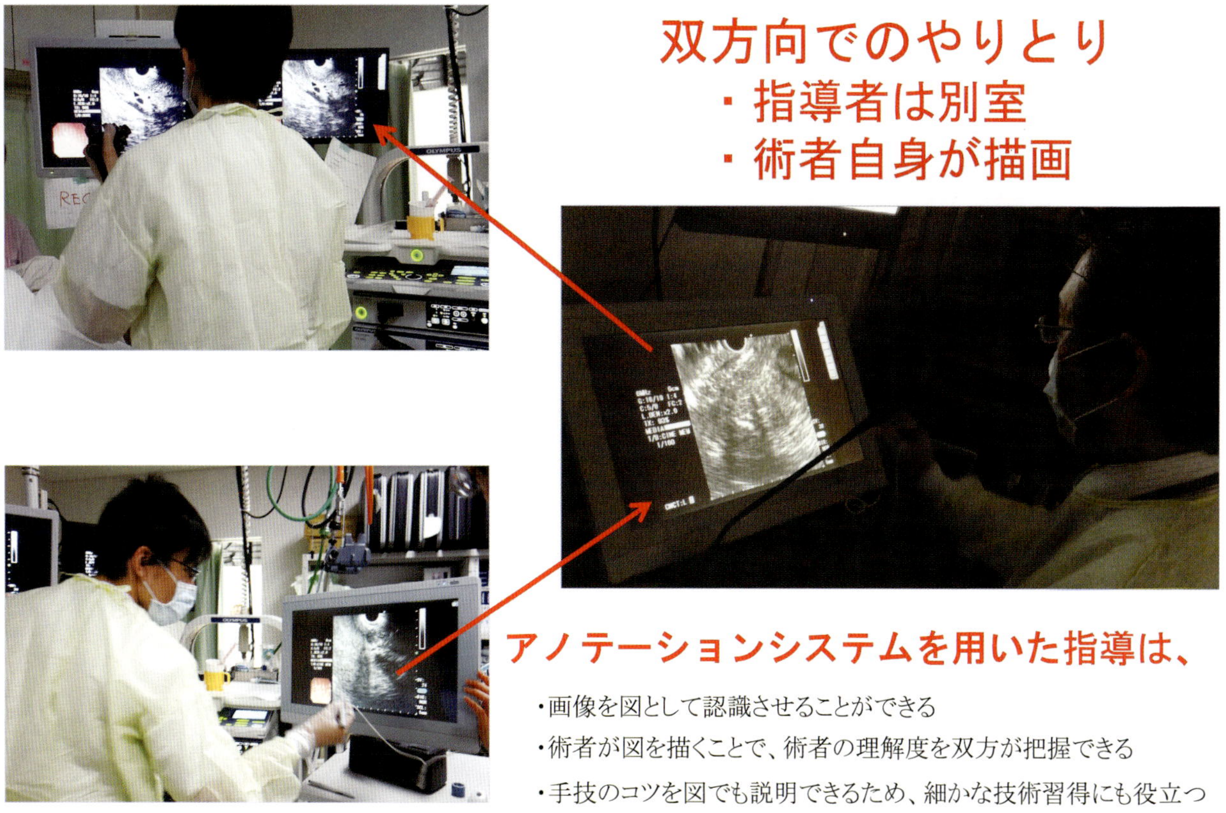

双方向でのやりとり
・指導者は別室
・術者自身が描画
アノテーションシステムを用いた指導は、
・画像を図として認識させることができる
・術者が図を描くことで、術者の理解度を双方が把握できる
・手技のコツを図でも説明できるため、細かな技術習得にも役立つ

アノテーションシステムの研修

慶應義塾大学ほか3施設とともに60例を実施する予定だ。同センターは既に23例を実施した。対象は無症状の40歳以上と胃に病気のある20歳以上の人だ。

「今回は探索的試験ですので、このカプセル内視鏡がんをがんとして認識できるか、カプセルで胃をくまなく診れるかどうかを検証します。次のステップで胃がんの正診率が何%かなどを検証します」

有効性が確認されると、4～5年先には実用化ができそうだという。

会津に居ながらにして世界を見る

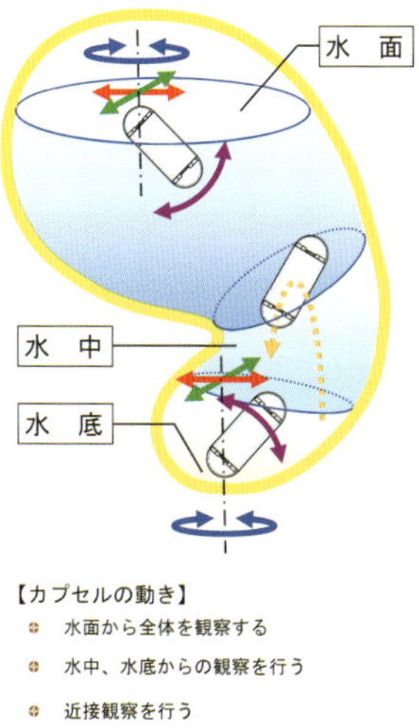

水　面
水　中
水　底
【カプセルの動き】
水面から全体を観察する
水中、水底からの観察を行う
近接観察を行う

胃カプセル内視鏡検査

同科は、ほかにも、超音波内視鏡画像から組織診断を行う機器の開発、世界でもアメリカのサンフランシスコとスペインのセビリアと会津の3か所だけで実施される胃《い》静脈瘤《じょうみゃくりゅう》に対する超音波内視鏡ガイド下コイル治療など、診断、治療で数々の先端的な手技を実践し、さまざまなメーカーと共同で機器の開発にも携わっている。

医師の教育に最大限の力を注ぎ、世界最高の教育システムを構築するというのが入澤さんのコンセプトだ。海外への情報発信と人材の育成にも力を入れ、2015年は中国とインドから3か月ずつ研修医が訪れる。（既に7月からは中国からの留学生が来ています）

「会津に居ながらにして、見ているのは世界という環境をつくりたいんです」

入澤さんの夢はまだまだ広がる。

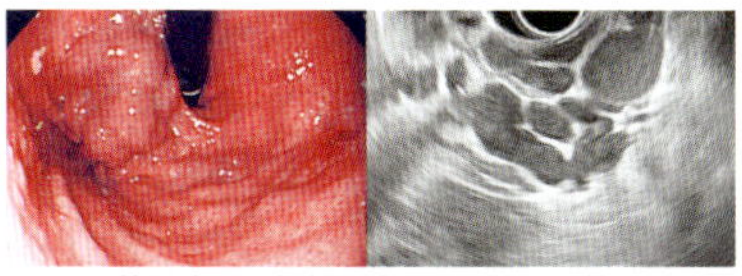

胃静脈瘤の内視鏡写真と超音波内視鏡写真

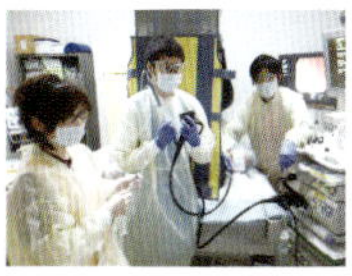

実施風景

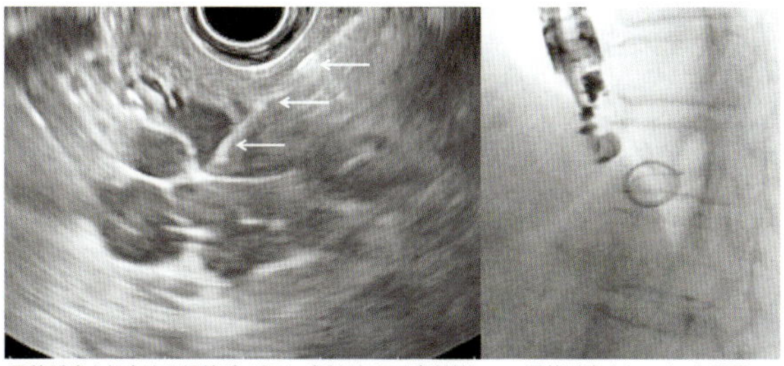

胃静脈瘤を超音波内視鏡ガイド下に穿刺（矢印は穿刺針）　胃静脈瘤内にコイルを留置

超音波内視鏡ガイド下による胃静脈瘤治療画像

最先端内視鏡診断・治療センター②小腸・大腸・肛門科

大腸検査は患者に応じての選択が可能

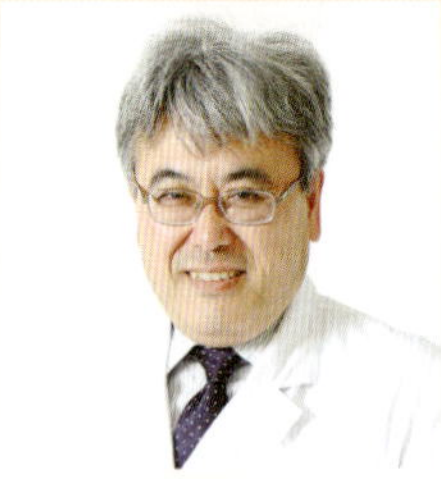

冨樫《とがし》 一智《かずとも》
小腸・大腸・肛門科教授

最先端内視鏡診断・治療センターのもう一方の雄である、下部消化管の部門は、全国的にも珍しい『小腸・大腸・肛門科』という標ぼうを掲げる。

「小腸は、潰瘍性大腸炎やクローン病をはじめとする自己免疫性疾患が関係している重要な臓器です。直腸がんの症状は、痔核の症状と区別がつかないことがよくあります。従って、大腸疾患をトータルで診るためには、小腸と肛門もよく診ないといけません」

そう話すのは、同センター長で同科教授の冨樫一智さんだ。

同科は、外科、内科に加えて放射線科、病理が一体となり、検査から治療まで、首都圏の主要病院に勝るとも劣らない高度な医療を実施している。

「大腸で一番大切なのは大腸内視鏡検査です。当科には、他院で検査ができなくて紹介されてくる、腸が癒着しているような人が訪れます」

冨樫さんたちは、そのような患者にはダブルバルーン内視鏡を選択する。ダブルバルーン内視鏡とは、内視鏡の先端とその外側の筒の先端にバルーン（風船）が装着されており、それを交互に膨らましながら、尺取り虫のように進めて検査する。大腸自体をアコーディオンのように伸び縮みさせることも可能だ。腸が癒着していても、痛みもなく検査が可能だ。もともと小腸の検査で使われ始めたが、現在では大腸の検査にも使われる。

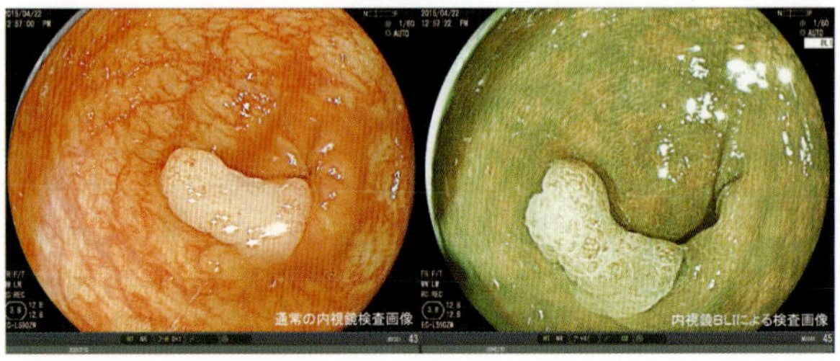

内視鏡 BLI による検査画像

3DCTやカプセル内視鏡など最先端検査法も

昨今注目されているのが、大腸 3DCT 検査だ。同科には、この検査の第一人者である准教授の歌野健一さんがいる。

「大腸 3DCT 検査は、内視鏡を入れずに、CT で撮影した画像データをコンピュータで 3 次元画像

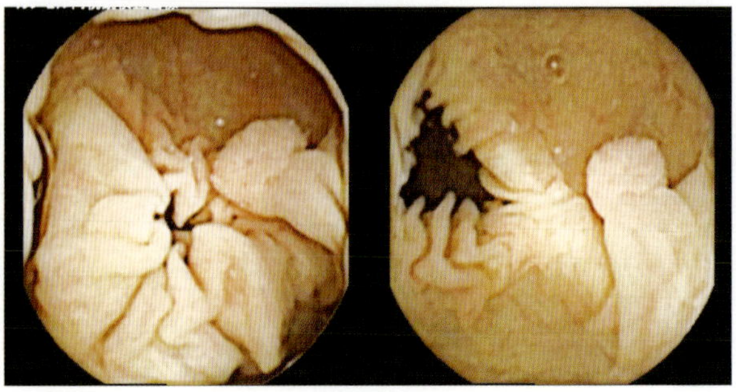

カプセル内視鏡検査画像

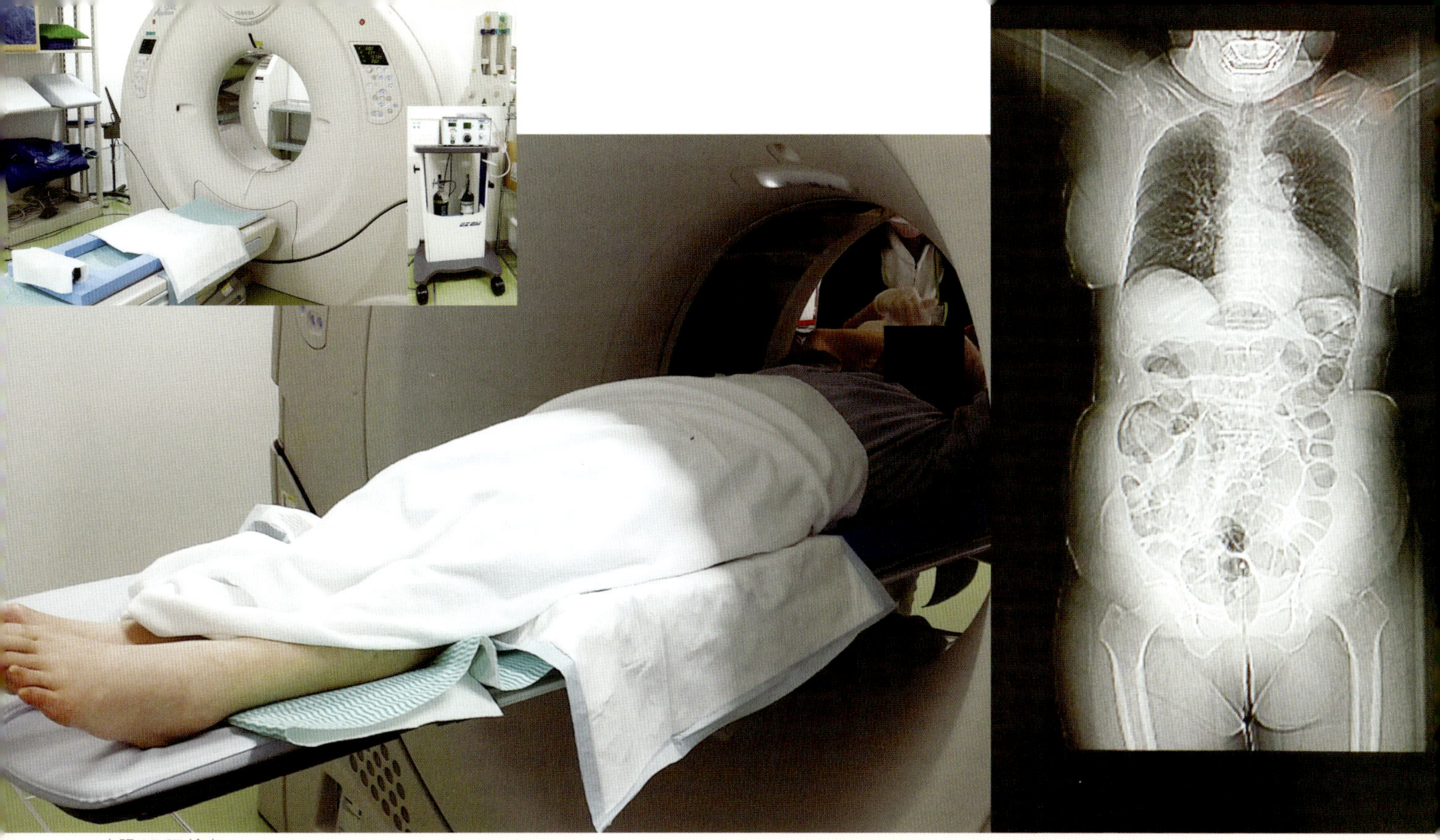

大腸 3DCT 検査

にして内視鏡で診たのと同じように診ることができるのです。下剤の量が 1 リットルと少なくて済み、検査時間も短いため、高齢者の方々にとって体への負担が少ない方法です」（冨樫さん）

また、女性など、大腸内視鏡検査が恥ずかしいという人向けにはカプセル内視鏡がある。2014（平成 26）年 1 月には大腸検査も保険適用になった。

内視鏡検査では、BLI という画像が強調される特徴を持つ内視鏡を採用している。色素を散布しなくとも画像を強調したり、拡大することによって、より微細な部分まで観察し的確な診断ができる。

チーム内の結束固く 高度な医療を提供

治療についても、早期の大腸がんでは、ESD（内視鏡的粘膜下層剥離術）が行われ、外科手術が必要な進行度の場合は、おなかを切らずに 5 か所ほどの孔から内視鏡や手術器具を入れて行う腹腔鏡《ふくくうきょう》手術を実施する。年間で ESD は 50 例、腹腔鏡手術は 100 例が実施されている。

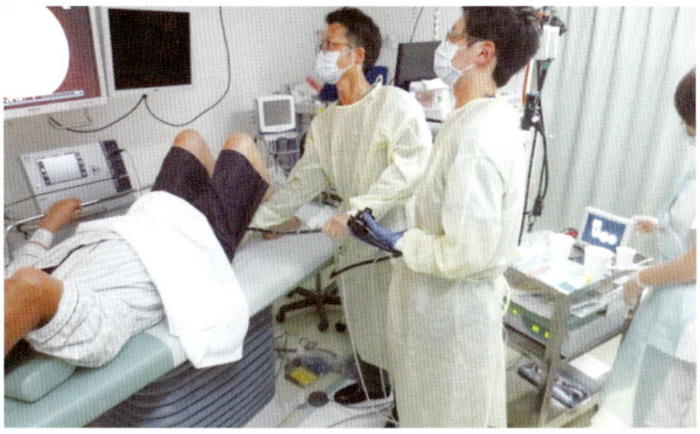

ダブルバルーン内視鏡の検査

チーム全体での治療検討会議では、口角泡を飛ばしての議論も行われている。その結果は内科治療と外科治療のバランスのよさに表れている。チーム内の結束は固い。

科内の結束はもちろん、消化器内科との連携も密であり、検査と治療の選択肢も幅広い、まさに『小さながんセンター』といえる。

「ご高齢の皆さんががんになると東京在住の息子さんや娘さんに促されて、東京の大学病院やがん専門病院で手術を受ける方が多いのですが、我が会津の地元にも全国屈指の最先端治療を受けられる病院があることをぜひ知ってください。また、これから研修を受ける医師の皆さんも、こんな地方でも高度な治療の研修が体験できることを認識していただけると幸いです」

冨樫さんは、胸を張った。

漢方医学

おたね人参は、伝統的な漢方生薬

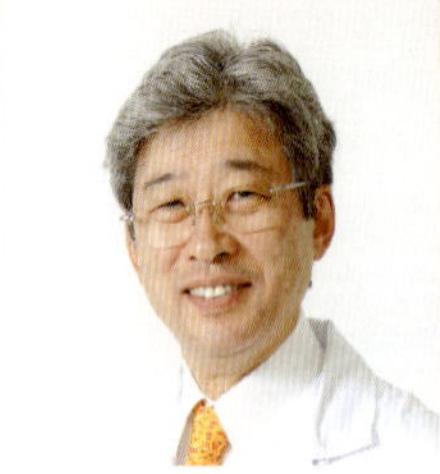

三潴《みつま》 忠道《ただみち》
漢方医学センター教授

おたね人参（薬用人参）が、今、注目されている。高麗人参《こうらいにんじん》、朝鮮人参などともいわれ、漢方の生薬《しょうやく》として古い伝統がある。会津はもともと、このおたね人参の産地として江戸時代から、松平家の御薬園でも栽培されて、技術を大切に伝承してきた。しかし、かつて200戸あった栽培農家は現在わずか10戸ほどに減少してしまった。

ここに目を付けたのが、長年、漢方医療に携わり、漢方を地域医療に役立てるために、会津医療センターに赴任してきた漢方医学センター教授の三潴忠道さんだ。

「人参は、現在、保険適用の148ある漢方製剤のうち、4分の1に含まれています。心窩部のつかえを取り除き、嘔吐《おうと》、下痢、腹痛などの症状に適応して、強壮や精神安定、元気を補うなどの効用があります。有名な漢方薬では、六君子湯、大建中湯、補中益気湯などに含まれています。高齢者医療にも、患者の体にやさしい漢方が必要不可欠です」と三潴さんは話す。

「現在、臨床医の9割は、大なり小なり漢方を処方しています。外科手術の後の痛みや副作用の軽減、体力の回復にも貢献しています。また、免疫系の病気であるリウマチ、強皮症、間質性肺炎などに。また、緩和ケア病棟に入院する人たちの症状を軽減することにも役立ちます」

おたね人参復興は会津の悲願

しかし、現在、我が国の漢方生薬の9割は輸入に頼っているのが実状だ。そのほとんどが中国からの輸入だ。

「（輸入品は）高品質でも、安全性や価格などの問題で実際はなかなか使えません」。しかし将来、良質な漢方薬を安定供給するためには、国産化が必要でしょう」

そこで、おたね人参の復興に取り組んでいる。

「伝統が廃れる一歩手前でなん

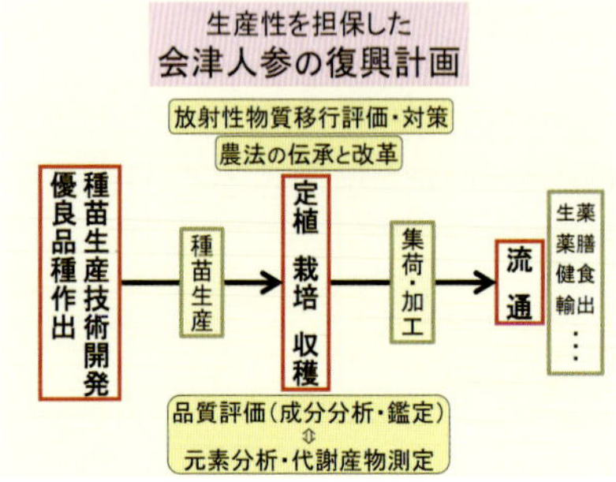

会津人参復興計画フロー図

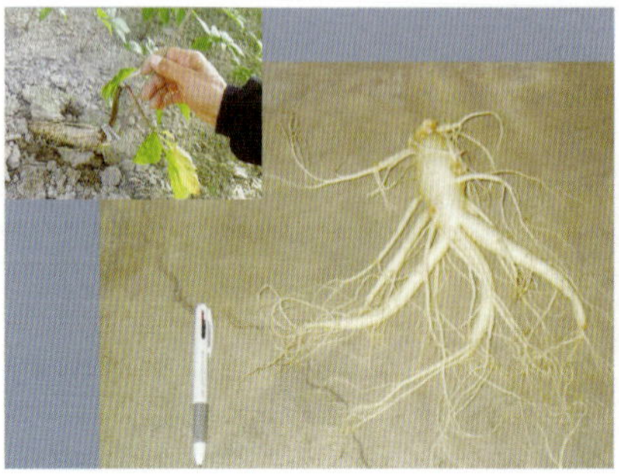

おたね人参

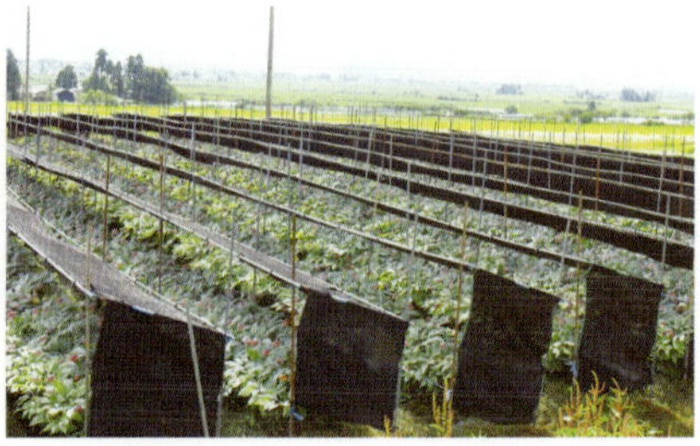

おたね人参の栽培

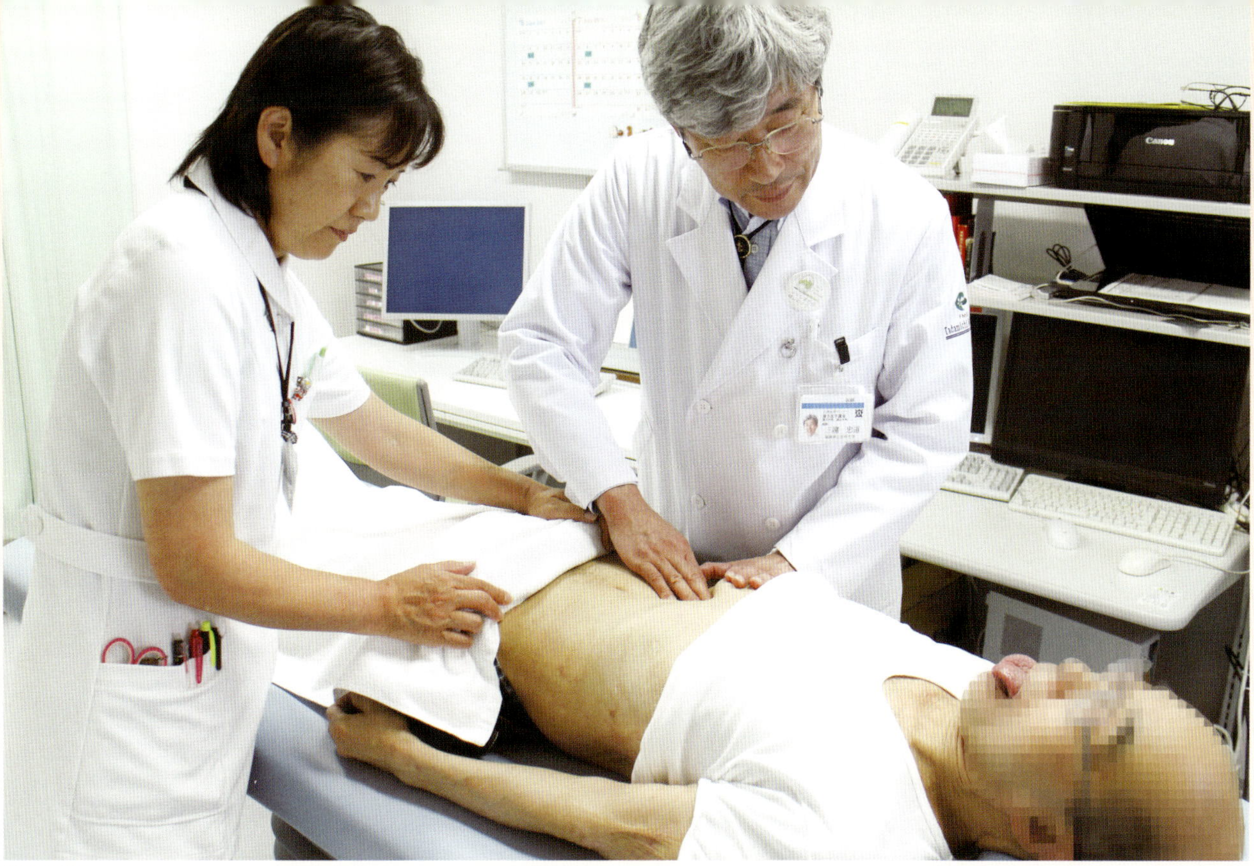

診療の様子

とかしたいと思います。今ならまだ間に合うのです」

三潴さんらは、４年前から、地元で生産された人参を製薬会社に買い取って調製してもらい、治療に活用している。

「もともと、会津産のおたね人参は、海外で高く買ってもらっていました。そこで５、６年の歳月をかけ立派なものを作って輸出していたのです。ところが、農家の高齢化や原発の問題もあり、現在は厳しい状況です。この点については少し時間がかかりそうですが、その間にやっておくべき課題は、年間を通じての安定供給です。園芸学の技術で栽培期間を短縮したり、良質で栽培しやすい品種の開発をし、生産の効率化や流通ルートを

人参含有 **漢方製剤の生産及び輸入金額（３社以上生産品）** 単位：千円

処方名	2012年	前年比
補中益気湯	8,062,002	96.1%
大建中湯	―	―
柴苓湯	―	―
六君子湯	6,779,323	107.3%
麦門冬湯	4,291,012	97.9%
十全大補湯	1,948,651	101.0%
柴朴湯	―	―
釣藤散	―	―

漢方製剤等の生産動態（2012年）　日本漢方生薬製剤協会・編

人参が含まれる代表的な漢方製剤

確立するなど、そこまで考える必要があります」

薬膳健康食品や成分抽出による化粧品、ドリンク剤など、多面的展開も必要だと三潴さんは強調する。

会津発の生薬が全国に広まる日を夢見る

「私たちは、医療用のものを安定的に供給してもらえればいいわけですが、せっかくの地元・会津産の人参ですから、地域の産業振興に対しても一役買って、何かお手伝いができればと考えています」

人参についての効果は、1990年頃までいくつもの動物実験で、さまざまな知見があがり、科学的根拠を裏付けようという機運があった。

三潴さん自身も、最初の研究論文は人参だったことに最近気づき、浅からぬ縁を感じている。

「今後は、県直轄のプロジェクトにしてもらって、農学者、薬物学者、農家、流通のプロなどの総力を結集していただけるのが理想です。そして、明日の福島の発展のためにも、ぜひ、おたね人参の復興を県民の皆さんにも認識してもらい、応援していただければと思います」

会津発の生薬が全国に広まる日を、三潴さんは夢見る。

パート2 会津医療センター附属病院

診療科の最新治療

総《そう》合《ごう》内《ない》科《か》

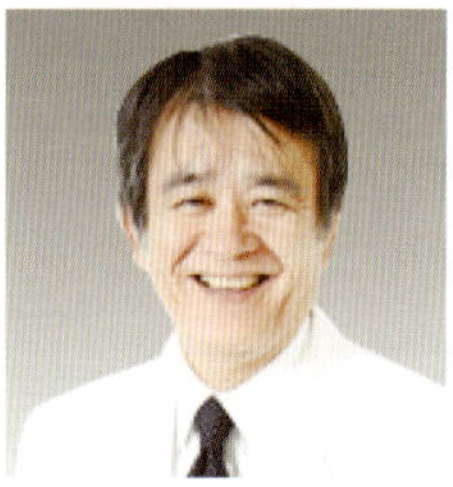

鈴木《すずき》 啓二《けいじ》 教授

総合内科の役割

多分野にわたって診療

年々高度化されてきた医療は、専門細分化も進んでいます。

当センターの初診の患者さんは、受付の際に受診する診療科が明確な場合は、スムーズに目的の診療科に案内されますが、どこの診療科を受診していいのか迷う患者さんも多くいます。そのような場合、内科系の疾患と考えられれば、ほとんどは総合内科へ案内します。また、複数の専門科にわたるような患者さんの場合も、総合内科で一元的に診療することがあります。救急室を経由して総合内科受診となる患者さんも数多くいます。

実際に、当センターの内科系初診患者さんの40%が総合内科を受診しています。さらに紹介状を持たない内科系初診患者さんの73%が総合内科を受診しています。

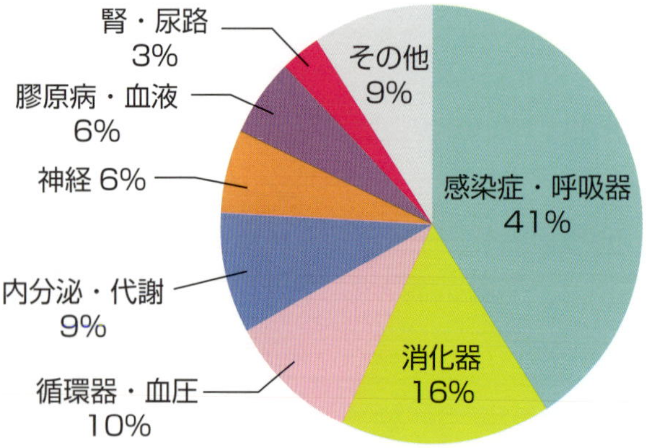

総合内科の入院患者の疾患分野（2014 年度）

当センターは高度な専門的医療をめざして取り組んでいます。しかし、専門診療科にマッチしない患者さんや複数の疾患を併発している患者さん、さらに診断が確定せず、どの分野の疾患なのか不明な患者さんたちの診療を担う総合内科の役割は重要です。

グラフは、2014（平成 26）年度の総合内科の入院患者さんの疾患分野（主病）の内訳です。多分野にわたって診療していることが分かります。

不明熱の診療

困難な確定診断

総合内科の診療を象徴するのが「不明熱」の患者さんの診療でしょう。

不明熱の定義は①発熱の持続期間が 3 週間以上ある ② 38.3℃以上の発熱が経過中に数回以上ある ③ 1 週間の入院精査でも原因が分からないもの——となっています。不明熱をきたす疾患として感染症や膠原病《こうげんびょう》、血管炎症候群などの非感染性炎症性疾患、悪性腫瘍《あくせいしゅよう》などが多いのですが、診断を確定するのは容易ではありません。

診断に至るまでの過程で最初に行うのが丁寧な病歴の聞き取りです。患者さんの年齢、性別、職業、基礎疾患、ペット飼育の有無、薬剤（サプリメントも含む）服用歴、生活環境、海外旅行歴などを考慮して、可能性のある疾患を念頭においた病歴の聴取を行います。症状の聴取にあたって、全身

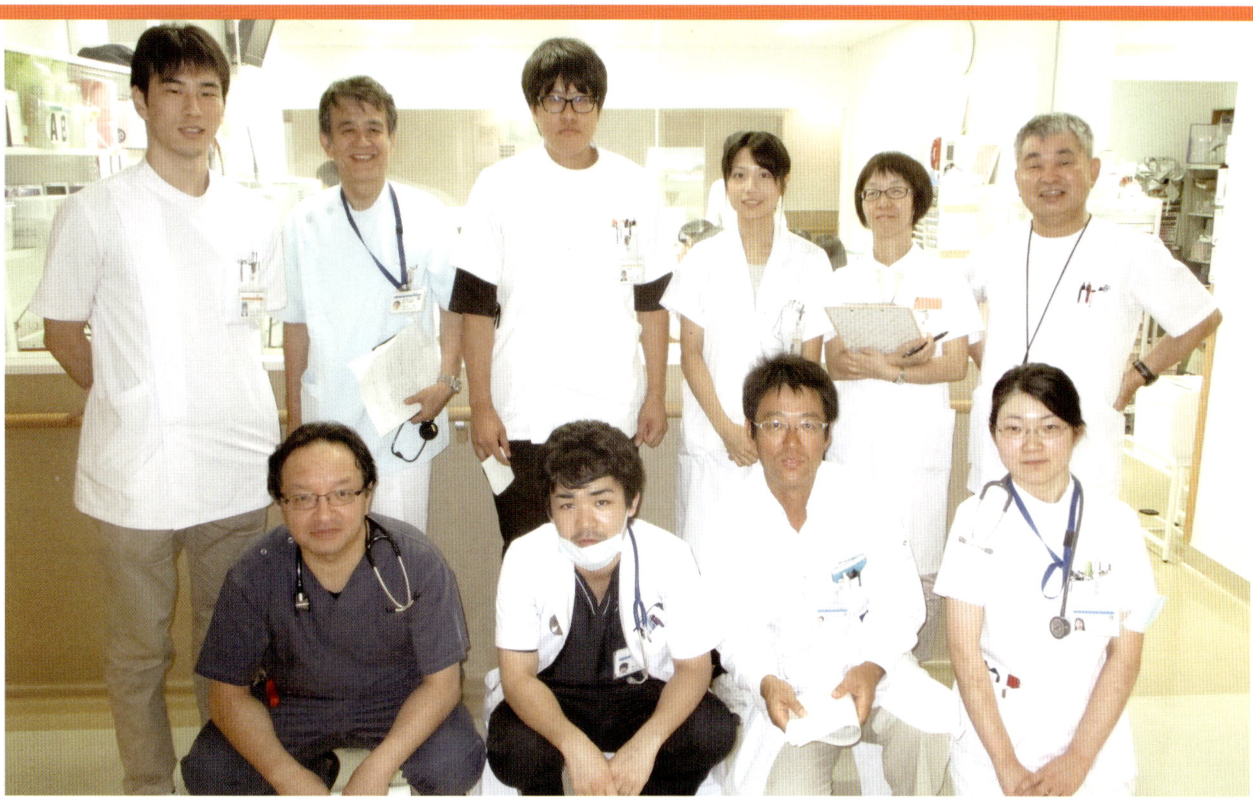

総合内科スタッフ

症状のほかに、頭頸部《とうけいぶ》、胸部、腹部、泌尿生殖器、四肢関節、神経系などを系統的に聞き取る review《レビュー》 of systems《オブ システム》 が有効です。後に気付いたことが出てくれば何度でも聴取することが大切です。

次に身体診察を行います。全身の診察を行うことでリンパ節腫脹《しゅちょう》の有無、皮疹《ひしん》の有無、心雑音の有無、肝臓《かんぞう》や脾臓《ひぞう》の腫大《しゅだい》の有無などを観察します。経過中に新たな徴候が現れることもあり、全身の診察を繰り返す必要があります。そして、臨床検査・画像診断・細菌学的検査などを行い診断を確定していきます。

患者さんと共に苦労しながら確定診断ができたときの達成感と、患者さんが治療で良くなる姿を見る喜びは格別です。

2013 年 5 月に当センターが開院してから現在までに、総合内科で 15 例の不明熱の患者さんを診療しました。診断のついた方が 12 人、つかなかった方が 3 人でした。診断の内訳は感染症が 6 例、非感染性炎症（膠原病・血管炎など）が 5 例、悪性腫瘍が 1 例、不明が 3 例でした。

終わりに

臨床力をつける

以上のように不明熱の診療を紹介しましたが、診断に至る診療プロセス（臨床推論）は、そのほかの疾患にも共通します。患者さんの訴えに丁寧に耳を傾け、考えられる疾患を念頭においた病歴を聞き取り、全身の注意深い診察を行う。その上で必要な検査を行って確定診断に迫っていく。このような経験の積み重ねが「臨床の力」をつけていくことになります。当科では「臨床推論を究める」を各自の目標、チームの目標としています。

総合内科における不明熱患者 15 例の最終診断（2013.5 ～ 2015.7）

診断名	症例数
感染症	6 例
非感染性炎症（膠原病・血管炎など）	5 例
悪性腫瘍	1 例
不明	3 例

当科での主な治療

総合内科の特徴として、診断の確定していない患者さんを診察する機会が多いです。

発熱、食欲不振、動悸《どうき》、息切れ、咳《せき》、めまい、痛み、浮腫《ふしゅ》など多様な訴えで受診される患者さんの診断を行い、適切な治療を行います。専門科の紹介が必要な場合は、各専門科と連携を取って対処しています。

漢方内科・漢方外科　本格的な漢方で難病を治療

漢方診療《かんぽうしんりょう》

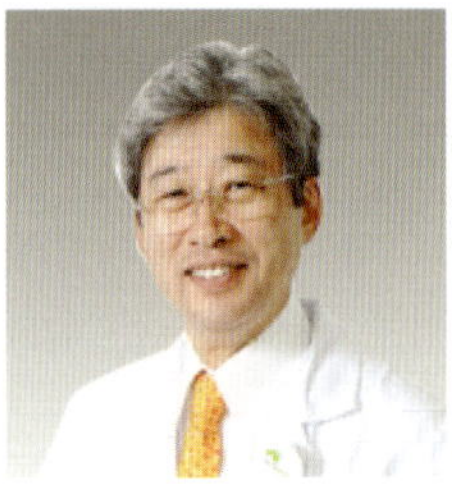

三潴《みつま》 忠道《ただみち》 教授

漢方とは

注目されてきた伝統医学の活用

古代中国から伝来した医学が、1500 年の時を経て変化し、日本の伝統医学「漢方」となりました。漢方には湯液《とうえき》（薬物治療《やくぶつちりょう》）だけではなく、鍼灸《しんきゅう》（鍼《はり》や灸《きゅう》を使う）治療があります。

江戸時代までは、この漢方が日本の医療を支えてきましたが、明治以降は国の方針で医療現場から遠ざけられました。しかし湯液（漢方薬）も鍼灸も、西洋医学中心の現代医療の中で、再びその有効性が注目されています。

現在の日本の医療はほとんどが健康保険制度で実施されています。1976（昭和51）年に漢方製剤（漢方薬の顆粒《かりゅう》や錠剤など）が保険で使えるようになりました。2002（平成 14）年には医学部教育で漢方が必修になりました。しかし、鍼灸は健康保険診療がほんの一部しか認められていません。

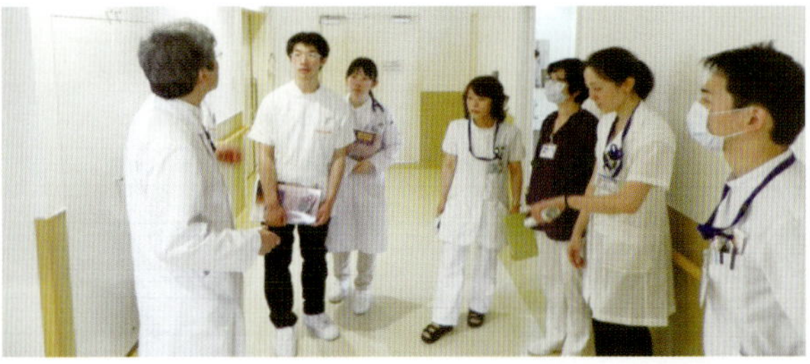

病棟回診／医師、鍼灸師、薬剤師、学生（研修生）が一緒に回診

当センターは、地域医療の拠点としての使命から、漢方医学講座を設け、入院・外来患者さんを対象に本格的な漢方診療を行っています。附属病院では湯液診療担当の漢方内科を開設、鍼灸は漢方外科で入院診療を行っています。鍼灸外来は附属研究所鍼灸部が担当しますが、制度上、原則として自費診療（健康保険が使えない）となっています。

漢方診療が適応になるのは、難病など現代医学（西洋医学）だけでは十分な満足が得られない、次のようなケースが考えられます。

漢方診療の適応

1. 現代医学で十分満足な治療効果がない。
2. 西洋医学が有効だが、副作用で困っている。
3. 診断が不明で、治療方法がない。
4. 診断はついたが、十分な治療方法がない。

漢方診療の特徴と当センターにおける方針

1. 全身状態を診て治療するため、関係ないと思われる症状や事柄も教えていただきます。
2. 全身の病的なバランスを整える治療なので、思わぬ良い効果（副産物）もあり得ます。
3. 必要に応じて検査も行います。
4. 西洋医学的な治療や他科との併診も行います。
5. 入院診療をお勧めすることがあります。

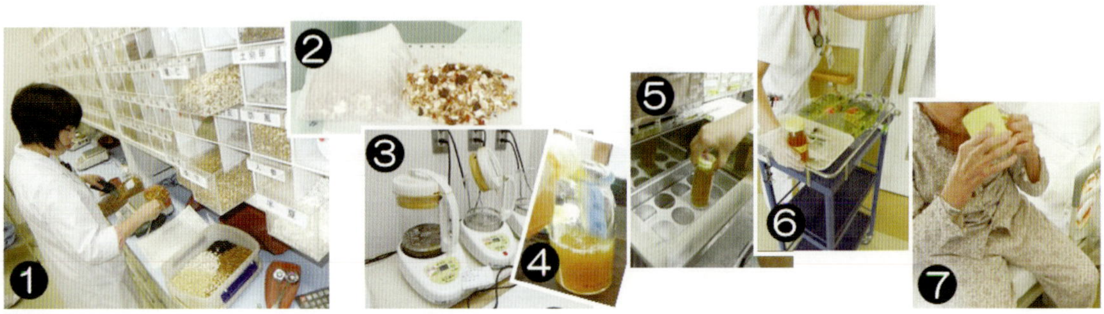

調剤から服用まで①生薬を調合し②１日量を③煎じ④１回分を⑤温め⑥病室に運び⑦服用

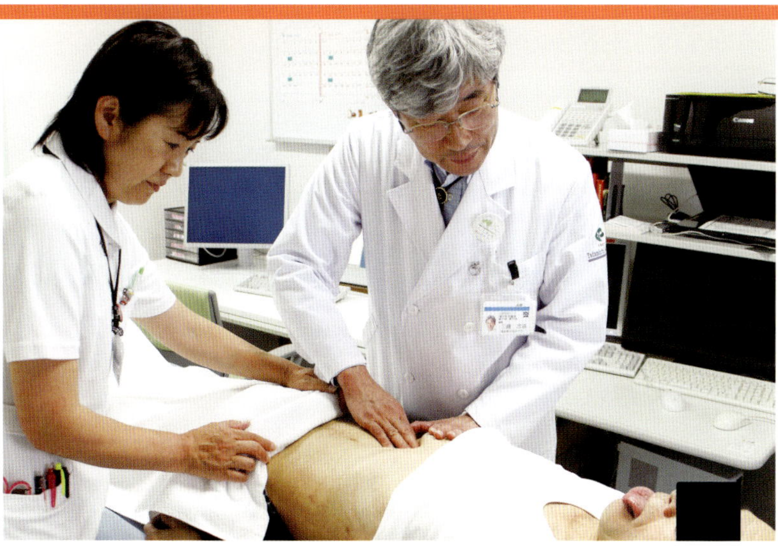

漢方の診察／脈や舌、腹部などの診察は漢方独特

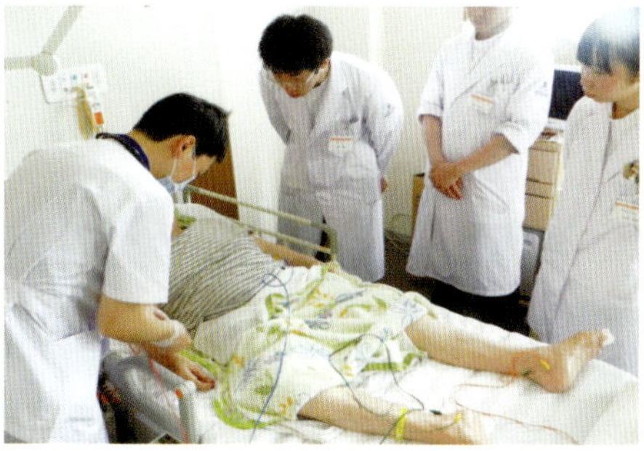

鍼灸診療／実習の学生とともに入院患者さんを治療中

6．漢方を今後の日本の医療に活かすため、学生や医師、鍼灸師の教育や研修にも積極的に取り組んでいます。

漢方内科

湯液（漢方薬）診療の実際
生薬を使った入院診療を重視

漢方薬の原料は、植物（根、草、実、木の皮）を中心に、鉱物などに手を加えた、生薬《しょうやく》です。生薬を一定の割合で混ぜ、煎《せん》じ（水で煮詰め）てカスをこした液体が漢方薬です。例えば葛根湯《かっこんとう》は、葛《くず》の根を中心に７種類の生薬を煎じた薬です。液体なので「湯《とう》」が付きます。これをインスタントコーヒーのように乾燥したものが、よく目にする漢方製剤（顆粒や錠剤など）です。漢方薬にはこのほかに生薬の粉末を混ぜ合わせた「散《さん》」、粉末を丸めた「丸《がん》」があり、院内の薬局（専門の漢方調剤室）でも調整しています。

当科は、漢方製剤も使いますが、入院の必要な難病や重症の患者さんにも対応するため、本来の生薬を用いた診療を重視しています。

漢方外科（入院鍼灸）

医師教育や高い能力を持つ鍼灸師を育成

鍼灸は鍼や灸を使って、体にある 360 か所にも及ぶ経穴《けいけつ》（つぼ）に対して微細な刺激を与えることで、生理学的な反応を利用して、体と心に働きかけ、人間が本来持っている自然治癒力を高めていく治療です。

近年、鍼灸治療の効果や作用について現代科学の視点からも徐々に解明が進み、痛みの緩和をはじめ、難治性疾患への応用が始まっています。当科の取り組みは、多様な疾病に対して鍼灸治療を行っています。例えば、症状の軽減が見られず退院が難しくなっている患者さん、がん患者さんの緩和ケアの一環としても鍼灸治療を行っています。

教育にも力を入れています。鍼灸の技能を身につけたい医師に対して基礎から学べる環境を提供し、高度な医療に対応できる鍼灸師の教育体制も整えています。

研究面では、他の診療科とも連携して研究活動を行っており、国からの研究費も得ています。

当科での主な治療

- **膠原病関連**／強皮症、関節リウマチ、ベーチェット病、シェーグレン症候群、リウマチ性多発筋痛症、線維筋痛症
- **筋・関節・神経疾患**／変形性関節症、腰痛、神経痛、化学療法や術後の知覚異常、脳血管障害後遺症、パーキンソン病
- **呼吸器疾患**／喘息《ぜんそく》、慢性閉塞性肺疾患、肺線維症
- **婦人科関連**／月経困難症、月経前症候群、更年期障害、産前産後の不調
- **皮膚疾患**／アトピー性皮膚炎、尋常性乾癬《じんじょうせいかんせん》、慢性蕁麻疹
- **悪性腫瘍関連**／緩和ケアにおける種々の愁訴改善
- **精神神経関連**／気分障害、抑うつ状態、不安症状
- **その他**／消化器愁訴、冷え症など

循環器内科　会津地域の心臓血管病治療の拠点

循《じゅん》環《かん》器《き》疾《しっ》患《かん》

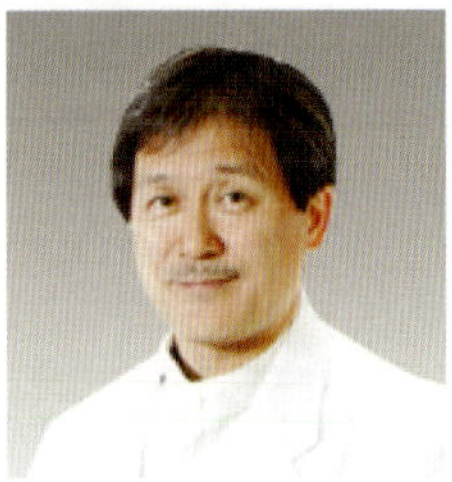

鶴谷《つるや》 善夫《よしお》 教授

はじめに

幅広い診療範囲

　循環器内科の診療範囲は幅広く、対象となる主な疾患は次の通りです。

1．虚血性心疾患・動脈硬化性疾患／狭心症や心筋梗塞《しんきんこうそく》という冠動脈の動脈硬化が原因として起こる虚血性心疾患（労作で胸が苦しくなる、などが症状）、同様に下肢動脈の動脈硬化が原因で起こる閉塞性《へいそくせい》動脈硬化症（長く歩くと足が痛くなる、などが症状）があります。

2．不整脈／脈拍が速くなる頻脈性不整脈（動悸《どうき》、胸部違和感などが症状）、反対に脈拍が遅くなる徐脈性不整脈（めまい、息切れなどが症状）。

3．高血圧／本態性高血圧症という最もありふれたものから、二次性高血圧という血圧を上げる原因が隠れている場合があります。

4．心不全／上記の疾患や弁膜症、心筋そのものが原因で起きてきます。程度の差はあれ、心臓に負担がかかっているという状態です。

5．その他／肺の血管が詰まる肺塞栓症《はいそくせんしょう》、静脈の血管が詰まる静脈血栓症などがあります。睡眠時無呼吸症候群は循環器疾患との関連が深く、適切な治療が必要です。

診療体制・診療内容

循環器内科のすべての疾患に対応

　当科は前記の疾患のすべてに対応できる検査・治療体制を整えています。

1．虚血性心疾患・動脈硬化性疾患／診断のためには、CT（コンピュータ断層撮影）が有効性を増しています。そのためカテーテルを使用しなくても正確な診断ができます。動脈硬化がひどく血管の治療が必要な場合は、ステント治療という方法で行います。

2．不整脈／頻脈性不整脈の代表は、心房細動、発作性頻拍症という疾患です。薬物治療やカテーテルアブレーションという高度医療などから適切な治療法を選択します。徐脈性不整脈の代表は、洞不全症候群と房室ブロックがあります。必要な治療はペースメーカーの植え込み術です。

3．高血圧／糖尿病・代謝・腎臓内科と協力し、二次性高血圧の診断、治療も行っています。

4．心不全／適切な薬物治療、生活習慣の改善が基本的治療です。重症の心不全の患者さんは、さらに高度な治療が必要になります。

5．その他／静脈系の疾患は薬物治療で対応できることがほとんどです。睡眠時無呼吸症候群については専門の医師が対応しています。

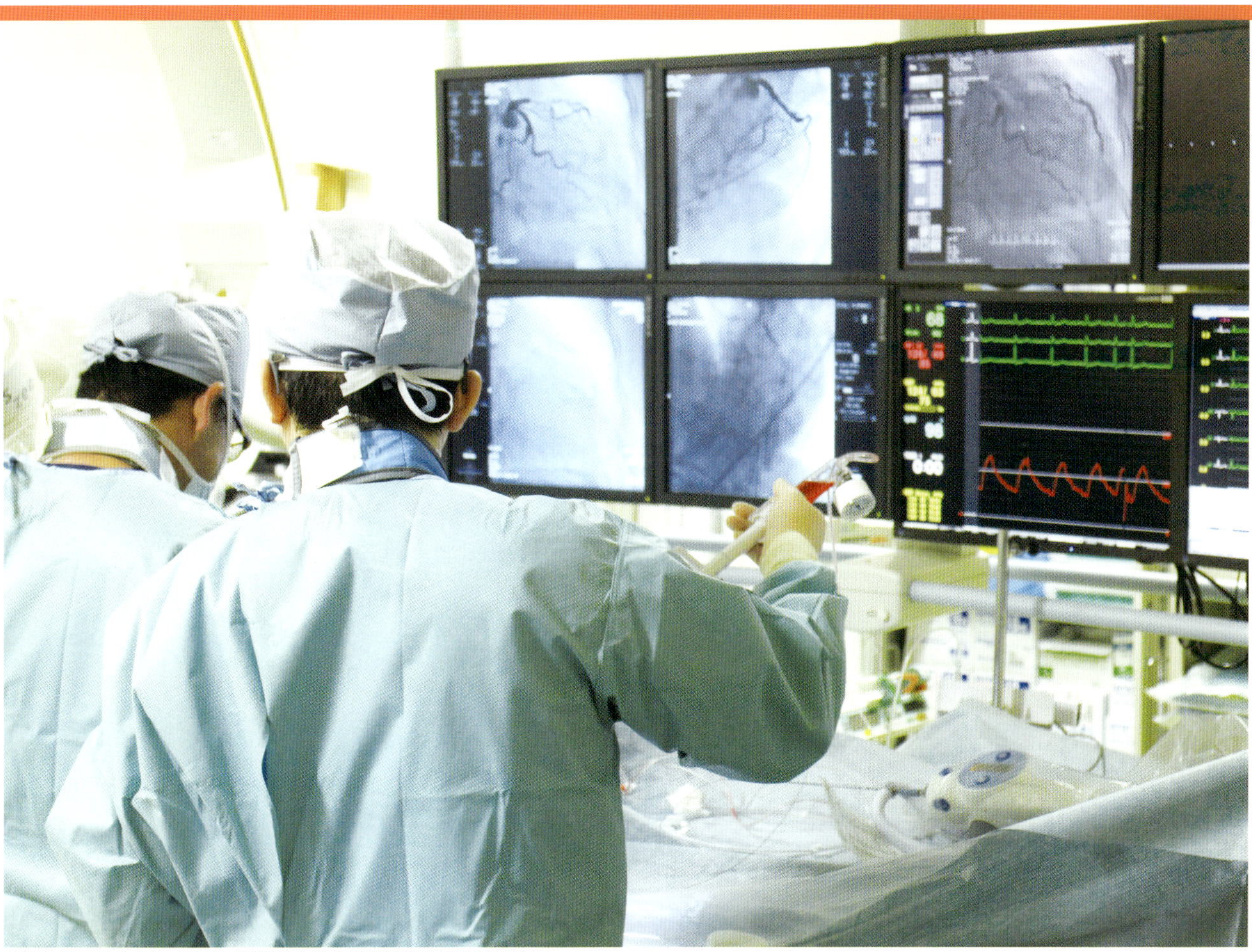

心臓カテーテル室での治療／動脈硬化性疾患や頻脈性不整脈を治療

当科の特徴

不整脈治療の充実

上記の疾患について、当科で特に取り組んでいる治療をご紹介します。

当科は、2013（平成25）年に開設、不整脈治療の充実に努めています。

頻脈性不整脈という疾患は、薬物治療を行っても効果が完全ではない場合が多く、根治治療はカテーテルアブレーションという高度医療を行います。これは頻脈の原因になっている余剰な部分を高周波通電という方法で治療するもので、近年の機器の進歩によって難しい不整脈も治療が可能になっています。当科は、発作性頻拍症、発作性心房細動、発作性心房粗動などの疾患を、最新の診断機器の使用を併用して治療しています。

徐脈性不整脈の治療は、ペースメーカー治療が一般的に普及しています。ペースメーカーを植え込まれた患者さんは定期的に通院が必要なので、例えば生活圏が広く、降雪量の多い会津地方では、通院が難しいこともあります。こうした問題を解消するため当科は、ホームモニタリングという方法で通院しなくてもペースメーカーの状態を観察することで、なるべく通院回数を減らせるような体制を取っています。

おわりに

医師の育成にも取り組む

当センターは先進高度医療が必要な場合は福島医大附属病院と連携を取っています。また、教育機関として将来の医療を担う学生、医師の育成にも取り組んでいます。

心房細動の治療

心房細動は、不整脈の中で最も多く見られる疾患で、高齢化とともに今後も増え続けるといわれています。動悸症状、息切れのほか、脳塞栓という重篤な脳梗塞を起こすことがあり適切な治療が重要です。症状がはっきりせず、いつの間にか心房細動になっているケースもあり早期発見が重要です。カテーテルアブレーションで治癒をめざす、薬物治療（抗凝固薬）で脳塞栓を予防するなど、病状に適応した治療を選択する必要があります。

血液内科　抗体医薬や分子標的療法の進歩

造《ぞう》血《けっ》器《き》腫《しゅ》瘍《よう》の化《か》学《がく》療《りょう》法《ほう》

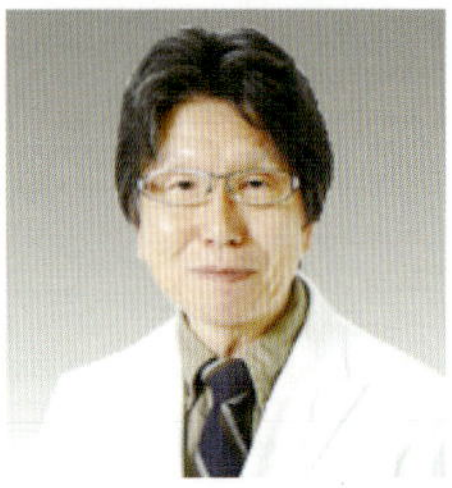

大《おお》田《た》 雅嗣《まさつぐ》 教授

血液内科開設

会津地方、唯一

当センターの血液内科診療は 2010（平成 22）年４月、旧福島県立会津総合病院内に開設、会津地域唯一の血液内科です。2015 年６月末現在、診療した新規の患者さんは 1600 人を超えました。

新病院は４階北病棟に無菌個室２床、無菌４床室２室を備え、常に約 30 人の入院患者さんを医師、看護師、薬剤師、栄養士、検査技師、理学療法士、緩和ケア、地域連携のスタッフたちとともにチームを組み、連日、早朝からカンファランスを実施、治療方針を検討しています。

当科では、発症から寛解《かんかい》、治癒…再発、再燃、そして転帰まで、患者さんの命、心を受け止めて診療を行っています。患者さんの内訳は、造血器腫瘍が 68%、非腫瘍性疾患が 32% です。造血器腫瘍では悪性リンパ腫が 40% と最も多く、白血病 16%、骨髄異形成症候群 15%、多発性骨髄腫 14%、慢性骨髄増殖性腫瘍 15% となっています。

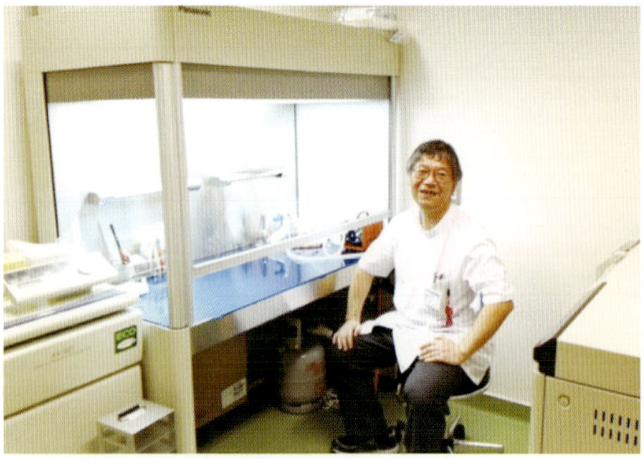

幹細胞検査室

悪性リンパ腫

大幅に患者が増加

悪性リンパ腫は年齢とともに発症頻度が増えています。会津地域は高齢化が著しく、悪性リンパ腫の患者さんは年々大幅に増えています。

高齢者に対する化学療法は、患者さんの ADL（食事、更衣、入浴などの日常生活動作）、各臓器機能（心、肺、肝、腎臓、脳神経系など）、運動能力、認識力などを考慮して、生活の質（QOL）を落とさないよう注意しながら慎重に行っています。最近では、がん細胞を標的とする抗体医薬による治療が進歩してきました。

一方、体力があり、薬物療法に十分耐えられると判断した場合は、積極的に治癒をめざして治療し、必要と判断した場合は、自《じ》家《か》末梢血幹細胞《まっしょうけつかんさいぼう》移《い》植《しょく》を行っています。

白血病

分子標的療法を施行

白血病は急性と慢性、それぞれに骨髄性、リンパ性があり、さらに細かく分類されます。分子遺伝学的解析が進歩し、分子標的療法が可能な白血病があります。慢性骨髄性白血病では bcr/abl キメラ遺伝子異常が特異的にある場合、開発された

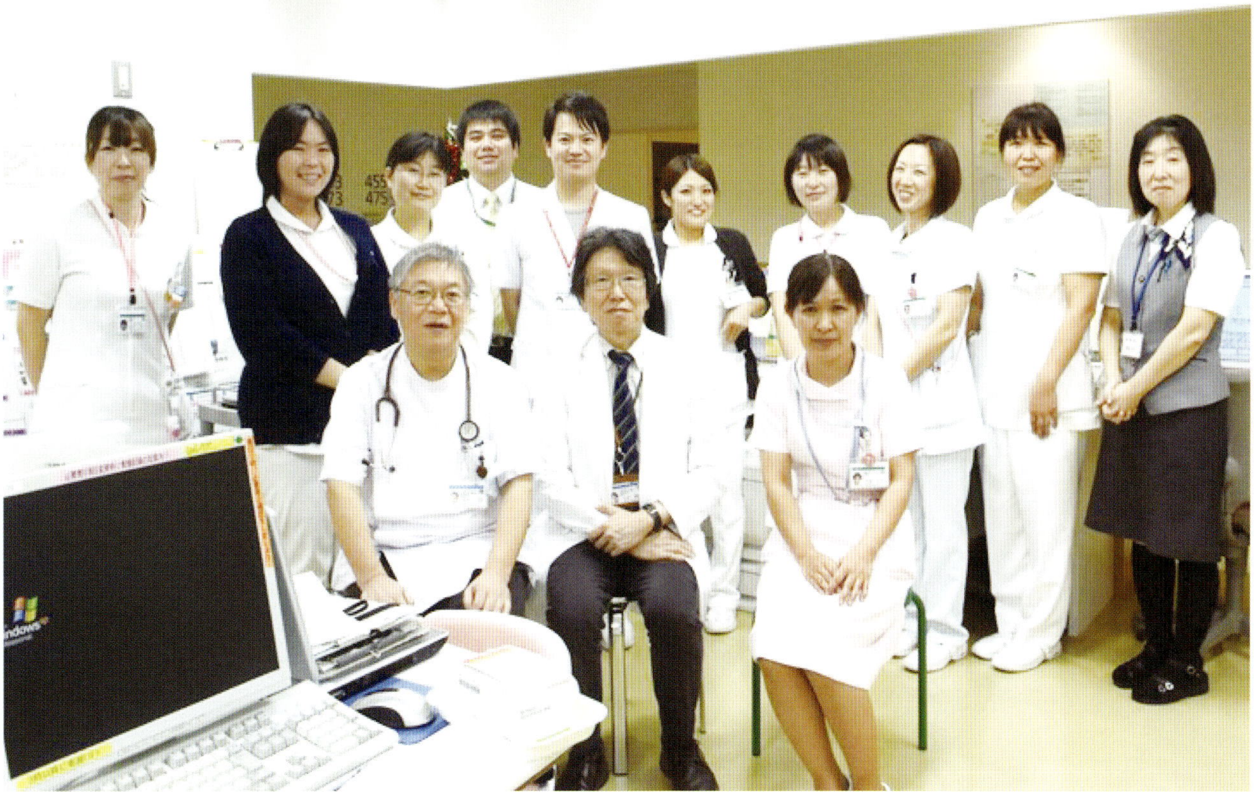

血液内科スタッフ

チロシンキナーゼ阻害薬が極めて有効です。急性前骨髄球性白血病では PML/RAR α キメラ遺伝子異常が特異的にある場合、ATRA（オールトランスレチノイン酸）が極めて有効です。

一方、予後不良因子を持った白血病は通常の治療では治癒が難しく、積極的に同種造血幹細胞移植を治療方針とし、福島医大附属病院の血液内科で移植療法を行っています。

多《た》発《はつ》性《せい》骨《こつ》髄《ずい》腫《しゅ》

分子標的薬や免疫調整薬で治療法が一変

多発性骨髄腫も年齢とともに発症頻度が高くなる疾患で、骨病変、貧血、腎障害、続発性アミロイドーシスを引き起こします。骨が障害されると、日常生活が著しく困難になり、寝たきりや、介護のリスクが生じてきます。しかし、分子標的薬であるボルテゾミブや、レナリドマイドなどの免疫調整薬が使用できるようになり、治療法が一変しました。

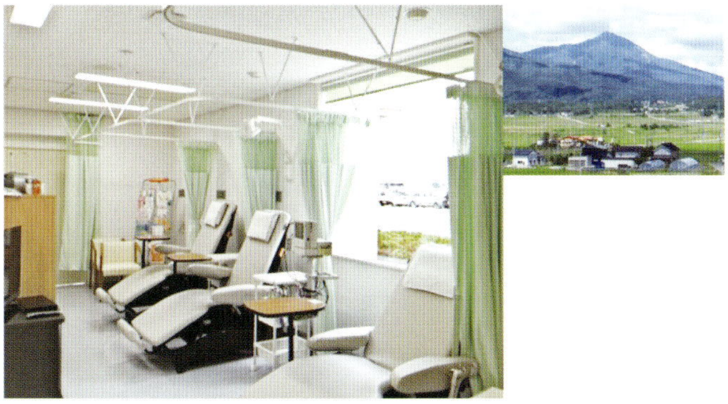

外来化学療法室。右上は、部屋から見える磐梯山

おわりに

最適な治療を提供

血液疾患は全身性疾患なので、患者さんの状態を詳細に注意深く診て、最も適切と思われる治療を行っています。会津地域では、発足して５年の唯一の血液内科であり、これからの会津の血液疾患診療を一層発展させていきます。

当科での主な治療

- 造血器腫瘍疾患に対してエビデンスに基づく多剤併用化学療法、抗体医薬療法、分子標的療法を実施しています。
- 適応症例では、治癒をめざす自家末梢血幹細胞移植を実施しています。
- 高齢者に対しては生活の質を重視し、治療のゴールを設定します。
- 他施設との共同治療研究に参加し、新しい治療法の開発をめざしています。
- 外来化学療法を充実させています。がん化学療法認定看護師が活躍しています。

膵《すい》がん

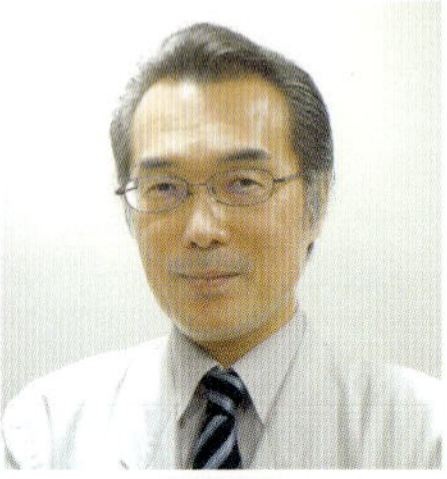

入澤《いりさわ》 篤志《あつし》 教授

はじめに

ステージ1の発見は全体の約1割

膵臓は肝臓と同様に「沈黙の臓器」といわれています。膵臓が体内の深部に存在していることもあり、多くは何の自覚症状もないままにがんが進行し、ある程度の大きさになってから初めて症状が出ることがほとんどです。これが、膵がんの予後が悪いとされる大きな要因です。

実際、膵がんをステージ1（腫瘤《しゅりゅう》の大きさは20mm以下で膵臓内に留まるもの）の状態で発見すれば、相当良い治療成績が期待できますが、これだけ医学・医療機器が発達した現在でもステージ1で発見される膵がんは全体の1割程度しかありません。

近年、消化器内視鏡の進歩はめざましく、膵疾患に対しても高い有効性が示されています。ここでは、膵がんの早期発見・治療に向けた内視鏡診療の最前線について解説します。

膵がんの危険因子とは

複数の危険因子があるときは精密検査

これまでの研究から、膵がん家族歴、糖尿病、慢性膵炎、膵管内乳頭粘液性腫瘍、膵嚢胞《すいのうほう》、肥満、喫煙、大量飲酒などが挙げられています。危険因子が複数ある場合は、膵がんの高リスク群として精密検査を行うことが推奨されています。

膵がん早期発見の取り組み

早期慢性膵炎の予後調査、全国35施設の1つ

早期慢性膵炎の診断

慢性膵炎からの膵がん発生率は正常膵臓からの約20倍とされており、できるだけ早期に慢性膵炎を診断し治療することは、膵がんの早期発見ひいては膵がんの予防につながることが期待されています。早期慢性膵炎は、反復する上腹部痛、膵酵素異常、膵外分泌障害、多量飲酒（日本酒換算で1日3合以上）、といった4つの所見のうち2項目以上を満たし、さらには超音波内視鏡（EUS）で早期慢性膵炎に特徴的とされる画像所見を認めることで診断されます。

現在、厚生労働省の難治性膵疾患研究班がまとめ役となり、全国35施設で早期慢性膵炎の前向き予後調査が行われており（東北地方では会津医療センターと東北大学が参加）、2020年の解析に向けて登録が進んでいます。

超音波内視鏡による膵がんの早期発見と病理診断

より早期での膵がん発見のために、危険因子を複数持つ人に対してはEUSによるスクリーニングが有効です。EUSでは、約5mm前後の膵内腫瘤であれば捉えることが可能であり、さらにはその腫瘤に対して、EUS画像をガイドとした穿刺《せんし》生検（EUS-FNA）を行い、病理学的確定診断をつけることもできます。

EUS-FNAの正診率は90%以上であり、膵がん早

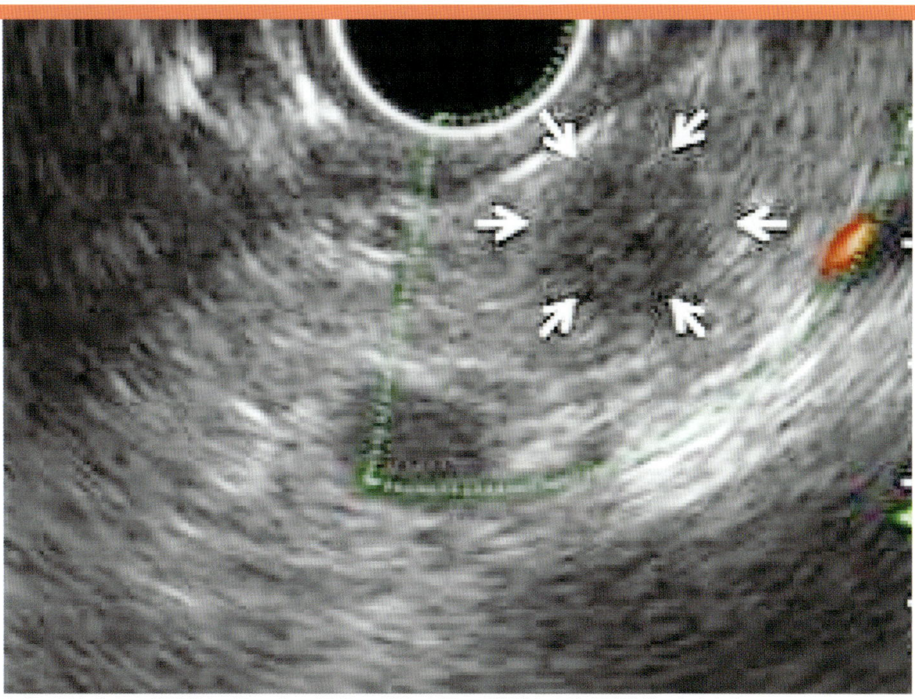

矢印で示したものが膵がん（8mm）／EUS − FNA を行って膵がんの確定診断がつきました

期診断における EUS の役割は非常に大きいと言えます。実際に、10mm 以下で膵がんを診断できれば、完治できる可能性は高いと考えられています。

内視鏡的逆行性膵管造影（ERCP）・膵液細胞診による早期発見

EUS では 5mm 程度の腫瘤でも診断は可能ですが、これ以下となると捉えることは難しくなります。近年、膵がんの極めて初期段階である「上皮内がん」を診断し、早めに外科的手術を行うことで、非常に良い予後が得られることが報告されています。

この方法は、内視鏡を使って膵管が十二指腸に合流する開口部から膵管内に管を通して、膵管造影および膵液の採取をするものです。実際には膵管内に細く柔らかいプラスチック製のチューブを留置して数日間にわたって膵液を採取し、その中にがん細胞の存在を調べます。

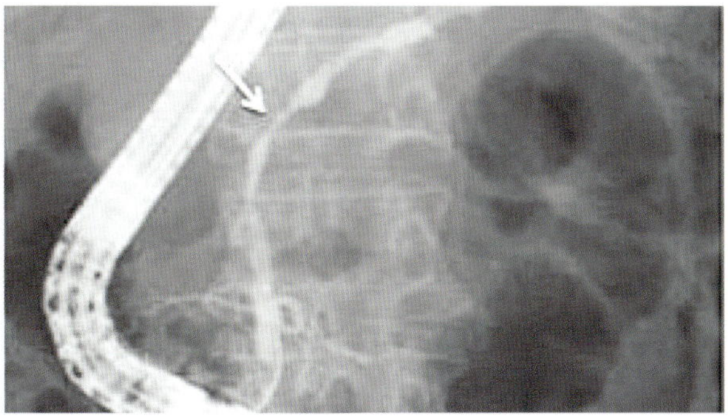

膵管が部分的に細くなっています（矢印）／膵管内にチューブを数日間、留置して膵液を採取して細胞診を行いました

上皮内がんそのものを画像で捉えることは極めて困難ですが、上皮内がんが存在する近くには膵管狭窄などの何らかの膵管形態の異常が見られることが多く、EUS や MRI などで膵管の異常所見があっても明らかな腫瘤像を捉えられない場合は、この方法を使って診断をします。この段階で膵がんが発見されれば、それは「確実に治る膵がん」といっても過言ではありません。

おわりに

全国、世界から若い医師が学びに訪れる

難治性がんの代表とも言える膵がんの早期発見は、消化器病診療に携わる全ての医師に求められる大きな課題です。少しでも膵がんを疑う所見などが認められた際には、積極的な内視鏡診療を行わなくてはなりません。

一方、確実な診断能力を持つ内視鏡医の育成も重要な課題の一つです。当科には、日本全国ひいては世界各地から若い医師が学びに訪れており、

当科での主な治療

当科では、主に上部消化管疾患（食道、胃、十二指腸）、胆道・膵臓疾患、肝臓疾患の診療を行い、日本消化器病学会・日本消化器内視鏡学会などの指導医・専門医を中心に安全かつ確実な医療を提供しています。
特に消化器内視鏡を使った低侵襲な検査治療が当科の最大の特色であり、膵臓がんの早期診断、胆のう・胆管結石の診断治療、胃・食道早期がんの診断治療などの分野では、おそらく会津エリア随一ともいえる最先端の内視鏡機器を取り揃え、高い技術力をもって診療にあたっています。

代《たい》謝《しゃ》疾《しっ》患《かん》

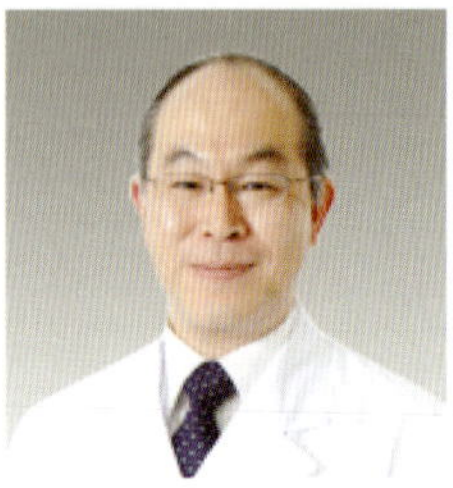

塚本《つかもと》 和久《かずひさ》 教授

はじめに

動脈硬化性疾患、全国ワースト５

現在の日本において、動脈硬化が大きく関与する心疾患と脳血管障害による死亡者数を合計すると、死因第１位の悪性新生物に肩を並べるレベルに達します。福島県は全国でも動脈硬化性疾患の多い地域で、都道府県別統計では男女ともワースト５に入っています。

動脈硬化性疾患はたとえ命が助かったとしても、生活の質（QOL）を低下させる疾患であり、発症前の未然防止が重要で、そのためには危険因子のコントロールが肝心です。そして、危険因子の中で最も重要なのが糖尿病や脂質異常症といった代謝疾患です。当科は、生活習慣などの環境因子、あるいは遺伝因子などによって生じてくる代謝疾患だけでなく、高血圧症・腎臓疾患も扱う科ですが、ここでは代謝疾患について紹介します。

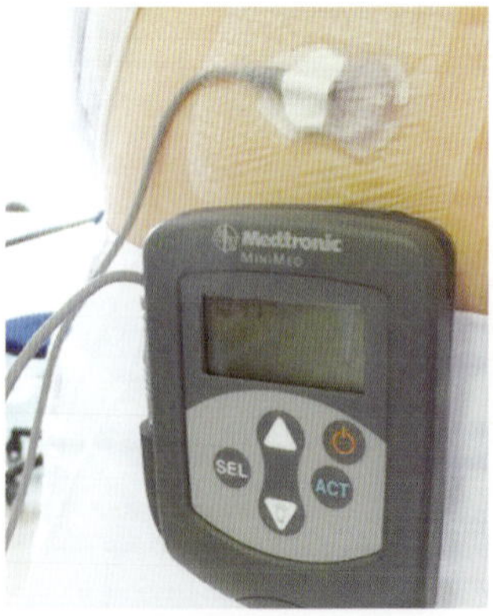

５分ごとに腹部皮下組織の組織間液のブドウ糖濃度を測定するCGMS

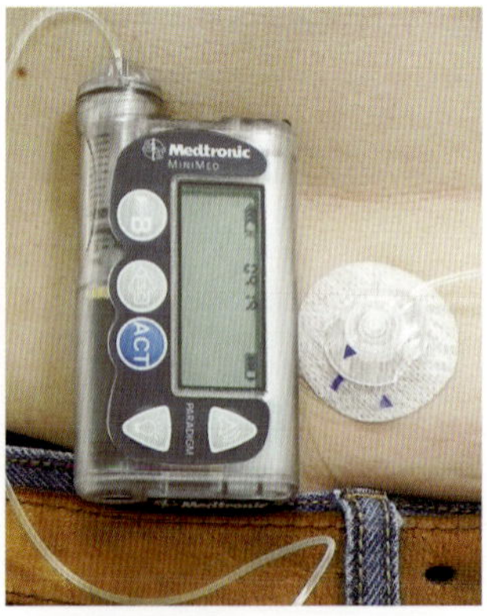

プログラムされた注入速度でインスリンを持続皮下注射するインスリンポンプ

代謝疾患／糖尿病、脂質異常症とは

原因は、さまざま

人間の体は、非常に精巧にできた精密機器です。食事からの糖質の流入がある場合もない場合も血中の血糖値を一定レベルに維持する機能が備わっています。体へのエネルギー供給を維持するために、食事によるエネルギー供給の有無で肝臓からの脂質分泌もダイナミックに調節されています。

この微妙で正確な調節には、細胞内外の多くの酵素やホルモン、タンパク質、それにサイトカインなどが関わっており、その調節機構が破たんしたときに生じるのが糖尿病や脂質異常症といった代謝疾患です。

例えば、車が動かない、ということがあれば、その原因は、バッテリーがあがっている場合もあるでしょうし、ガス欠になっている場合もあるでしょう。あるいは、エンジンそのものが故障していることもあるでしょう。同様に、一概に糖尿病や脂質異常症といっても、原因はさまざまです。

当科では、それぞれの代謝疾患を引き起こしている原因は何なのかを見定め、それぞれの症例に応じて必要な検査、あるいは場合によっては特殊検査を行い、病態に即した最適の治療を行っています。

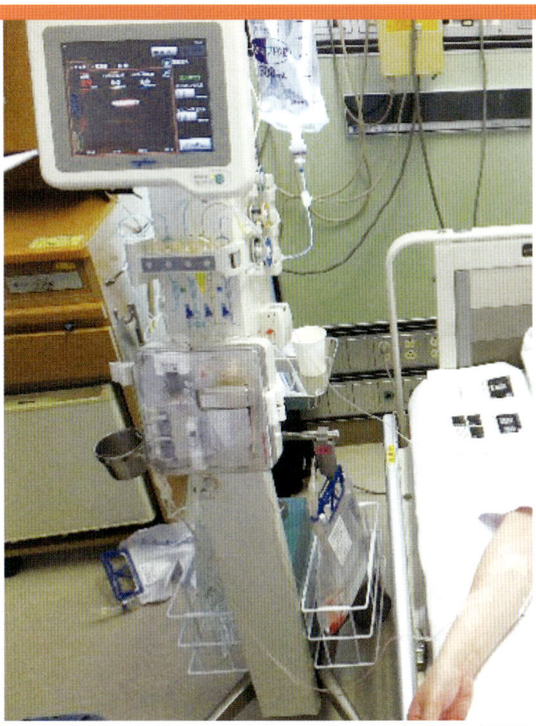

人工膵臓を使ったグルコースクランプ法によるインスリン抵抗性の評価

症状、検査、治療

患者個々に合った最適な治療法を選択

代謝疾患の場合は、そのコントロールがよほど悪化しない限り症状はありません。しかし、放置すると、動脈硬化性疾患や糖尿病細小血管障害を生じ、生命予後、および QOL を大きく損ないます。

検査としては一般的な臨床・生理検査に加え、インスリン（糖尿病の場合）などのホルモンやアポタンパクなどの特殊タンパク（脂質異常症の場合）などの検査、画像検査での動脈硬化進展度や脂質異常症の経過に伴う身体負荷などを評価し、さらに必要な症例では CGMS（持続血糖値モニタリングシステム）や人工膵臓を使った評価を行います。

糖尿病治療薬、脂質異常症治療薬のいずれも作《さ》用機序《ようきじょ》（仕組み）の異なる薬物が数多く使用できますが、上記の検査で得た結果に基づき、患者さん個々に最適な治療法を選択します。また、１型糖尿病でインスリンポンプによる加療が必要な患者さんには、ポンプを使った治療を行います。

当然ながら、ほかの疾患に伴って生じる代謝疾患もあるため、原因となっている疾患はないのか、を内科総合的に検査を行い、ほかの疾患が見つかった場合は、その専門科に紹介します。

展望、そして期待

代謝疾患専門医を育成

生活習慣の変化は日本における代謝疾患の頻度を爆発的に高めており、市民への啓発活動が重要です。患者の大量増加によって、専門医だけではすべての症例を診ることはもはや不可能です。厚生労働省の指針のとおり、当科でも会津地域の医療機関との連携を構築し、代謝疾患の中核病院としての役割を担っています。

また、今後も代謝疾患関連の新たな治療薬、治療デバイスが多数市場に出てくることが予測されるため、その専門知識を身に付けた専門医が必須といえます。地域住民への啓発活動を行いながら、会津地域・福島県の代謝疾患の中核病院の一員として活躍する代謝疾患専門医を育成できることを楽しみにしています。当科医員として活躍してくださる新進気鋭の先生をお待ちしています。

当科での、その他の主な治療

糖尿病・代謝・腎臓内科の扱う、もう一つの大きな柱が腎疾患です。当科では①糖尿病腎症や腎硬化症などについての教育入院②急性腎炎やネフローゼ症候群といった疾患に対する入院での精査と治療③維持透析や急性腎不全への緊急透析などの透析療法、といった腎疾患に対する治療に加え④炎症性腸疾患に対する顆粒球吸着療法、⑤ ANCA 関連血管炎やエンドトキシンショックなどの際の血漿交換《けっしょうこうかん》を必要に応じて行い、また⑥ PAD や FGS、FH の症例に対する LDL アフェレーシスも可能です。

感染症・呼吸器内科　古くて新しい結核、今なお中まん延国

結核《けっかく》

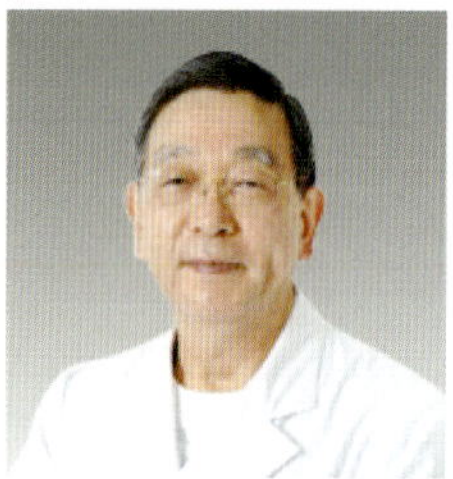

新妻《にいつま》 一直《かつなお》 教授

結核とは

ヒトからヒトへ感染、飛沫核感染《ひまつかくかんせん》（空気感染）、発病は約 10 ～ 15％

結核菌の感染で、あらゆる臓器に感染して障害を与える全身性の伝染性疾患です。代表的なものは肺結核で、自然界にはなく、感染源との接触によってヒトからヒトへと感染発病していきます。

結核の感染は、飛沫核（空気）感染がほとんどです。排菌のある活動性肺結核の患者さんが咳嗽《がいそう》（せき）をした際、しぶきとなって空気中に吐き出された結核菌を含む飛沫は、速やかに水分が蒸発し、結核菌だけ飛沫核となって長時間空中に浮遊し、その空気を吸うことで感染するからです。

そのほかの感染症と結核で違う点は、感染してもすぐに全員が発病するのではなく、感染したヒトのうち、発病するのは約 10 ～ 15％です。発病時期は感染後 2 年以内が約半数、残りは数十年を経て免疫状態が減弱すると発病してきます。しかし、免疫が正常な結核菌感染者の 85 ～ 90％は一生の間で発病しません。

現状

中まん延国、日本の結核罹患率《けっかくりかんりつ》（2013 年）は 16.1 人（人口 10 万人あたり）

2013（平成 25）年の推定で世界人口の 3 分の 1 が結核菌に感染し、その中から毎年 900 万人が結核を発病し、150 万人が死亡しています。日本の結核罹患率（人口 10 万人あたりの年間患者発生件数）は 2013 年に 16.1 人で、多くの欧米先進国の 4 倍以上、2084 人が死亡しています。日本は中まん延国とされています。

その特徴に、①高齢化（60 歳以上が 71％）②医学的リスク集団への集中（結核患者の 20％が糖尿病患者）③社会経済的弱者（外国人労働者）④重症患者の増加⑤薬剤耐性結核⑥集団感染――などが挙げられています。

症状

肺結核の初期は風邪《かぜ》のような症状、2 週間以上続く咳

初期の症状は、咳嗽、喀痰《かくたん》、発熱など風邪と同じです。ただし、その症状が 2 週間以上も続いたり、良くなったり悪くなったりを繰り返すところが風邪と違います。病院や診療所で風邪薬を処方してもらい、 2 週間以上症状が続けば、気管支《きかんし》喘息《ぜんそく》か肺結核症が疑われます。

また、体重が減る、食欲がない、寝汗をかくなどの全身症状に加えて、呼吸器症状として血痰《けったん》、喀血《かっけつ》、胸痛や呼吸困難などもあります。中には高齢結核患者さんの半数で、まったく無症状で重篤な所見の場合もあります。

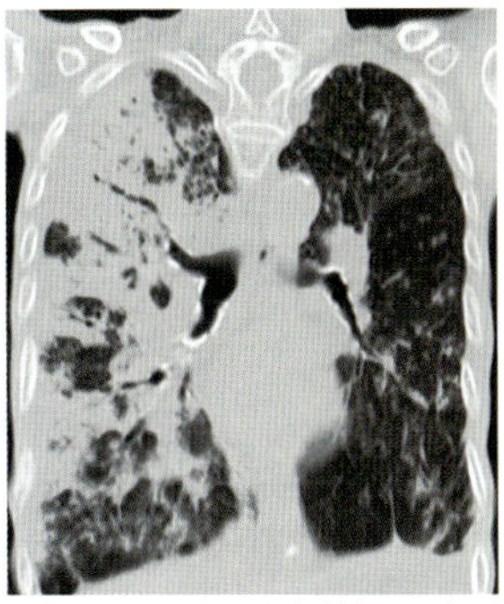

高齢者結核（83 歳女性）CT 像／右肺野全体的に気管支透亮像を伴う肺炎像がみられる

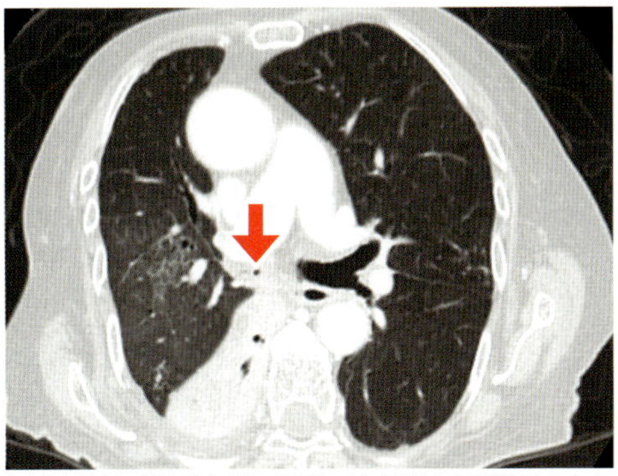

気管支結核（85 歳女性）CT 像／右気管支中管幹の小さな穴様狭窄と右下肺葉の無気肺像がみられる

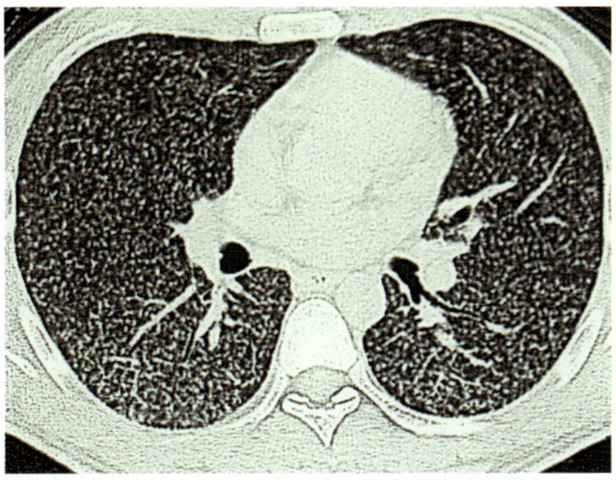

粟粒結核：早期まん延型（31 歳男性）CT 像／両肺葉全体にアトランダムに、び漫性小粒状散布陰影がみられる

検査と診断

結核菌の存在証明、空洞病変の有無、インターフェロンγ《ガンマ》遊離試験

1．結核菌検査

①喀痰検査（連続 3 日間）／良質な喀痰の採取によって顕微鏡で診る塗《と》抹《まつ》検《けん》査《さ》（抗酸菌染色法）をします。喀出痰がない場合には、必要に応じて誘発喀痰や胃液検査を行います。核酸増幅法検査（遺伝子検査）や 6 ～ 8 週間の培養検査で陽性検体の際は、抗酸菌同定検査（塗抹陰性時の結核菌や非結核性抗酸菌など）や薬剤感受性試験を行います。

②喀痰以外の検体／気管支鏡検査で得られた気管支肺胞洗浄液や体液（胸水、骨髄や髄液など）の検体は喀痰検査に準じて行います。

2．結核診断

①画像診断法／胸部単純 X 線写真と CT 写真で結核感染病巣の性状（空洞の存在）、広がりを診断します。X 線所見の分類として、日本結核病学会病型分類があります。

②感染診断法／ツベルクリン反応検査とインターフェロンγ遊離試験（QFT-3G と T-SPOT）があります。

治療

化学療法が標準治療

現在は化学療法が中心です。WHO や米国胸部疾患学会が推奨しているピラジナミド（PZA）を含む 4 剤処方で行っています。日本では、6 か月間の標準治療（A）を原則とし、PZA 投与ができない場合は 9 か月間の標準治療（B）を行うことが勧められています。服薬回数は、確認と遵守の観点から 1 日 1 回の一包化内服です。治療効果の判断、副作用の早期発見のため、定期的な喀痰や肝機能検査、エサンブトール（EB）使用時には視神経障害による眼科的検査、ストレプトマイシン（SM）は聴力、腎機能検査も必要となります。

管理

包括的な結核対策

結核は感染症法による二類感染症に分類されています。医師は結核の患者さんを診断したときには、直ちに最寄りの保健所に届け出ます。患者発生を届け出ることで、保健所による疫学調査、患者さんの入院治療、接触者検診の必要性を判断します。また、感染症法に基づいた医療費公費負担が適用され、治療終了するまで服薬支援を含めた包括的な結核対策をしています。

当科での主な治療

- **標準治療（A）**／治療開始期から 2 か月間イソニコチン酸ヒドラジット（INH）＋リファンピシン（RFP）＋ PZA ± EB or SM の 4 剤併用し、その後 4 か月間 INH ＋ RFP を投薬。
- **標準治療（B）**／ PZA 投与ができない場合[注1)]には INH ＋ RFP ± EB or SM を 2 か月、その後 INH ＋ RFP を 7 か月間投薬。

注 1）肝機能異常がある人や 80 歳以上の高齢者、妊婦（W H Oは認めている）では、使用を控える。
注 2）標準治療A、Bでも糖尿病、塵肺、結核再発やステロイド投与下、粟粒結核などの重症結核では、さらに 3 か月治療を継続。

心身医療科　新しい認知症の診断と治療に取り組む

認知症《にんちしょう》

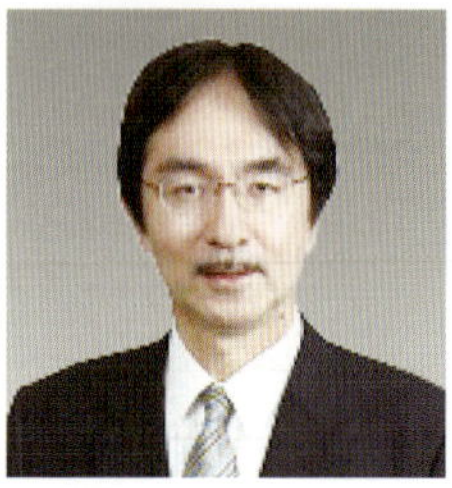

川勝《かわかつ》 忍《しのぶ》 教授

はじめに

増え続ける認知症と数少ない専門医

2012（平成 24）年現在、高齢者の 7 人に 1 人が認知症、全国では 462 万人にのぼるものとされ、2025 年には 5 人に 1 人、全国で 700 万人に増えることが、厚生労働省の新オレンジプランの中で指摘されています。福島県の場合、65 歳以上の高齢者は約 54 万人（高齢化率 27.9%）で、認知症の患者数は推計 7 万 7 千人となります。

認知症の診療は、比較的専門とされる精神科、神経内科、脳神経外科とかかりつけ医などで行われていますが、認知症の専門医とされるのは日本老年精神医学会専門医と日本認知症学会専門医です。

ところが、その専門医は少なく、福島県ではわずか 10 人です。すべての認知症患者さんを診るのは不可能で、かかりつけ医たちとの連携が必須で、そのための勉強会や啓発活動も専門医が担っています。

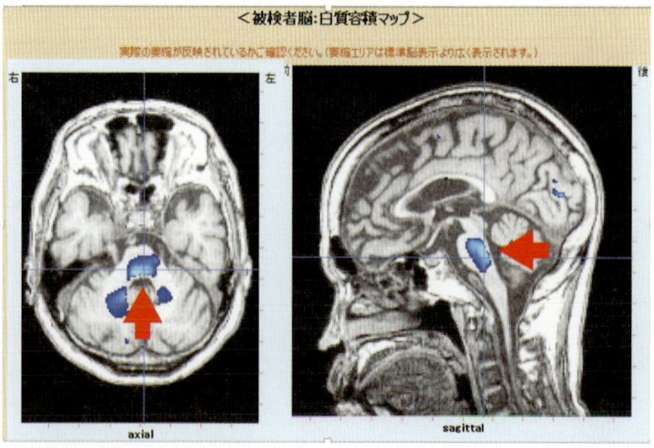

MRI 画像統計解析ソフト VSRAD advance によるレビー小体型認知症の白質容積マップ。脳幹背側部の容積低下がみられる

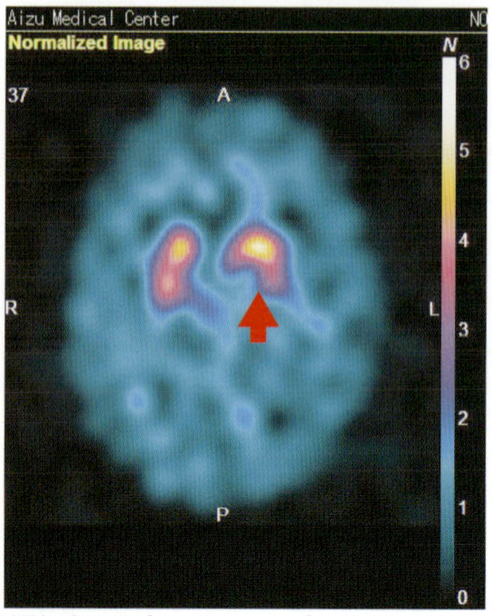

レビー小体型認知症のドパミントランスポーター画像。左側（向かって右）の線条体《せんじょうたい》での低下がみられる

当センターは、認知症専門医研修施設になっており、診断や治療が難しい認知症にも対応しています。

認知症とは

認知症にはたくさんの種類があり原因も違う

認知症は加齢に伴って増える病気で、年のせいだと思われて見過ごされていることが多いのが問題です。認知症は病気であり、原因としては、脳に異常なタンパク質が溜《た》まり神経細胞が死んでいってしまうため、いろんな認知機能が障害されます。

最も頻度が高く有名なアルツハイマー型認知症では、アミロイド蛋白とタウ蛋白が溜まり、特に記憶の働きを受け持っている海馬《かいば》に病変が起こります。レビー小体型認知症では、誰もいないのに人が見えたりする幻視と体の動きが遅くなるパーキンソン病症状が現れ、脳内にはシヌクレインというタンパクが溜まります。前頭側頭型認知症では、物忘れよりも人格や行動の異常がみられ、TDP-43 というタンパクが溜まることが最近分かっています。

そのほか認知症にはたくさんの種類があり、原因も違います。これらの認知症の種類をきちんと区別して診断、治療をすることが必要です。

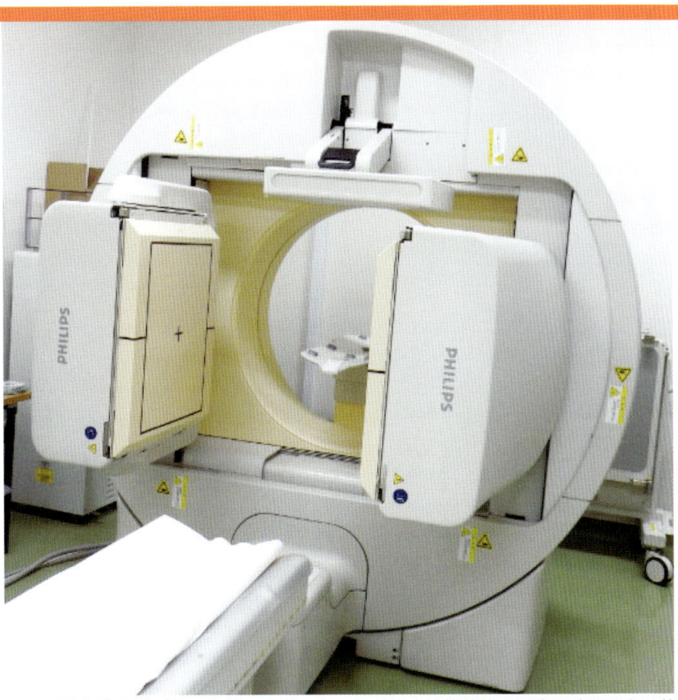

当センター SPECT 装置　Brightview XCT。脳血流やドパミントランスポーターなど脳の機能状態を画像で確認できる装置

診断・治療

認知症の脳を画像診断で診て治療

現在使われている認知症の治療薬はアルツハイマー型認知症に対するもので、4種類の薬があります。そのうち3種類は、記憶と関係する脳内神経伝達物質であるアセチルコリンの分解を抑えることで、記憶を中心とする認知症症状を改善させたり、進行を遅らせたりする薬です。もう一つは、多過ぎると神経毒性もあるグルタミン酸の受容体に作用する薬です。

最近、この3種類のうちの一つのドネペジルという薬が、アルツハイマー型認知症だけでなく、レビー小体型認知症 でも有効であることが確認され、保険適用になりました。しかし、実際にはレビー小体型認知症をきちんと診断できる病院は少なく、見逃されていることも多い病気です。

当センターでは、1.5 テスラ MRI（シーメンス社製、MAGNETOM　Avanto）と SPECT 装置（フィリップス社製、Brightview XCT）を設置、画像統計解析ソフト（VSRADadvance や eZIS）を駆使して、脳萎《のうい》縮部位《しゅくぶい》や血流低下部位を細かく評価し、神経心理学的な評価と併せて正確な診断を行っています。

レビー小体型認知症では、脳幹背側部の白質萎縮を評価することが分かってきており、補助診断ツールとして VSRADadvance2 が開発されてリリースされましたが、当科はそのアドバイザリーボードを務めています。レビー小体型認知症の SPECT 検査では、ドパミントランスポーターや心臓の交感神経終末を診る検査も行っており、早期から確実な診断ができるようになっています。

最先端研究

新しい認知症研究プロジェクト

当センターでは、新しい認知症である嗜銀顆粒《しぎんかりゅう》性認知症《せいにんちしょう》やアルツハイマー型認知症に TDP-43 病理を合併する例を、臨床症状と画像診断で見つける方法を開発しています。また、「日本版の優性遺伝性アルツハイマー病ネットワークによる経過観察研究」(DIAN-J) や「日本人前頭側頭葉変性症の自然歴・生体試料レジストリと病態抑止治療開発フロンテイア」（FTLD-J）など、認知症の最先端研究の全国プロジェクトチームのメンバーになっています。

当科での主な治療

- 認知症関連疾患（アルツハイマー病、レビー小体型認知症、前頭側頭葉変性症）
- 失語症など高次脳機能障害を呈する認知症（進行性非流暢性失語、意味性認知症）
- 気分障害（うつ病、躁鬱病）
- 統合失調症
- 発達障害（注意欠如・多動性障害、自閉症スペクトラム障害）
- 不安障害、強迫性障害
- 近赤外線分光法 NIRS による脳機能測定治療法
- 社会スキル・トレーニング（SST）

小腸・大腸・肛門科　女性のがん死亡数第１位

大《だい》腸《ちょう》がん

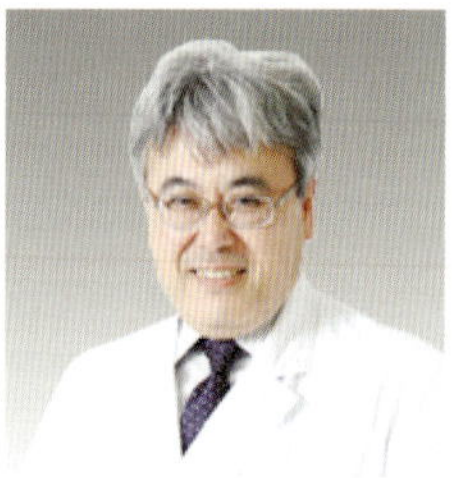

冨《と》樫《がし》 一智《かずとも》 教授

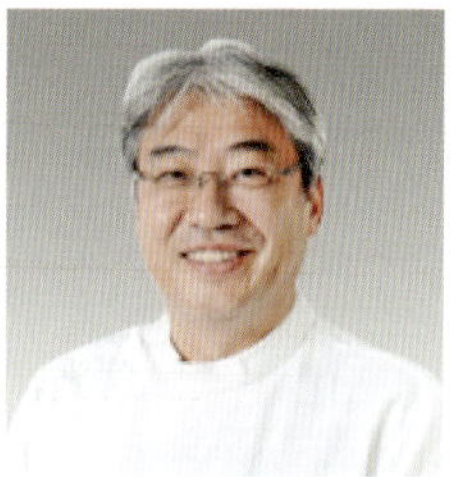

遠藤《えんどう》 俊《しゅん》吾《ご》 教授

治療法

大腸がんに対する低侵襲治療（ESD と鏡視下手術）

早期大腸がんは標準的な治療で、ほとんどが根治できます。しかし、治療法は通常の外科手術から、ここで紹介する体に負担の少ない低侵襲治療まで多岐にわたります。2012（平成24）年４月以降、当科では積極的に低侵襲治療（ESD〈内視鏡的粘膜下層剥離術〉と腹腔鏡《ふくくうきょう》下《か》手術《しゅじゅつ》）を行っています。

大腸 ESD

内視鏡治療の代表格

リンパ節転移の可能性が低い早期大腸がんのうち、２㎝以上の病変が対象となります。リンパ節転移の可能性がある場合は腹腔鏡下手術の適応となり、２㎝未満の病変では従来の EMR（内視鏡的粘膜切除術）を行います。

ESD の方法を模式図に示します。がん組織直下の粘膜下層にヒアルロン酸などの局注液を注入し、粘膜下層を浮かせ、同部を電気メスで切り離し、がん病巣をはぎ取ります。単純な治療法と思われるかもしれませんが、大腸壁は胃壁より薄く、開発当初は穿孔《せんこう》（穴が開いている）などの偶発症が頻発しました。

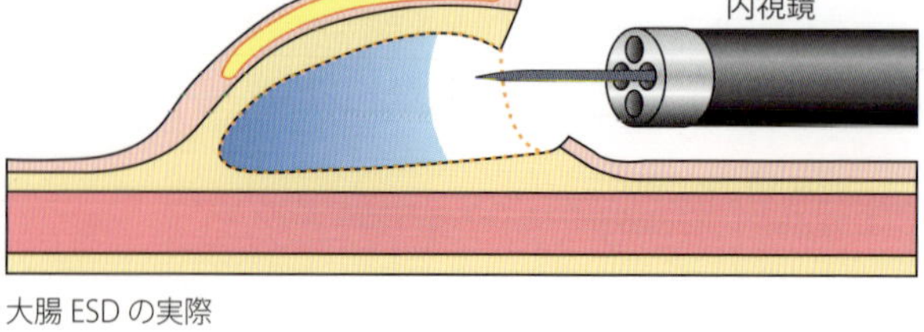

大腸 ESD の実際

しかし、ESD 用の局注液・処置具・内視鏡機器の開発、治療法の確立などによって、今日では安全かつ確実な治療法となっています。2013 年４月に、高度先進医療ではなく、保険診療の適用となりました。大腸 ESD は過去 10 年間に飛躍的な進歩を遂げた内視鏡治療手技の代表格といえるでしょう。当センターでは年間 50 例余りの大腸 ESD を行っていますが、穿孔例はなく、ほぼ全例が切除後５日目に退院しています。

大腸がんに対する腹腔鏡下手術

適応拡大が進む

1991 年にアメリカのフロリダ州マイアミの Jacobs らが最初の腹腔鏡下大腸切除術を報告し、日本でも 1993 年には慶應義塾大学の渡邉医師たちが最初の報告をしています。以降、腹腔鏡下大腸がん手術は飛躍的に進歩し、適応を早期がんから進行がんにまで拡大してきました。内視鏡外科学会のアンケート調査では、2013 年の大腸がんの腹腔鏡手術件数は２万 336 件で、そのうち進行がんが７割を占めるまでになりました。

現在、先進的な施設では腹腔内の高度癒着例やがん腫《しゅ》が大きな症例、隣接臓器への浸潤例を除いてはすべて腹腔鏡手術で行われるようになってい

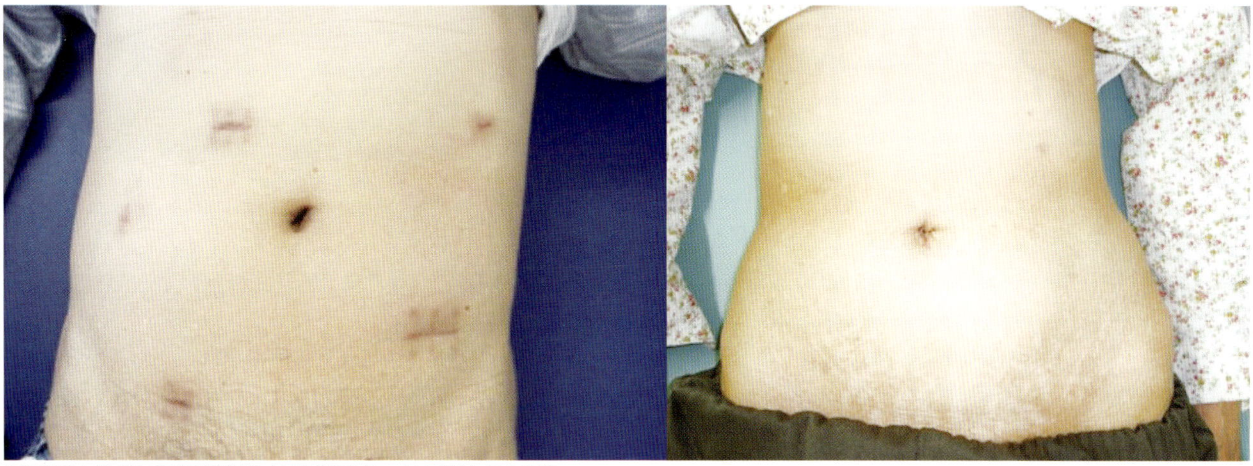

腹腔鏡下大腸がん手術の術後創／左は 2003 年、右は 2014 年の症例

ます。

腹腔鏡手術の当初の目的は、より小さい創《きず》で手術を行うことで術後の QOL（生活の質）を向上させることや入院期間の短縮でした。この目的は今でも同様で、根治性を損なわずにがん腫を含む腸管を取り出す小開腹創《しょうかいふくそう》をさらに小さく、かつ目立たなくする工夫をしています。

手術にかかわる外科医のすべてがモニターを通して術野を共有することで、正確な剥離層《はくりそう》で、細かな神経を温存し、適切なリンパ節郭清《せつかくせい》ができるというメリットもあります。以前の開腹手術では術者と助手がわずかな隙間をのぞき込むようにして手術を行っていたのとは大きな違いです。

2012 年４月から 2014 年 12 月までの当センターの成績を示します。大腸がん切除例は 209 例で、そのうち 174 例（82.3%）に腹腔鏡手術を行いました。術後の在院日数（中央値）は９日と短縮しています。当センターの医療圏の 65 歳以上の割合が 30.4%と全国平均の 25.1%に比べて高齢者が多いことを考慮すると、腹腔鏡手術の目標は十分に達成していると受け止めています。

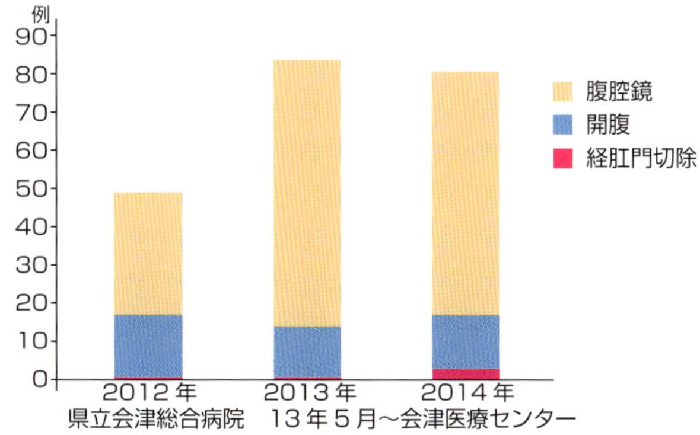

大腸がん手術症例／腹腔鏡手術の割合は、2012 年４月以降で 82.3%、2014 年は 85.9%

今後は、立体視が可能な 3D 腹腔鏡の普及、ロボット手術の導入、現在のハイビジョンを超える 4K 画像の導入、多関節を備える細経鉗子《さいけいかんし》の開発など技術の進歩で、さらに腹腔鏡手術の適応拡大が進むものと考えています。

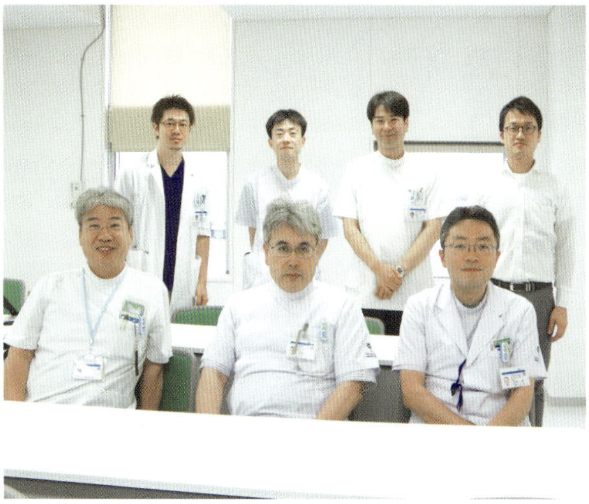

現在の小腸・大腸・肛門科の医師

当科での主な診断法

- 画像強調内視鏡（BLI/NBI）
- 高画素拡大内視鏡
- 大腸 3D-CT
- ダブルバルーン大腸内視鏡
- 大腸カプセル内視鏡
- 超音波内視鏡

消《しょう》化《か》器《き》外《げ》科《か》

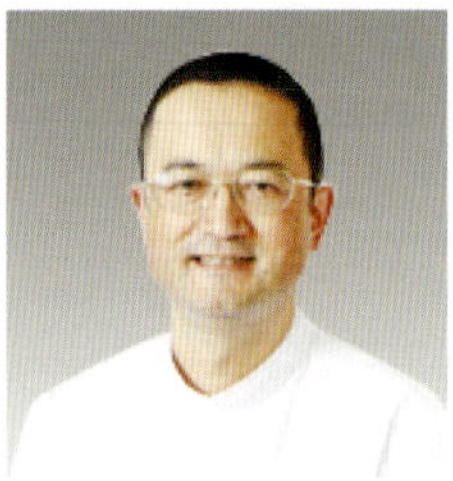

齋藤《さいとう》 拓朗《たくろう》 教授

治療方針

高齢化社会における消化器外科の役割

日本人の平均寿命は、この 20 年で男性は 3.1 歳、女性は 4.7 歳延びました。会津地方の年齢別人口分布は、全国平均と比較して 20 ～ 40 歳代が少なく 65 歳以上が多いという特徴があり、わが国の将来の人口分布を先取りした形といえます。実際、当施設の手術症例は 75 歳未満と 75 歳以上がほぼ同数という状況です。こうした加齢に伴う心身の機能低下、日常生活の活動性や自立度の低下は、最近「フレイル」（高齢者脆弱性《ぜいじゃくせい》）として注目されています。

高齢の患者さんに対する外科手術では、患者さんごとに術前の栄養の状態、体力、家庭内での役割、社会活動の程度などが異なるため、これらを適切に評価して過不足ない治療の選択に努めています。さらに、入院中も治療以外に、環境の変化によるせん妄《もう》や転倒など、高齢者に特有の合併症に配慮した対応をしています。また、退院後も入院前と同様の生活が送れるよう、入院時から退院時の状態を想定したリハビリ、家庭環境に合わせた調整を行っています。

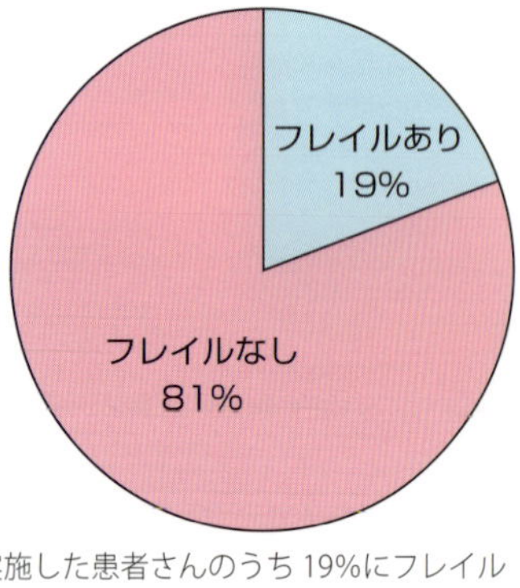

当科で手術を実施した患者さんのうち 19%にフレイル（高齢者脆弱性）を認めました

治療態勢

チーム医療の実践

高齢の患者さんから多角的に情報を集め適切に対応するためには、医師、看護師だけでなく、栄養士や理学療法士、薬剤師、患者支援センター、医事課職員たち多くの職種のスタッフがそれぞれの立場から患者さんにアプローチするとともに、

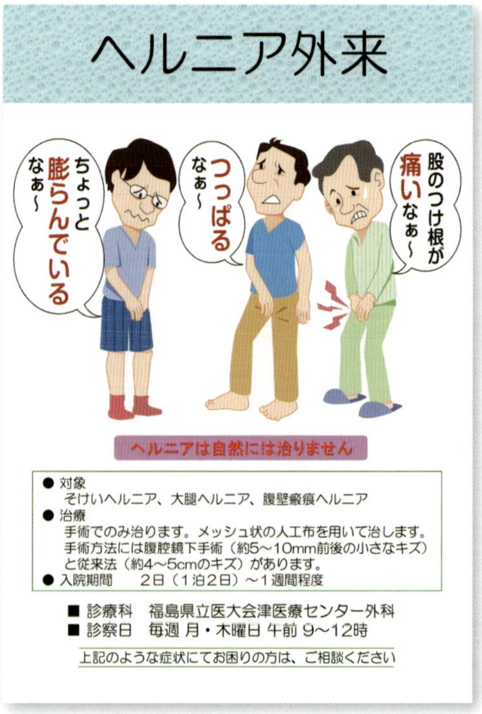

ヘルニア外来の案内

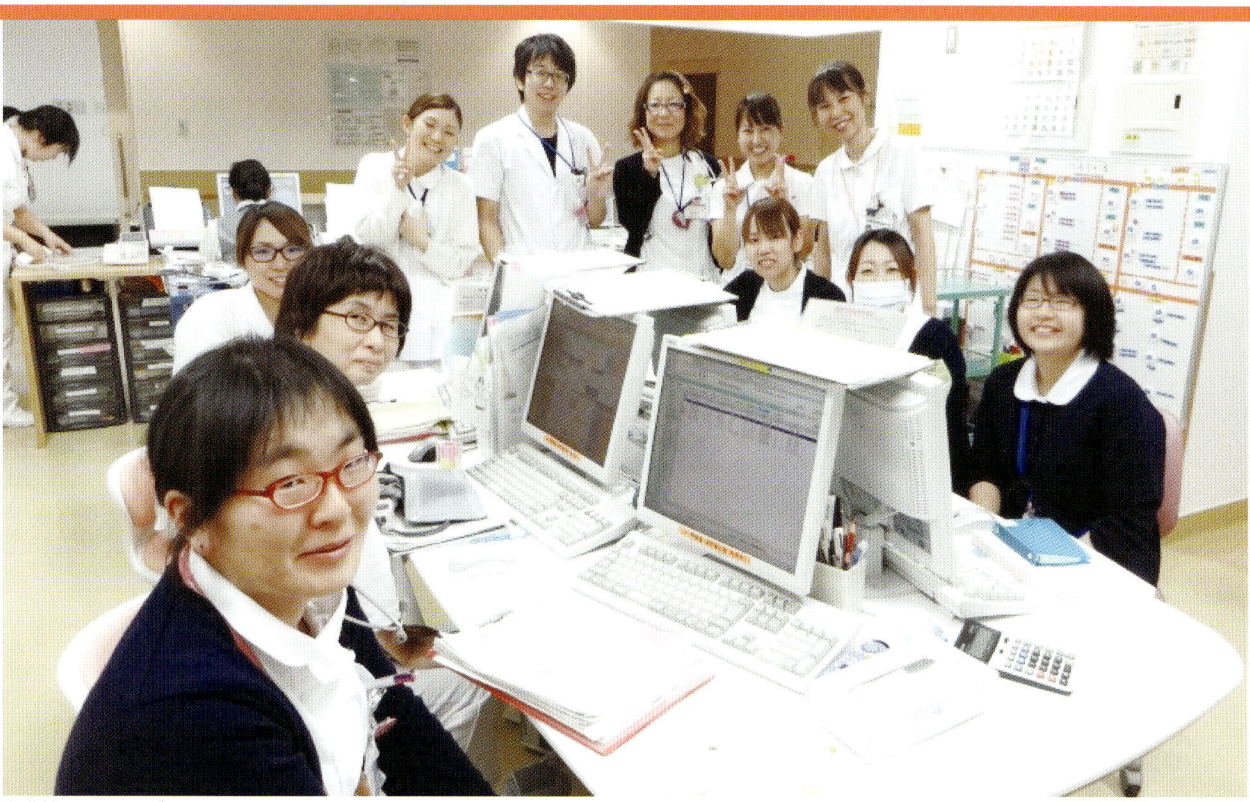

多職種ミーティングのスタッフ（医師、看護師、栄養士、理学療法士、薬剤師、患者支援センター、医事課職員など）

情報を共有し協力して治療を進めることを大切にしています。

当センターでは、毎週１回、多職種ミーティングを開き患者さんに関する情報と治療方針の共有を図っています。スタッフ間の意思統一が行われ、患者さんに安心していただける療養環境を提供しています。また、患者さんの軽微な変化についてスタッフ間で気軽に相談でき、コミュニケーションが円滑になっています。

治療

安全な手術と体の負担を軽くする治療の導入

当科は、食道、胃、肝臓、胆道、膵臓《すいぞう》、ヘルニア（そけいヘルニア、腹壁ヘルニアなど）などの手術を行っています。このうち肝臓・胆道・膵臓領域の手術は体の負担が大きくなりがちですが、前述のように個々の患者さんの状態をできるだけ客観的に評価し、それに基づいて安全で確実な手術を提供しています。

最近は、全国的に外科領域でも漢方薬が注目され徐々に使用されています。当センターには漢方内科、漢方外科があり、手術前後の患者さんを協力して診療し、状態に応じて漢方薬や鍼灸療法《しんきゅうりょうほう》を組み合わせた治療を行っています。

一方、おなかに小さい創《きず》を設けて腹腔鏡《ふくくうきょう》というカメラでおなかの中をのぞきながら通常より長い鉗子《かんし》を駆使して行う腹腔鏡下の手術は患者さんの体の負担を軽くすることが知られています。当科は胃がん、そけいヘルニア、腹壁瘢痕《ふくへきはんこん》ヘルニア、急性虫垂炎、胆嚢結石症《たんのうけっせきしょう》などの手術を基本的に腹腔鏡下手術で行っています。さらに腹部の創による体の負担をさらに減らすことを目的に、病変を取り出すため追加の創を必要としない完全鏡視下手術も行っています。

また、そけいヘルニア領域に特化した専門外来「ヘルニア外来」（毎週月・木曜）を開設しており、会津地方だけでなく県内からも多数の患者さんに受診していただいています。

当科での主な治療

- **消化器悪性腫瘍に対する外科治療**／食道切除、胃切除術、肝切除術、膵切除術、胆管がんに対する拡大肝葉切除術など
- **消化器良性疾患に対する外科治療**／胆石症に対する胆嚢摘出術、肝内結石症に対する肝切除術、膵胆道合流異常症に対する手術治療など
- **腹腔鏡下手術**／腹腔鏡下胆嚢摘出術、腹腔鏡下胃切除術、腹腔鏡下ヘルニア修復術など
- **消化器悪性腫瘍に対する化学療法**／抗がん剤の各種レジメンによる治療、肝動脈塞栓術など

脊椎《せきつい》・脊髄《せきずい》（背骨《せぼね》や神経《しんけい》）疾患《しっかん》

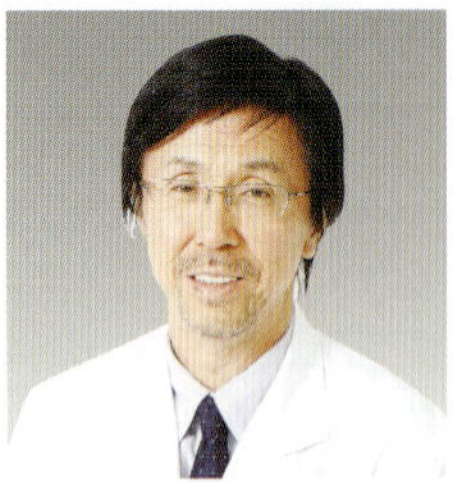

白土《しらど》 修《おさむ》 教授

はじめに

「元気！長生き！運動器！」

この言葉は、整形外科医の集まりの一つ、日本運動器科学会の標語です。呼吸器や循環器などと呼ばれるように、運動器は骨・関節・筋肉・軟骨・脊椎・脊髄などを表す言葉です。世界で最たる超高齢社会を迎えた日本では、運動器の障害によって、日常生活で介護が必要になったり、寝たきりになる人々が増えています。運動器は英語で「ロコモティブ」と言います。

従って、運動器の障害によって、歩行や移動能力の低下をきたし、要支援・要介護になったり、要介護になる危険の高い状態を「ロコモティブ症候群（略してロコモ）」と命名し、注意が喚起されています。外出もできず、人の手助けが必要な状態ではなく、元気で、長生きするためには、運動器がいかに大事であるかを表す標語です。

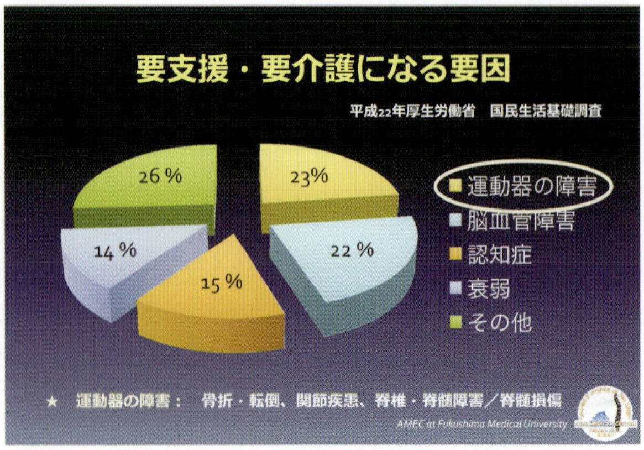

要支援・要介護になってしまう要因をパーセンテージで表したもの

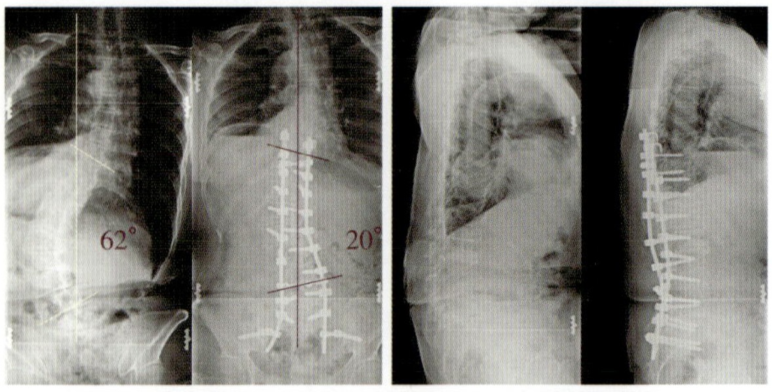

74歳女性の治療症例。それぞれ左側が治療前、右側が治療後

実は、高齢者で介護が必要になったり、寝たきりになったりする原因のトップが「運動器の障害」なのです。これには、多くの疾患・外傷が含まれます。転倒による捻挫《ねんざ》・脱臼《だっきゅう》・骨折、骨粗《こつそ》しょう症《しょう》、膝《ひざ》や股関節《こかんせつ》の変形性関節症、全身の関節痛などです。その中でも、特に患者数の多いのが、脊椎・脊髄の病気や外傷です。私たちは、あらゆる運動器の疾患・外傷を治療する整形外科専門医集団であることは言うまでもありません。

しかし、同時に、脊椎・脊髄疾患を治療し、予防する専門家集団でもあります。整形外科はもちろん、脊椎・脊髄分野で最先端医療を展開する、私たちの陣容、設備、活動を紹介します。

診療体制・診療内容

日本整形外科学会の専門医取得研修施設

当科では若手医師以外、全員、整形外科専門医です。日本整形外科学会が認定する専門医取得のための研修施設にも認定されています。整形外科の中でも、脊椎・脊髄分野は、高度の専門性を必要とする分野の一つです。会津地方で、この専門医資格を持つのは私たちスタッフの中の３人だけです。

次に、最先端の機器、手技を駆使する代表的な手術症例を紹介します。

①腰部《ようぶ》脊柱管狭窄症《せきちゅうかんきょうさくしょう》・腰椎すべり症に対するイン

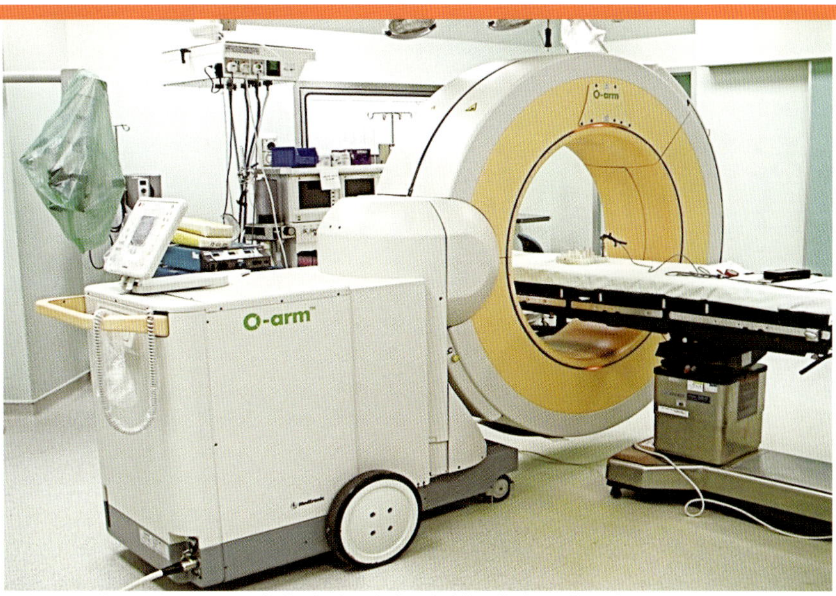

県内でこの機器を備えるのは、当科と福島医大附属病院整形外科の２施設だけ

ストゥルメント手術

　この疾患は、50歳代以降の中・高齢者に非常に多い疾患です。下肢痛《かしつう》としびれなどを訴え、長い距離が歩けなくなります（間欠性跛行《かんけつせいはこう》）。私たちは、症例を厳選し、軽症例では手術用ルーペや顕微鏡を使った小皮切・低侵襲手術を行います。

　しかし、すべり症など重篤な脊椎不安定性がある症例では、積極的にインストゥルメント（いわゆる手術用ボルト）を使った脊椎固定術を行っています。最近では、O-arm《オーアーム》を使用し、体に負担の少ない低侵襲で、最高基準の安全な手術が可能となっています。

②成人の脊柱変形（後側弯《そくわん》症、いわゆる「腰曲がり」）に対する変形矯正手術

「腰曲がり」を中心に、背骨の変形を訴える患者さんが多くなっています。椎間板《ついかんばん》や椎間関節の老化、腹筋や背筋の脆弱化《ぜいじゃくか》が原因です。そのため、腰痛やバランス障害によって、立っているのがつらい、うまく歩けないなどの症状が出ます。自分の姿が「格好が悪い」など、美容上の悩みも多く聞かれます。私たちは、このような方々に対して積極的に「変形矯正」手術を行っています。

③特発性側弯症の前方インストゥルメント手術

　思春期を中心とする10歳代の女性に発症する脊柱変形です。放置すると、変形が悪化し、将来的に内臓や神経に影響を及ぼす場合があります。まれですが、最重症の側弯に進行し、死に至るケースもあります。手術治療は、後方（背中側）から行われるのが一般的です。しかし、私たちは、症例を吟味し、前方（背骨の前側）からの手術も採用しています。この術式の優れた点は、後方法に比べて、背骨を固定する範囲が少ないにもかかわらず、矯正力が大きいこと。背筋障害のない、「やさしい」手術であることなどが挙げられます。

おわりに

愛情を持って学生・研修医を指導

　当科では、教育にも力を入れており、学生・研修医に対しても常に愛情を持って、マンツーマンの指導を心掛けています。通り一辺倒になりがちな実習・研修を有意義なものにするため、個々にテーマを与え、終了時には検討・発表会を行います。手術にも積極的に参加してもらい、指導医の下、可能な限りの研修を行います。私たちは、脊椎・脊髄外科をメインテーマに、地域に根ざしながらも、幅広い視野を持ち、県内はもちろん、全ての病める方々の希望の星となることを目標に、さらなる精進を続けていきます。

当科での主な治療

2013年度の当科の手術総件数は538件で、中でも脊椎・脊髄関連手術は約300件を数え、県内一です。主な内訳として、脊椎関連では、椎間板ヘルニア、腰部脊柱管狭窄症・すべり症、分離症、頸髄症、脊柱変形（側弯症、後弯症）、脊椎・脊髄損傷などの手術が最多です。
そのほか、四肢の長管骨骨折に対する骨接合術、変形性股・膝関節症に対する人工関節置換術、手根管症候群など末梢神経の手術など、整形外科の一般的な手術も多数手掛けています。

天疱瘡《てんぽうそう》・類天疱瘡《るいてんぽうそう》

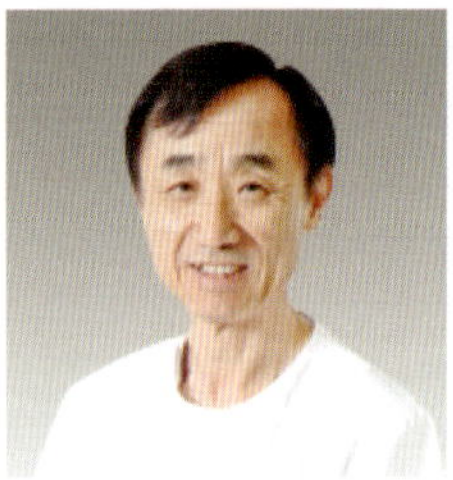

鈴木《すずき》 重行《しげゆき》 准教授

天疱瘡・類天疱瘡とは

自己免疫によって水疱《すいほう》ができる自己免疫性水疱症

天疱瘡は中高年によく発症する珍しい水疱症です。いろんな病気のタイプがありますが、最も多いのが尋常性天疱瘡です。尋常性天疱瘡は口腔内《こうくうない》や全身皮膚に水疱やびらん（ただれ）を生じさせる病気で、難治性で重症化しやすい病気です。

類天疱瘡は高齢者に多く発生し、同じような症状がありますが、比較的軽症も多く治療効果が出る疾患です。

どちらも高齢者では悪性腫瘍《あくせいしゅよう》の合併に注意する必要があります。

症状

口腔内や全身皮膚に水疱やびらんができる

口腔内にびらんがあると、痛みで食事が上手にできなくなります。全身の皮膚にびらんが広がると体中が熱傷のような感じになります。体内の水分や栄養分が体外に出てしまいます。皮膚のびらんに細菌感染が起こると、皮膚や深部の組織や全身の感染症を引き起こすことになります。

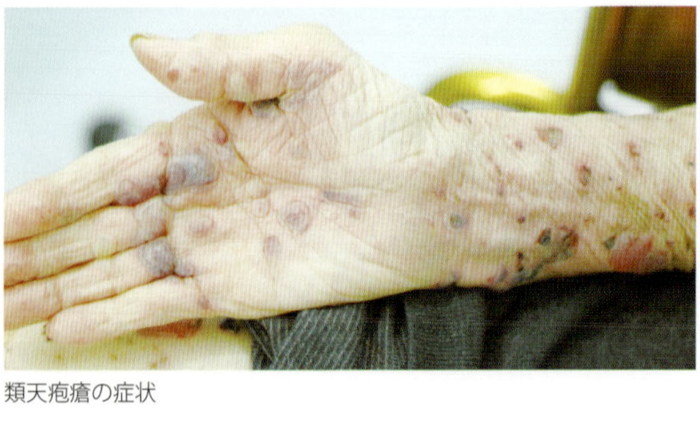

類天疱瘡の症状

検査・診断

臨床診断のほかに組織検査と抗体検査が必要

天疱瘡は臨床的に水疱が破れやすく、びらんになりやすい疾患です。表皮細胞間の物質に対する自己抗体に原因があるためです。新しい水疱部分の組織検査を行うと、表皮の中に水疱が形成され、水疱内で表皮細胞がバラバラになっているのが分かります。水疱の屋根に当たる部分が薄く破れやすいためです。

水疱周囲の組織に蛍光抗体法《けいこうこうたいほう》を行うと、表皮細胞の周囲に蛍光がみられるので表皮全体が網の目状の蛍光を発します。さらに、血液検査では血清中に抗表皮細胞間抗体の抗デスモグレイン１抗体と抗デスモグレイン３抗体の存在が証明されます。

類天疱瘡は臨床的に水疱が硬く比較的破れにくく、その原因は表皮真皮《しんぴ》境界部の自己抗体のためです。表皮のすぐ下に水疱が形成され、水疱の屋根に当たる部分が表皮全層と厚いため破れにくいのです。蛍光抗体法を行うと、表皮と真皮の境界部に線状の蛍光がみられます。血清中の抗基底膜抗体の抗 BP180NC16a 抗体の存在が証明されることが多いです。

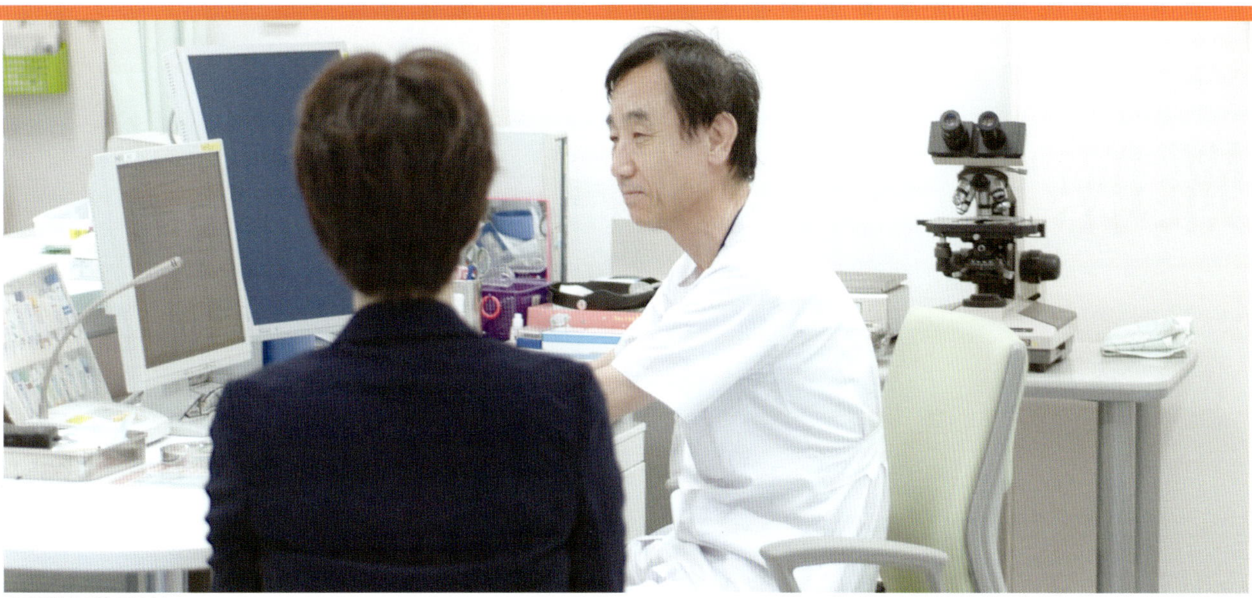

皮膚科外来診療風景

治療

免疫抑制剤による治療が主体

自己抗体の産生を抑えるために内服ステロイド剤を使用します。ステロイド剤の効果が少なかったり、糖尿病などのステロイド剤が使用できない合併症がある場合は、ほかの免疫抑制剤やジアフェニルスルフォンを併用します。重症な患者さんで内服ステロイド剤では病気の進行を抑えられないときは、大量のステロイド剤を３日間点滴するステロイドパルス療法を行います。

それでも効果が不十分なときは、抗体を除去するために血漿交換療法《けっしょうこうかんりょうほう》、ガンマグロブリン大量療法を行います。大量の内服ステロイド剤を長期間、使うことになり、高血圧や糖尿病、胃潰瘍《いかいよう》、骨粗《こつそ》しょう症《しょう》、感染症などに注意しなければなりません。

類天疱瘡でも基本的に同様の治療方針ですが、軽傷な場合は内服ステロイド剤を使用せず、テトラサイクリンとニコチン酸アミドの併用療法やステロイド外用療法も行います。

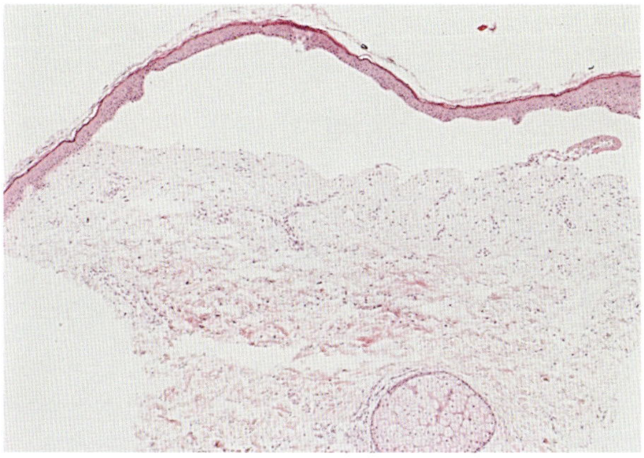

類天疱層組織像表皮下水疱検査画像

全身皮膚のびらんには、非固着性ガーゼや油脂《ゆし》性軟膏《せいなんこう》で保護し、表皮の再生を促します。

当科での主な治療

- 湿疹
- 蕁麻疹《じんましん》
- アトピー性皮膚炎
- 乾癬《かんせん》
- 白癬《はくせん》
- 水疱症
- 帯状疱疹《たいじょうほうしん》

耳鼻咽喉科　県内唯一の埋め込み型骨導補聴器手術

難《なん》聴《ちょう》

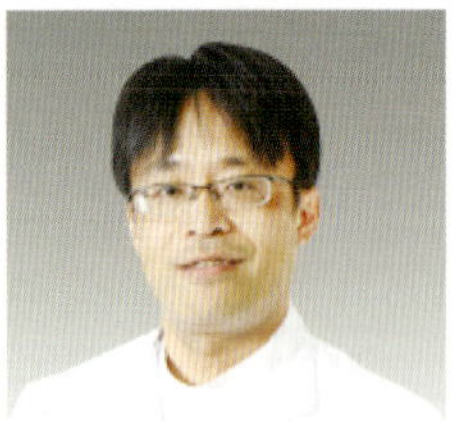

小川《おがわ》 洋《ひろし》 教授

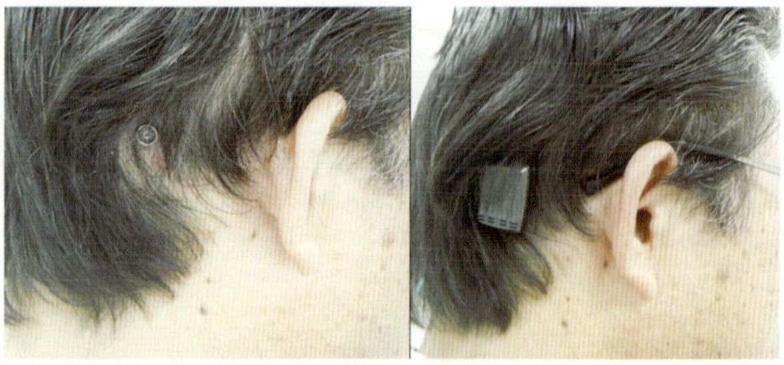

埋め込み型骨導補聴器のインプラント埋め込み部分と装着したサウンドプロセッサー

はじめに

聴力低下をきたす病態と治療方針

年齢が高くなると聞こえが悪くなることは「老人性難聴」としてよく知られています。年齢を重ねていくことで聴力が低下していくと「音は聞こえるけれど言葉が聞き取りにくい」現象が出てきます。

こんな場合、一般的には「補聴器」を使って対処しますが、実は聴力の程度に合わせて補聴器を使いこなすことは容易でない場合があります。他人のメガネを使ったときによく見えないように、他人の補聴器を使ってもよく聞こえません。どれくらいの音が聞こえるか、といった検査（純音聴力検査）や、言葉がどのくらい聞き取れるかの検査（語音聴力検査）などで聴力の状態を判断し、聞こえの具合に応じて補聴器を調整することがとても重要になります。この補聴器の調整はある程度の時間をかけて、しっかりと行う必要があります。

一方で、中耳炎の繰り返しや、側頭部の打撲などで聴力が低下した場合、手術を行うことで聴力を改善させることが可能なことがあります。当科では聴力改善手術を積極的に行っています。聴力低下を招く病態として、鼓膜に穿孔《せんこう》（穴が開いている）ができてうまく音が伝わらない状態、音を伝える耳小骨《じしょうこつ》が溶けて消失した状態、硬くなって動きが悪くなっている状態、蝸牛《かぎゅう》内の神経が壊れて音を全く伝えることができない状態などがあります。

どのような原因で聴力の低下が起こっているのか、その原因を調べることがとても大切で、その検査結果から聴力改善のために最も良い方法を探し出して対応することを第一に考えています。

検査

CT、MRI 検査などで評価

顕微鏡や内視鏡を使って外耳道、鼓膜の状態をよく観察します。純音聴力検査、鼓膜の動きを確認する検査（チンパノメトリー）などを行います。さらに CT 検査も行います。われわれの施設には低被曝線量《ていひばくせんりょう》で微小な骨の変化を判断できる CT 装置が整備されており、詳細な耳小骨の評価を行うことができます。必要に応じて MRI 検査を行い、蝸牛や前庭《ぜんてい》、聴神経《ちょうしんけい》の評価を行います。

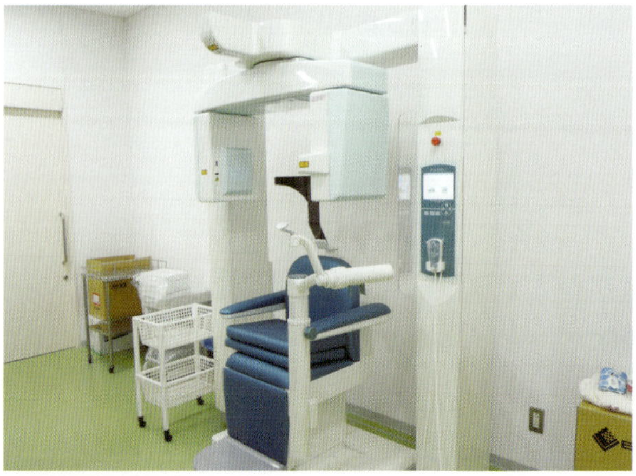

低被曝線量で微細な骨病変をとらえることのできる CT 装置／モリタ製作所製 Accuitomo F17

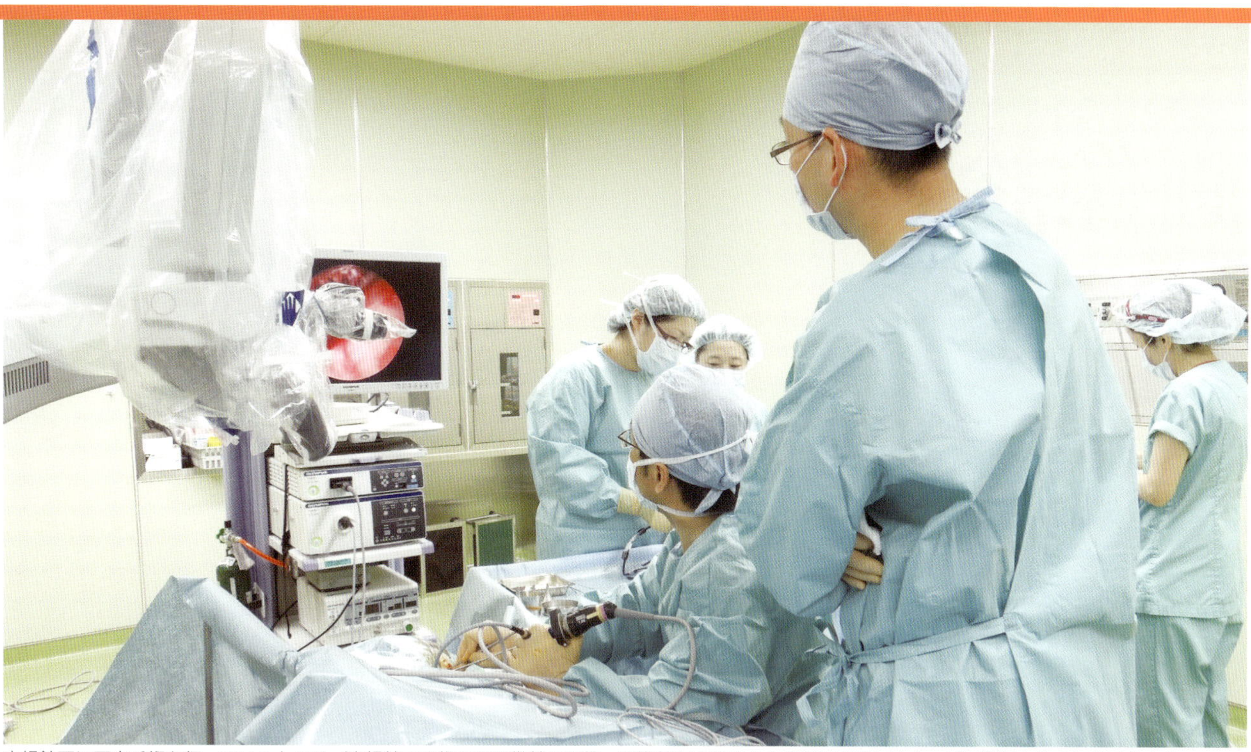

内視鏡下に耳内手術を行っているところ／内視鏡下手術から顕微鏡下手術、顕微鏡下手術から内視鏡下手術にスムーズに移行することができます

手術

多様な手術法で聴力を改善

鼓膜の穿孔だけが聴力低下の原因になっている場合は、耳の中から鼓膜穿孔閉鎖を行います(経外耳道手術《けいがいじどうしゅじゅつ》)。内視鏡を使うことで、従来は耳の後ろを切って行っていた操作が耳の中からだけの操作で可能となりました。すべての手術操作が内視鏡下に行えるわけではありませんが、積極的に内視鏡下での手術を取り入れています。鼓膜穿孔の大きさ、存在部位、患者さんの年齢などから全身麻酔で行うか、局所麻酔で行うか選択しています。現在、鼓膜穿孔閉鎖をする鼓膜形成術は、局所麻酔による手術の場合は、１泊２日、全身麻酔の場合は、２泊３日の日程で行っています。

そのほか、耳小骨が硬くなっている場合は可動性を改善させる手術を行います。耳小骨は３つの骨から形成されていますが、アブミ骨が固着して動かない場合はアブミ骨手術を行っています。耳小骨が溶けて十分に音が伝えられない場合は、患者さん自身の軟骨や骨を使って代用耳小骨として聞こえの伝わりを改善させています。

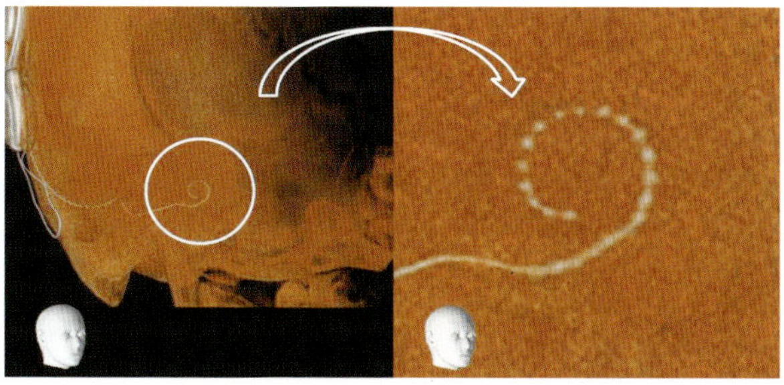

人工内耳埋め込み術施行後のCT所見／人工内耳の電極は蝸牛内に挿入されます

このような手術方法でも聴力が良くならない場合は、埋め込み型骨導補聴器の手術を行うことがあります。この手術は保険適用となり今のところ、福島県内で唯一私たちの施設が行っています。

会津医療センター開院以来、２年間に５人の患者さんの手術を行い、高い満足度を得ています。さらに、全く補聴器の効果がみられない両側高度難聴の患者さんには､人工内耳埋め込み術を行っています。鼓膜形成以外の手術は原則的に全身麻酔で行っており、術後７日程度の入院が必要となっています。

手術で聴力を改善することができるのか、埋め込み型骨導補聴器手術を行うことができるのか、適切な検査を行い、病態を把握することで患者さん一人ひとりの「聴力」と向き合いながら適切な対応ができるように心掛けています。

当科での主な治療（手術のみ）

鼓膜形成術、鼓室形成術、アブミ骨手術、人工内耳埋め込み術、埋め込み型骨導補聴器埋め込み術、外耳道形成術、耳瘻孔摘出《じろうこうてきしゅ》術《じゅつ》､内視鏡下鼻副鼻腔手術（下鼻甲介切除術､下鼻甲介レーザー蒸散術、後鼻神経切断術、鼻中隔矯正術を含む)、耳下腺腫瘍摘出術、顎下腺腫瘍《がっかせんしゅよう》摘出術、甲状腺《こうじょうせん》腫瘍摘出術（良性)、頸部《けいぶ》リンパ節摘出術、声帯ポリープ切除術、口蓋扁桃《こうがいへんとう》摘出術

放射線科　最新の大腸 CT 検査

画《が》像《ぞう》診《しん》断《だん》

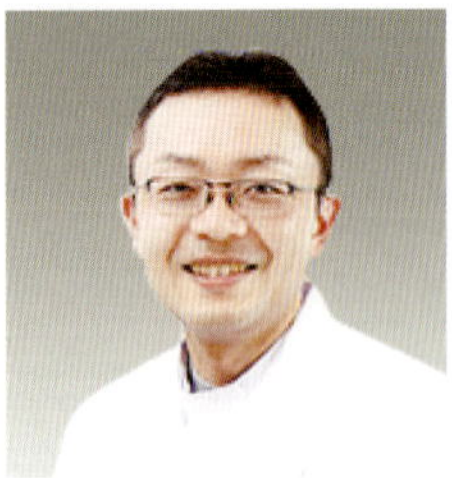

歌野《うたの》 健一《けんいち》 准教授

はじめに

最新の機器と知見で治療

1895（明治 28）年、レントゲンのＸ線の発見以来、放射線医学は飛躍的な進歩を遂げてきました。現代医療に放射線医学は欠かせないものとなっており、特に CT の普及後は、その傾向が顕著となっています。現在は多くの診療科が、放射線検査で診断を行っています。また近年、放射線検査を応用した IVR（Interventional Radiology）により、疾患によっては少ない侵襲で外科的治療に匹敵する治療効果を上げています。

放射線科医は、一般的に表に出ることが少なく、縁の下の力持ち的存在ですが、当院でも最新の機器と知見に基づいて、正確な診断と、より良い治療に貢献しています。

画像診断と IVR

診断価値の高いデータの提供

フィルムレスをはじめ、装置間のネットワーク化によって各データの共有化を図るなど、より診断価値の高いデータの提供を行い、被曝《ひばく》線量の低減をめざしています。

CT 装置は、東芝社製で 320 列の検出器を持ち、1 回転 0.275sec の高スペックの装置を導入しています。新しい再構成法である逐次近似法《ちくじきんじほう》（AIDR3D）を利用して、被曝線量を低く抑え心臓冠動脈 CT、大腸 CT など幅広い撮影に応えています。

放射線を使わない画像診断装置である MRI はシーメンス社製 1.5T の装置を使用し、特に中枢神経領域で高画質な情報を提供しています。核医学では、CT 装置とガンマーカメラを組み合わせた撮影装置で病巣の特定が容易になり、さらに、CT 装置による補正が可能で、より正確な情報を得ることができます。

IVR は、3D 撮影が可能な 2 面のフラットパネル検出器を備えた装置で、心臓カテーテル検査から肝臓の治療まであらゆる血管撮影に対応しています。当科では肝腫瘍《かんしゅよう》に対する動脈塞栓術《どうみゃくそくせんじゅつ》や重症《じゅうしょう》膵炎《すいえん》の際の動注療法、出血時の緊急塞栓術を行っ

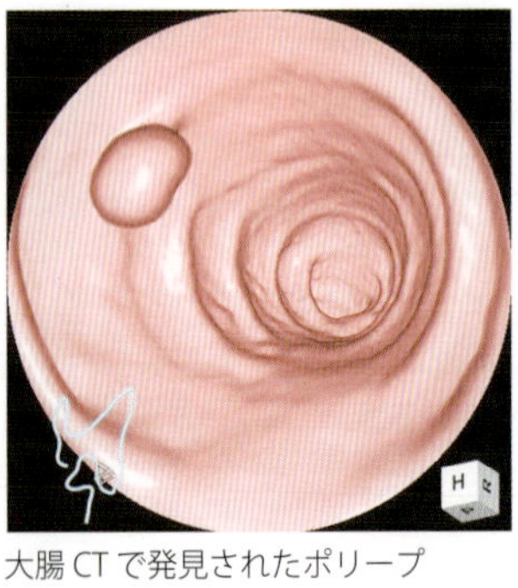

大腸 CT で発見されたポリープ

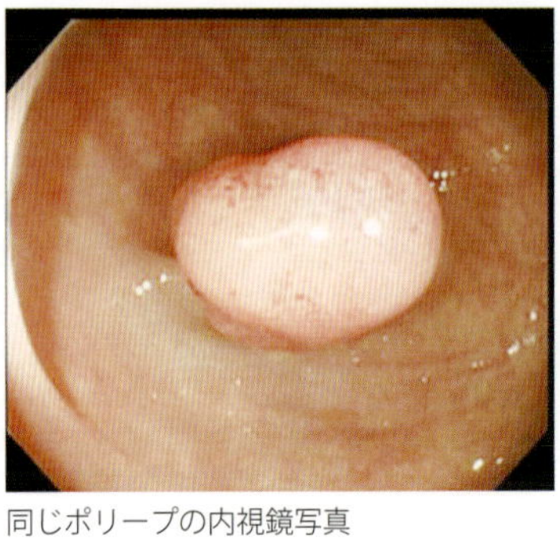

同じポリープの内視鏡写真

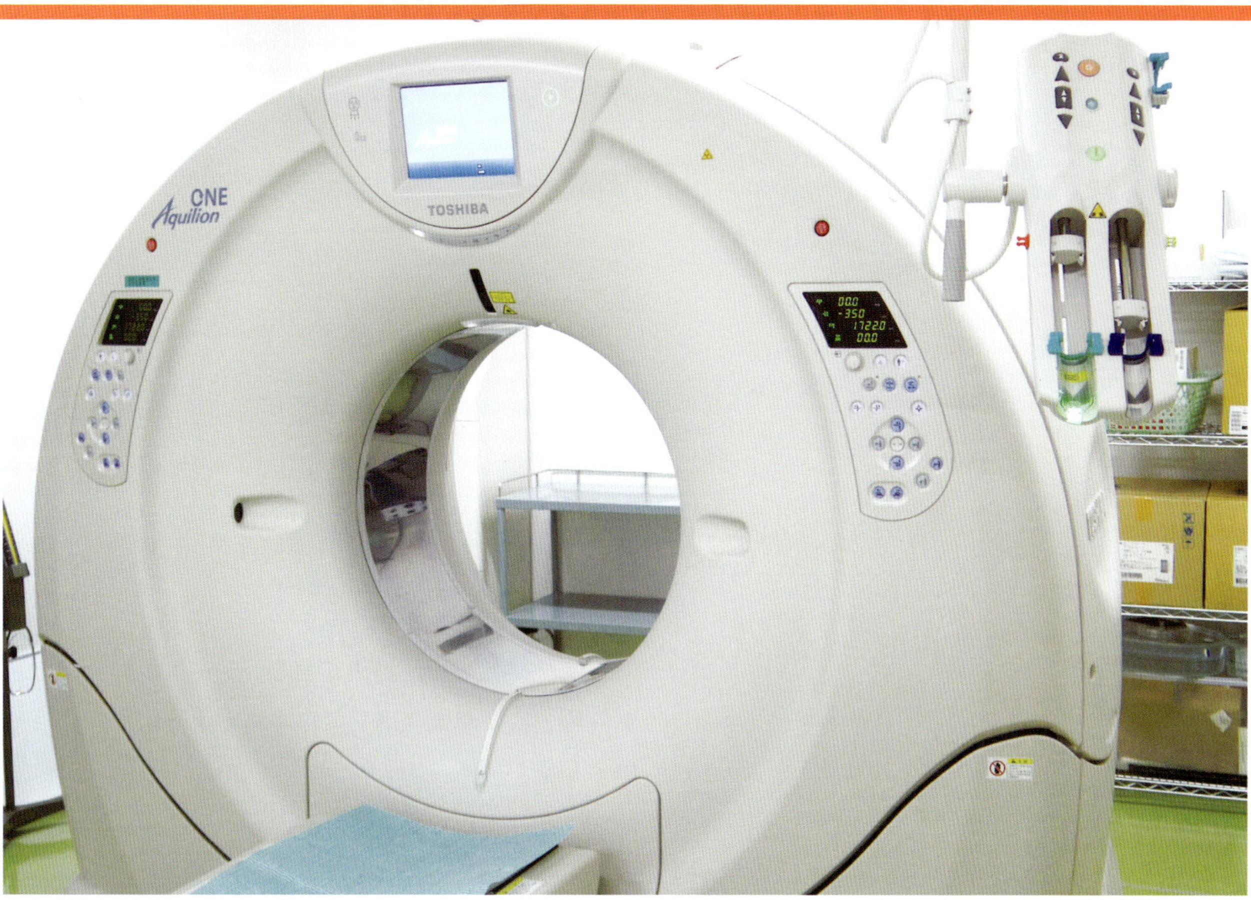

当院で稼動する東芝製 320 列 CT（Aquillion one）

ています。

大腸 CT

体に負担の少ない高精度検査

日本の大腸がん死亡率の年次推移は年々増加しており、2011（平成 23）年の死亡数は 4 万 5 千人に達しています。罹患者《りかんしゃ》は胃がんに次ぐ 2 番目で、死亡者は肺がん、胃がんに次いで 3 番目となっています。

近年、日本人の大腸がんが増加する中で MDCT を使った大腸 CT 検査が注目されています。この検査はバリウムの注入や内視鏡を挿入せずに大腸腫瘍を診断する新しい検査方法で、仮想内視鏡とも呼ばれています。2012 年に保険適用になりましたが、実施している施設は限られています。当院は、最新の 320 列の CT を使うことで、放射線被曝にも配慮しながら、低侵襲（体に負担の少ない）で高精度の大腸 CT 検査を行っています。

検査は前日に軽い食事制限をし、下剤を内服します。当日は、少量の水分補給だけで病院へ来てもらい、検査を実施します。CT 検査台の上で、肛門《こうもん》から二酸化炭素を注入し、大腸が十分に拡張した時点で CT 撮影します。検査時間は約 15 分、終了後はただちに通常の生活ができます。

得られた画像は、ワークステーションに転送され、仮想内視鏡像などの 3D 解析を行います。一般に大腸内視鏡に比較して短時間で苦痛が少ない点が長所といえます。また、大腸がん手術の術前検査としても行われ、安全な手術に貢献しています。

当科での主な検査

【大腸 CT の長所】

- 内視鏡を挿入しないため、痛みの少ない検査です。過去に大腸内視鏡検査でつらい経験をされたり、おなかの手術などのため内視鏡検査が難しい方により適しています。
- 検査時間が短く、前処置に使う下剤も減量が可能です。
- 穿孔《せんこう》などのアクシデントがまれで安全性が高い検査です。

【大腸 CT の短所】

- 平坦型病変や 5 ㎜以下のポリープを見つける能力は大腸内視鏡検査に比べて劣っています。
- 少量の医療被曝（2-5 mSv）があります。

局《きょく》所《しょ》麻《ま》酔《すい》

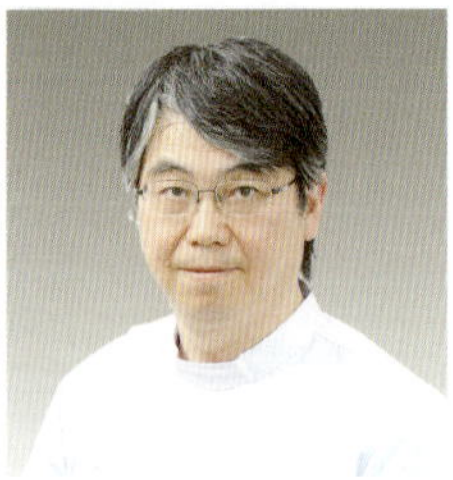

村山《むらやま》 隆紀《たかのり》 教授

麻酔科学の発展

患者管理技術の急速な進出

日本における麻酔科学は、戦後、麻酔科学の本場であるアメリカに視察留学に行った日本の外科医たちが、外科手術といわゆる生体管理学である麻酔との完全分業によって驚異的な手術成功率を実現していることへの感銘と、それに比べて日本のかけ離れた現状に危機感を覚えたことから急速に発展・普及しました。

昭和 20 年代中頃までは麻酔科学が十分発達していなかったため、当然のことながら手術中の患者管理が極めて拙劣で、「手術は成功したが患者さんの体力が持たなかったのが残念だ」という事態がしばしば起こるような状況でした。

しかし近年は、「手術死」の言葉がほとんど聞かれなくなりました。これは麻酔固有の専門的研究の進歩だけでなく、呼吸・循環・体液・代謝などの分野の研究と歩調を合わせて発展した麻酔管理（生体管理）学と麻酔科専門医による患者管理技術が急速に進歩したことが一つの要因でもあります。

診療体制

認定指導医が２人

当センターは麻酔科医２人体制で臨んでいます。２人ともに、日本麻酔科学会の認定指導医です。そのほか、診療応援医師や非常勤医師などと協力し、年間を通して、多くの手術にかかわっています。

麻酔を行う前の準備

詳細な術前評価を実施

麻酔を行う際の最大の目標は、健忘と鎮痛、そして最適な手術環境を提供するとともに、患者さんの健康と安全を維持することです。

手術を行う前には、麻酔前評価が必要となります。患者さんの過去の診療録や、担当医による入院時の病歴のチェックなどを行い、薬物に対するアレルギー反応が起きないか、喫煙はどの程度か、飲酒の頻度はどうかなど、細部にわたって確認を行います。そのことが手術を安全に行うことにつながり、患者さんも安心して手術に臨めることになります。

術前評価は全身麻酔であろうと局所麻酔であろうと、その評価方法に変わりはありません。麻酔法を決定するにあたって、手術時間、体位、患者さんの合併症などを含め、詳細な項目について検討します。

①基本的なことですが、局所麻酔を行う部位に異常がないか診察します。神経学的異常がある場合には、その詳細を明らかにしておく必要があります。

②出血傾向の既往やこれまでの投薬歴を調べま

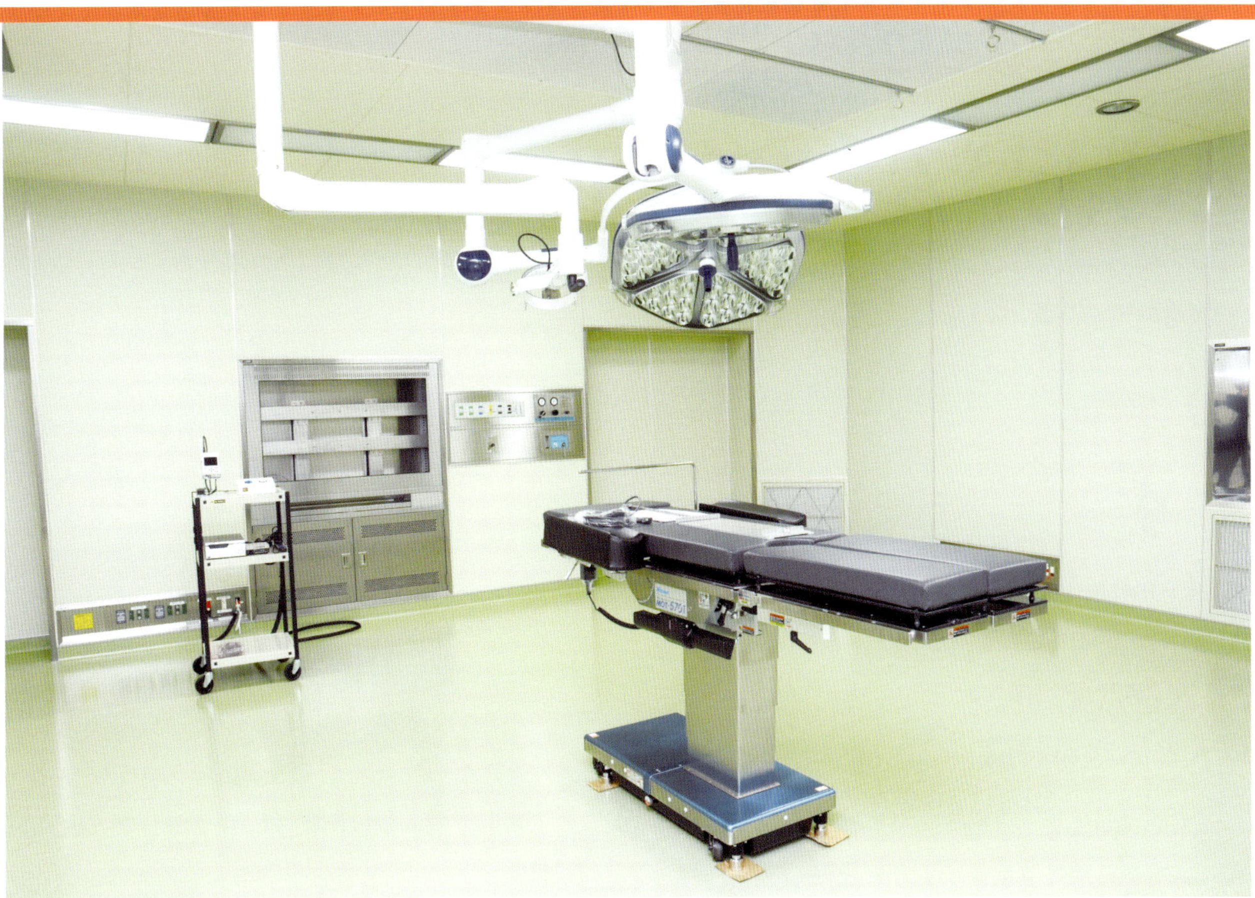

会津医療センター手術室

す。その結果によっては、詳しい血液凝固検査を必要とする場合があります。

③予定している麻酔方法、およびその利点とリスクについて患者さんに詳細に説明します。さらに術中に鎮静や麻酔を追加する可能性があること、また、局所麻酔が効かない場合や、当初の予定より手術が長引いたり拡大したりする場合には、全身麻酔に変更する可能性があることを説明します。

局所麻酔——全身麻酔との違い

一番の特色は「意識の消失がない」こと

局所麻酔は作業部位によってさまざまな種類があり、脊髄《せきずい》くも膜下麻酔や硬膜下麻酔などがあります。主に穿刺針《せんししん》を皮膚から刺し、その後、局所麻酔薬を注入します。麻酔薬注入後は、一般的に細い神経から順に麻酔されていきます。順序としては、血管運動神経、温痛覚、触覚、圧覚、運動の順番となります。全身麻酔と比べて、局所麻酔の一番の特徴は、「意識の消失がない」ということです。

これは患者さんの体に対して比較的負担の軽い麻酔法であり、何かしらの体の変化に患者さん自身が気付くこと、意識消失がなく呼吸も保たれること、意識消失に使用する全身麻酔の薬剤が使用できない状況でも手術を行うことが可能（妊娠中の患者さん・帝王切開手術など）などの利点があります。

当科での主な麻酔症例数

当センターには全部で５室の手術室があります。その手術室で日々、手術が行われており、常勤医２人のほか、非常勤麻酔科医が勤務しています。2014 年度の手術総件数は 1146 症例で、その内、全身麻酔症例数は 874 症例。全身麻酔症例の内、麻酔科管理全症例数は 869 症例、脊髄くも膜下麻酔・硬膜外麻酔症例数は合わせて 75 症例、そのほか胸部外科手術の麻酔８症例など、麻酔科医の下でさまざまな手術が行われています。

病理診断科　小児がんは小児死亡率の第１位

小児《しょうに》がんの病理《びょうり》

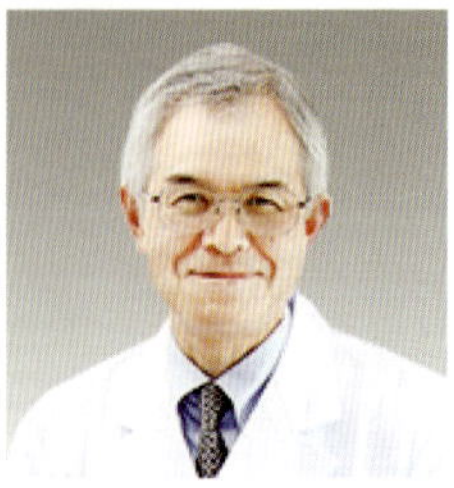

北條《ほうじょう》 洋《ひろし》 教授

小児がんとは

成人と異なる特徴

小児期（新生児～ 15 歳）のすべての臓器、組織に発生する悪性腫瘍《あくせいしゅよう》を小児がんと呼びます。種類、頻度、初発年齢、発生要因、病理組織像、腫瘍細胞の生物学的態度（悪性度）、治療に対する反応性、続発性腫瘍の発生など、さまざまな面で成人に発生する腫瘍と異なります。

代表疾患は頻度の最も高い白血病をはじめ、中《ちゅう》枢神経系腫瘍《すうしんけいけいしゅよう》、神経芽腫群腫瘍《しんけいがしゅぐんしゅよう》、悪性リンパ腫《しゅ》、網膜芽腫《もうまくがしゅ》、腎芽腫《じんがしゅ》（ウィルムス腫瘍）、肝芽腫《かんがしゅ》、奇形腫群腫瘍《きけいしゅぐんしゅよう》、骨軟部腫瘍《こつなんぶしゅよう》で、小児期特有の腫瘍の割合は 90%以上を占め、成人の癌腫《がんしゅ》の発生頻度に匹敵します。

病理組織診断と治療

臨床研究グループと中央病理診断、福島医大の役割

小児がんの病理組織診断は、国際分類に準じて行われます。希少疾患である小児がんは全国統一プロトコール（治療手順）による試験研究が行われ、小児がん専門病理医で構成した中央病理診断委員会が行う病理診断に基づいて治療が開始されます。

日本の小児がん臨床試験研究グループには、日本小児白血病リンパ腫研究グループ（JPLSG）、日本ユーイング肉腫研究グループ（JESS）、日本神経芽腫研究グループ（JNBSG）、日本小児脳腫瘍コンソーシアム（JPBTC）、日本小児肝癌スタディグループ（JPLT）、日本横紋筋肉腫《おうもんきんにくしゅ》研究グループ（JRSG）、日本ウィルムス腫瘍スタディグループ（JWiTS）があり、国際的評価を受ける最先端で最良の診断、治療を行っています。

2015（平成 27）年 6 月には日本小児がん研究グループ（JCCG）として統合され、小児科、小児外科、病理診断科、放射線科、生物統計学などのオールジャパンの専門家が結集し、小児がん克服に取り組んでいます。

最近は小児期だけではなく、実態把握の遅れた AYA《アヤ》（adolescent and young adult）世代（15 ～ 29 歳）の小児がん治療の有効性が報告され、今後、AYA 世代の難治がん治療の開発、向上が期待されます。

福島医大附属病院小児腫瘍内科では、JCCG に積極的に参加し診断治療を行っています。

横紋筋肉腫と悪性リンパ腫

中央病理診断の成果を還元、最新・最良の治療を提供

私が中央病理診断委員をしている横紋筋肉腫と悪性リンパ腫を紹介します。横紋筋肉腫は骨格筋への分化を示す原始間葉系《げんしかんようけい》悪性腫瘍の一つで、小児で最も頻度が高く、小児軟部肉腫の約 50%を占

JUCG発足までの沿革の概要と今後の方向性

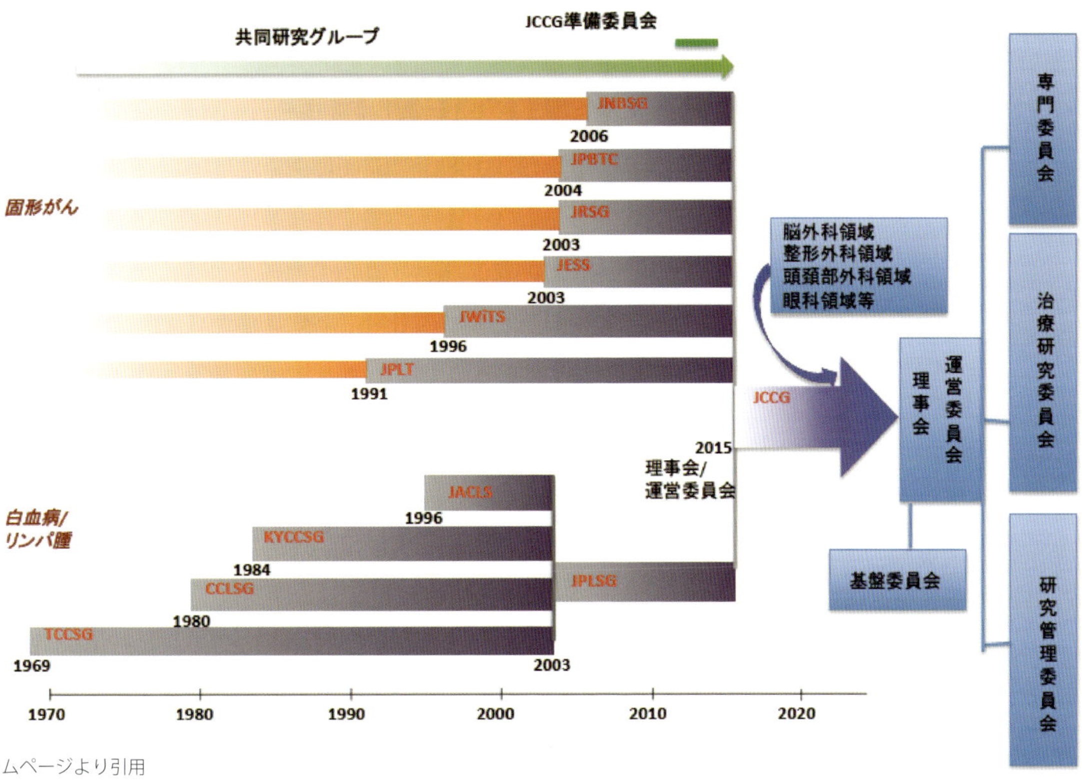

JCCG ホームページより引用

めています。

JRSG における JRS-I Study の欧米を上回る成果を踏まえ、2015 年に開始される JRS-II Study 中央病理診断委員会では、予後の予測が可能な最新のコンセンサス病理診断、キメラ遺伝子解析を根拠にリスク組織分類（Histology）を行い、術前の modified TNM 分類、術後 Group 分類の 3 分類の中から低、中、高のリスク群別治療（層別《そうべつ》化《か》治《ち》療《りょう》）を行います。従って、横紋筋肉腫の層別化治療は迅速、的確な術前コンセンサス病理診断が求められ病理医の果たす役割は大きいのです。

悪性リンパ腫はリンパ組織に発生する悪性腫瘍の総称で、リンパ組織以外のあらゆる臓器にも発生します。非 Hodgkin《ホジキン》リンパ腫と Hodgkin リンパ腫に大別され、小児非 Hodgkin リンパ腫ではリンパ芽球性《がきゅうせい》リンパ腫（LBL）、バーキットリンパ腫（BL）、びまん性大細胞型《だいさいぼうがた》B リンパ腫（DLBCL）、および未分化《みぶんか》大細胞性リンパ腫（ALCL）の 4 病型が約 90%を占め、成人とは異なる年齢特異性を示します。

BL、DLBCL などに対する B-NHL03 研究、LBL に対する ALB-NHL03/LLB-NHL03 研究、欧州リンパ腫研究グループと共同の ALCL99 国際研究で成果が次々と報告されています。成人では日本臨床研究グループリンパ腫グループ（JCOG-LSG）が標準治療の開発に貢献してきました。当科では中央病理診断の経験を踏まえリンパ腫診断を行い、会津医療センター血液内科で分子標的療法を含めエビデンスに基づいた最新・最良の治療を提供しています。

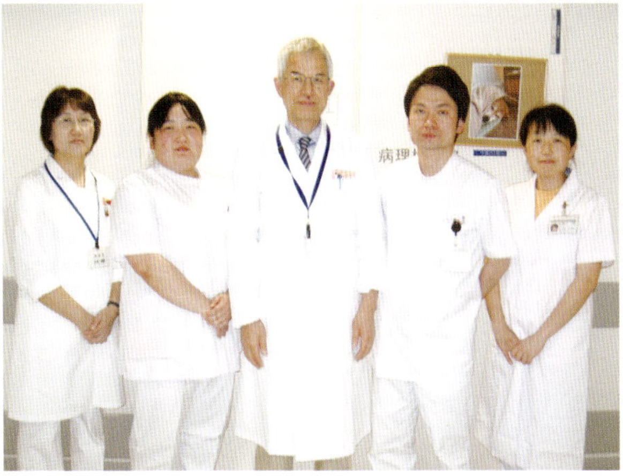

病理診断科のスタッフ

当科での主な診断

- 一般病理
- 小児がん
- 小円形細胞腫瘍《しょうえんけいさいぼうしゅよう》
- 横紋筋肉腫
- 悪性リンパ腫

睡《すい》眠《みん》時《じ》無《む》呼《こ》吸《きゅう》症《しょう》候《こう》群《ぐん》

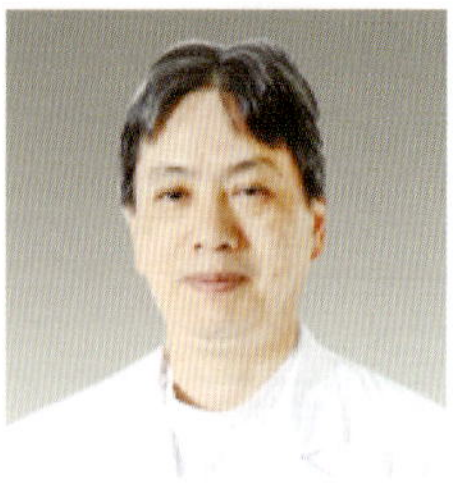

佐藤《さとう》 文康《ふみやす》 准教授

はじめに

歯科的治療法

2004（平成 16）年 4 月から睡眠時無呼吸症候群（SAS）の治療に耳鼻咽喉科などの医師から紹介があれば、スリープスプリント（マウスピース）という歯科的治療法が保険適用になり、中程度以下の無呼吸症候群に対してファーストチョイスとして行われるようになりました。

これによって、従来、行われてきた nCPAP（エヌ・シーパップ）と呼ばれる鼻にマスクのようなものをして空気を送り込む装置より、もっと手軽に使用することができるマウスピースが数回の来院で、より安価に使用可能となりました。

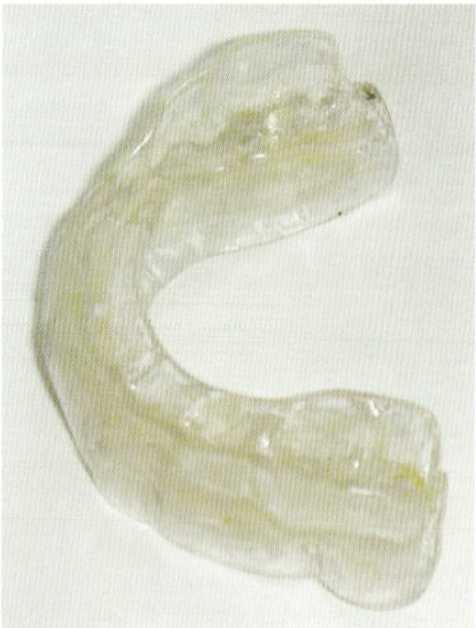

スリープスプリント

どんな疾患か

10秒以上の呼吸停止が1時間に5回以上

睡眠時無呼吸症候群の人は「昼間ねむくてしょうがない」「朝すっきりと起きられない」「いびきがひどい」などの症状があります。「寝ているときに 10 秒以上の呼吸停止が 1 時間に 5 回以上ある」ということで、その診断がつきます。

どうやって調べるか

PSG 睡眠検査

耳鼻咽喉科で PSG と呼ばれる睡眠検査で無呼吸を調べることができます。

スリープスプリントが有効な人は

7つのタイプ

スリープスプリントは、すべての睡眠時無呼吸症候群の患者さんに有効というわけではありません。一般に次のような人にはスプリントが有効です。

①寝つきがよい
②鼻づまりがない
③健全な歯が 20 本以上ある
④顎《あご》の関節に異常がみられない
⑤横向きに寝られる
⑥下顎が前のほうに 8 mm 以上出せる
⑦寝ているときに鼻で呼吸ができる

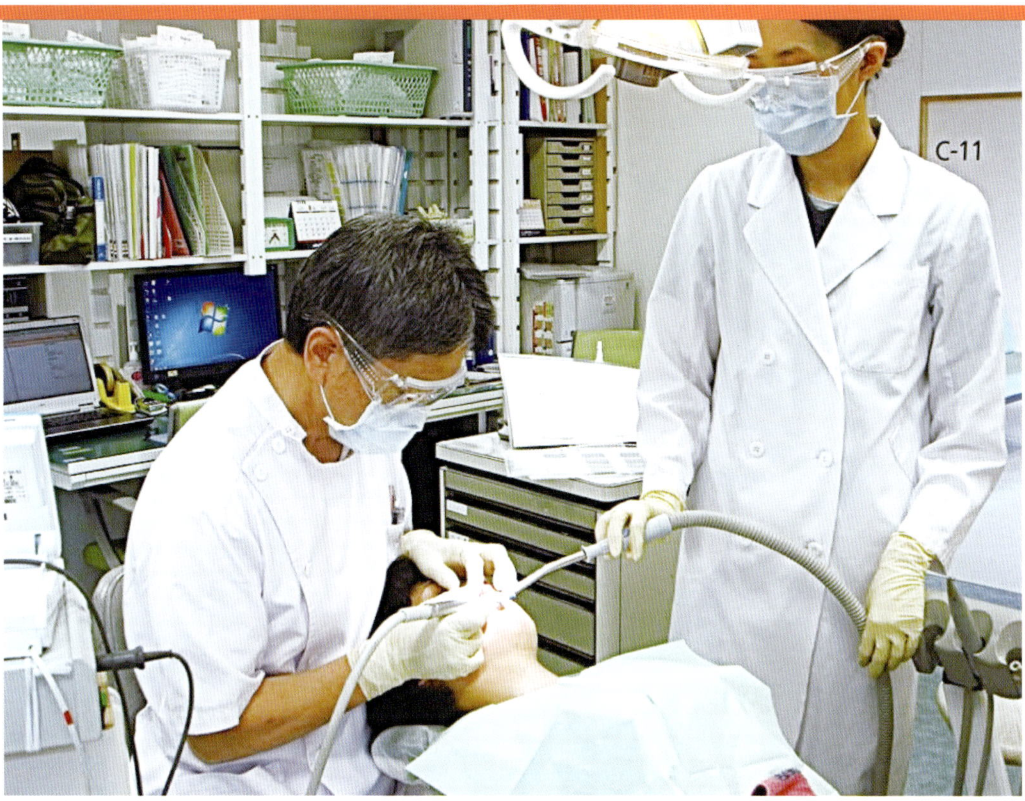

診療の様子

治療の回数・治療の内容・治療費・効果

スプリントの有効率は約 70%

スプリントができるまでの治療回数は３回です。１回目は、診査をして口の中の型を取ります。２回目は、下顎の位置を決めます。３回目は、スプリントのセットです。治療費は総額で約１万3000円です。

また、スプリントの有効率は約 70%です。

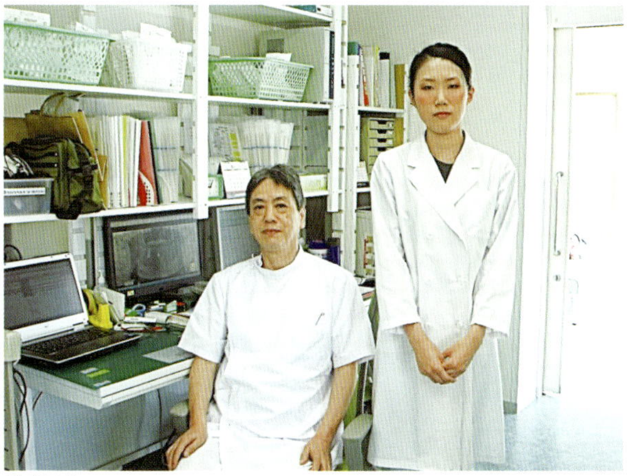
診療スタッフ

おわりに

簡便で安全なスリープスプリント療法

人生の３分の１は布団の中での睡眠であり、睡眠呼吸障害の中でも睡眠時無呼吸症候群への関心が高くなってきました。多岐にわたる治療法の中で、簡便で安全なスリープスプリント療法は最も有効な方法であると考えられます。

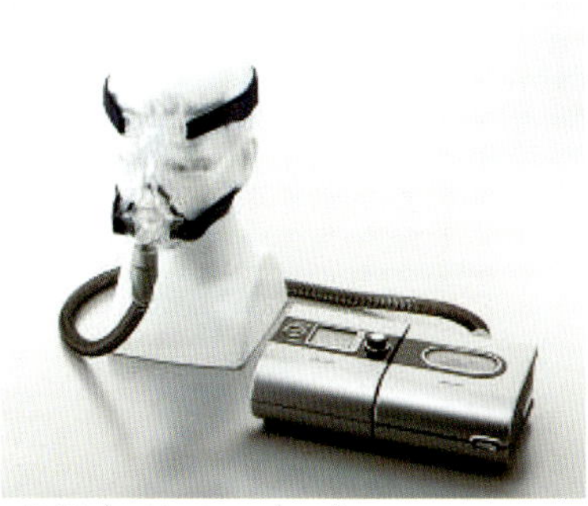
nCPAP（エヌ・シーパップ）

当科での主な治療

- **一般歯科治療**／う蝕、歯周病、義歯などの一般歯科治療を行います。
- **有病者歯科治療**／心疾患、肝疾患、糖尿病、血液疾患などの有病者歯科治療を行います。
- **睡眠時無呼吸症候群に対するスプリント療法**／軽度、中等度の症例に対してスリープスプリントによる治療を行います。
- **顎関節症治療**／顎関節症の患者さんに対してスプリントによる治療などを行います。

緩和《かんわ》ケア

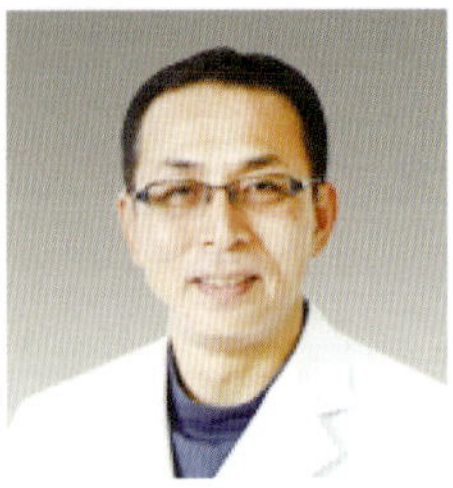

竹重《たけしげ》 俊幸《としゆき》 准教授

はじめに

苦痛から解放し、心穏やかに過ごすために

「緩和ケア、緩和医療」という言葉を聞いたことはあるが、どんな医療なのかよく分からないという方が多いと思います。「もう治療方法がないから、緩和ケア科で診てもらいたい」とか「ほかの病院で診てもらえないので、相談に来ました」などと言われ、特に緩和ケア病棟は治療せずに、寝かせておくところと思われているようです。

がんを告知され不安な患者さんたちにとって、緩和ケア・スタッフは元の主治医から人生最後のバトンを渡されたようなものなので、患者さんと家族を苦痛から解放し、心穏やかに過ごしていただけるように最善を尽くさなければなりません。そのため、私たちは、がんと診断されたときから患者さんに寄り添い、身体的・精神的能力の維持、向上のために治療し、最後まで積極的に生きてゆけるように支えることを目標にしています。

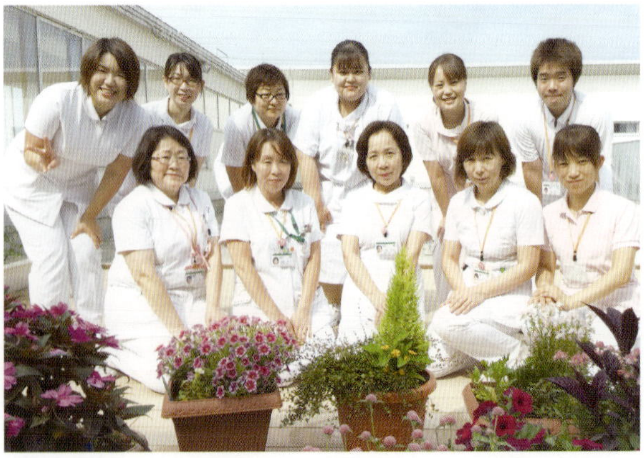

元気で、明るいスタッフが心からお迎えします

診療体制・診療内容

緩和ケアセンターで臨床、教育、研究

当センター内に、福島医大附属病院に附属する緩和ケアセンターがあります。緩和ケアセンターは緩和ケア外来、緩和ケアチーム、緩和ケア病棟から成り、緩和医療を実践する組織であり、臨床を重視しながら、教育、研究も進めています。緩和ケア外来はがん相談外来としても受け付けており、また必要に応じては訪問診療（往診）も行っています。緩和ケアチームは一般病棟で緩和医療を必要とされている患者さんに主治医の治療を継続し、ケアをしています。

緩和ケア病棟は、病状の判定、症状の原因検索、早期の退院調整を行い、病状の改善、不安、自信喪失からの回復を目的にスタッフ全員で治療を実施しています。当センターの緩和医療の目的は、症状緩和、精神症状の鎮静、社会的およびスピリチュアルな苦痛（死の恐怖、自責の念など）からの解放を行い、必要ならば、できる限りの治療を行い、希望される方には早急に外出、退院が可能な状態となるように援助することです。

当科の特徴

緩和ケアで、自宅での安らぎを

全国アンケート調査によると、がんで余命が1

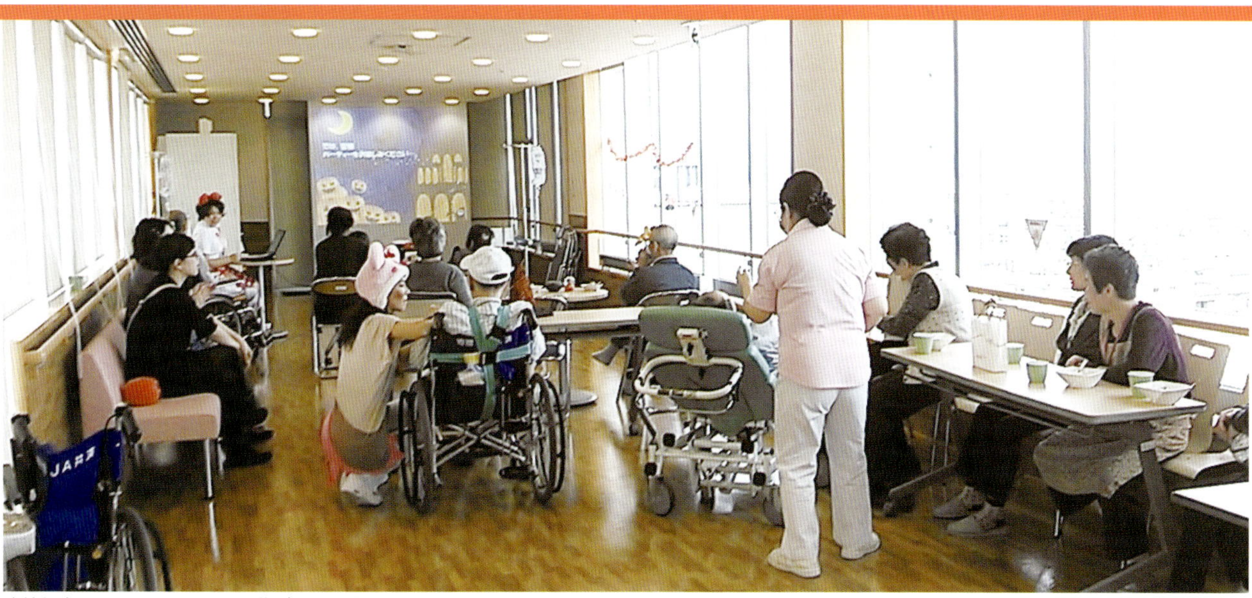

病棟行事には、いろいろな催し物があります

～2か月に限られているのなら、自宅で最期を過ごしたいと考える人が8割以上を占めましたが、実際には自宅で過ごすのは難しいと考える人が大半でした。自宅で最期を過ごすためには「介護してくれる家族がいること」「家族に負担があまりかからないこと」の回答率が半数を超え、また、「急変時の医療体制があること」「自宅に往診してくれる医師がいること」という回答率も高く、家族と在宅医の存在が不可欠だと考える人が多いことが分かりました（日本ホスピス・緩和ケア研究振興財団 2012 年）。

このような要望に応えるため、私たちは「緩和ケアで、自宅での安らぎを」をモットーにして、療養場所を自宅に希望するならば在宅緩和ケアを、病院に希望するならば自宅と同じような環境づくりとケアを行うことで、その人らしく、よりよく生きることができるよう支援しています。具体的には、次の通りです。

1．シームレスなケア

ケアのため介入させていただいた方は、最後の看取りまでお世話します。

2．多職種のスタッフによる治療

緩和ケア、精神科、漢方内科・鍼灸、リハビリテーション、栄養管理など多職種が連携し治療しています。

3．急性期的な対処

病態を早急に把握、判断し、退院や外出に向けて治療プランを立て実施します。

4．地域連携のもとに在宅緩和ケア

希望する療養場所が自宅の場合、病状の安定化、家庭環境の改善を行うと同時に、訪問看護ステーションと連携を取り、必要な場合、訪問診療も考慮します。

5．在宅医療へのタブレット端末の活用

患者さん宅と病棟医師とをつなぐ（テレメディカル）ことで、リアルタイムに患者さんの状態を把握し、患者さんや家族の不安を解消することに役立てています。

おわりに

より良好な状態になるために

当院の緩和ケアは、積極的、かつ綿密に治療を行うために、患者さんに接する時間を長くし（観察、情報収集）、症状が現れてから治療に至るまでの時間を短くして（原因究明、治療方法の決定・実施）、自宅や以前にいた施設・病棟よりも、良好な状態になるように努めています。

緩和ケアとは

「緩和ケアとは、生命を脅かす疾患による問題に直面している患者とその家族に対して、疾患の早期より痛み、身体的問題、心理社会的問題、スピリチュアルな問題に関してきちんとした評価をおこない、それが障害とならないように予防したり対処したりすることで、クオリティー・オブ・ライフを改善するためのアプローチである」（WHO の定義）。

会津医療センター附属病院の概要

名　　称	福島県立医科大学会津医療センター附属病院
所在地	福島県会津若松市河東町谷沢字前田 21 番地 2
T E L	0242-75-2100（代表）
開設年月日	2013（平成 25）年 5 月 12 日
病床数	226 床（一般 204 床、結核 14 床、感染症 8 床）
敷地面積	約 5 万㎡
建築面積	約 1 万 400㎡
延床面積	約 2 万 3,200㎡
階　　数	地上 6 階建て（約 27 m）
構　　造	鉄筋コンクリート造（免震構造）

基本理念

高度な先進医療の研究・開発に取り組み、人間性豊かな優れた医療人の育成に努め、患者さんに安全で質の高い医療を提供し、新しい地域医療の創造に貢献します。

目　標

私たちは、基本理念を実現するために、次のことを目指します。

1．命と人権とプライバシーを尊び、高い倫理観のもと、患者さん中心の心温まる医療を提供します。
2．患者さん 1 人ひとりのニーズにこたえ、安心できる最高水準の医療、先進医療を提供します。
3．人々の命と未来を支える誠実かつ優秀な医療人を育成します。
4．地域の医療・研究・産業の力を統合し、新しい医学・医療を創造します。
5．日々進歩する医学・医療について、県内、全国、そして世界へ情報を発信します。

患者さんの権利とお願い

会津医療センターは福島県立医科大学の一部門であり、診療とともに教育、研究を行う機関としての役割を担っております。

会津医療センターの附属病院である当院は、患者さんに安全で質の高い医療を提供するため、「患者さんの権利とお願い」を定めています。

患者さんの権利

1. 患者さんは、良質で安全な医療を公平に受ける権利があります。
2. 患者さんは、病気のことや治療について、理解しやすい言葉や方法で十分な説明を受ける権利があります。
3. 患者さんは、自分の意思で検査や治療方法を選択し、望まない医療を拒否する権利があります。
4. 患者さんは、自らの個人情報とプライバシーを守る権利があります。
5. 当院は、教育機関としての使命を担っています。教育・研究に関しては十分な説明を受けたうえで、自ら参加を決定または拒否する権利があります。

患者さんへのお願い

1. 良質で安全な医療を受けられるように、ご自身の健康に関する情報をできるだけ正確にお話しください。
2. 理解できない医療内容は、ご自身が納得できるまでお尋ねください。
3. ルールとマナーをお守りいただき、他のすべての患者さんが快適な環境で医療を受けられるよう、ご配慮ください。
4. 患者さんが継続性のある適切な医療を受けられるよう、地域医療機関との機能分担や連携の推進を図りますので、ご理解とご協力をお願いします。
5. 当院は、教育機関としての使命を担っています。医療人の育成にご理解とご協力をお願いします。

職員数（2015年5月1日現在） ※非常勤職員除く

医師　52人　　看護師　237人　　技師・事務職員等　120人

1日平均入院患者数

157人（2014年度）

1日平均外来患者数

503人（2014年度）

会津医療センター附属病院運営の概要

沿革

2004年度

福島県が県立病院の役割・機能・抜本的な改革方策を検討し、県立会津総合病院と県立喜多方病院の統合整備を決定。

2005年度

福島県が「会津統合病院（仮称）」の立地場所を選定。

2006年度

福島県が「会津統合病院（仮称）」の基本計画を策定。

2007年度

福島県が「会津統合病院（仮称）」の基本設計を策定。
福島県が福島県立医科大学に「会津統合病院（仮称）」の附属病院化の検討を申し入れ。

2008年度

福島県立医科大学が「会津統合病院（仮称）」の附属病院化を了承。

2009年度

教育・研究・診療部門を備えた福島県立医科大学の附属施設とするため、福島県と協議しながら実施設計に医大の考えを反映。併せて、施設名称を「会津統合病院（仮称）」から「会津医療センター（仮称）」に変更。

2010年度

福島県立医科大学に会津医療センター担当理事の職を新設し、会津医療センター準備室を設置。棟方充準備室長就任。同準備室に３人の教授を採用し、県立会津総合病院に配置。９月、理事の所掌事務の追加に伴い、会津医療センター担当理事の名称を地域医療担当理事に改正。同月、会津医療センター準備室に２人の教授を採用。さらに12月に１人の教授を採用し、県立会津総合病院に配置。

2011年度

５、６月に各１人の教授を採用し、県立会津総合病院に配置。

2012年度

４月に２人の教授を採用し、県立会津総合病院に配置。髙久史麿準備室長、室井勝副室長就任。
開設日を2013年５月12日とした。

2013年度

2013年５月12日会津医療センター開設。
髙久史麿センター長就任。
室井勝副センター長（経営担当）就任。
鈴木副センター長（医療担当）兼附属病院長（総合内科学講座教授）就任。

1　地域に求められる医療：「地域完結型医療」の提供

①政策医療の継続的提供と充実強化
・「へき地医療拠点センター病院」として診療応援等を強化
・結核、感染症医療、救急医療等を確実に実施
②地域に不足する診療科の設置、高齢化等の地域特性に対応した診療科を強化
・「血液内科」「漢方内科」を新設
・運動、感覚機能障害に対応する「整形外科・脊椎外科」「耳鼻咽喉科」等の充実強化
・がん患者に快適な療養環境を提供する「緩和ケア病棟」の設置など
③専門領域に特化した高度医療の提供
・「消化器内科」　　　　胆管、膵疾患超音波内視鏡等による診察
・「小腸・大腸・肛門科」　下部消化器管の診療に特化
・「整形外科・脊椎外科」　脊椎・脊髄外科を中心に診療
④小児科・周産期医療は、医療資源の分散を防ぐため、他の医療機関との役割分担と連携により対応する

2　福島県立医科大学の附属施設としての「教育・研究機能」

①医師の育成・確保と県内定着を推進
・大学の学部教育にも活用
・県立医大医学部　　５年生ＢＳＬプライマリーコース　２週単位で全員
　　　　　　　　　　６年生ＢＳＬアドバンストコース　希望者１か月単位
　県立医科大学看護学部　　2015 年度より実習受け入れ
・臨床研修医（前期研修医）や専攻医（後期研修医）を積極的に受け入れ
②南会津医療圏を含む、会津地方全体の医療水準の向上
・高齢化等の地域特性に対応した研究の推進
・会津大学、民間企業等との産学連携
・最新医療についての情報提供（勉強会の実施、出前講座の実施）

3　患者さんの視点に立った医療サービスの提供

①地域に不足する診療科の設置、高齢化等の地域特性に対応した診療科の強化（再掲）
・総合内科の設置　　患者さんが診療科に迷う、間違うといった課題を解決
　　　　　　　　　　また、必要な場合は速やかに適切な専門科と連携
②患者支援センターの設置
・入退院をコーディネートするＰＦＭ（Patient-Flow-Management）システムを導入
・患者さんやご家族、地域の方々が健康に生活できるように「健康教育」「出前講座」、地域の保健医療福祉の担当の方々との交流や連携を図るため、勉強会等を開催

組織図

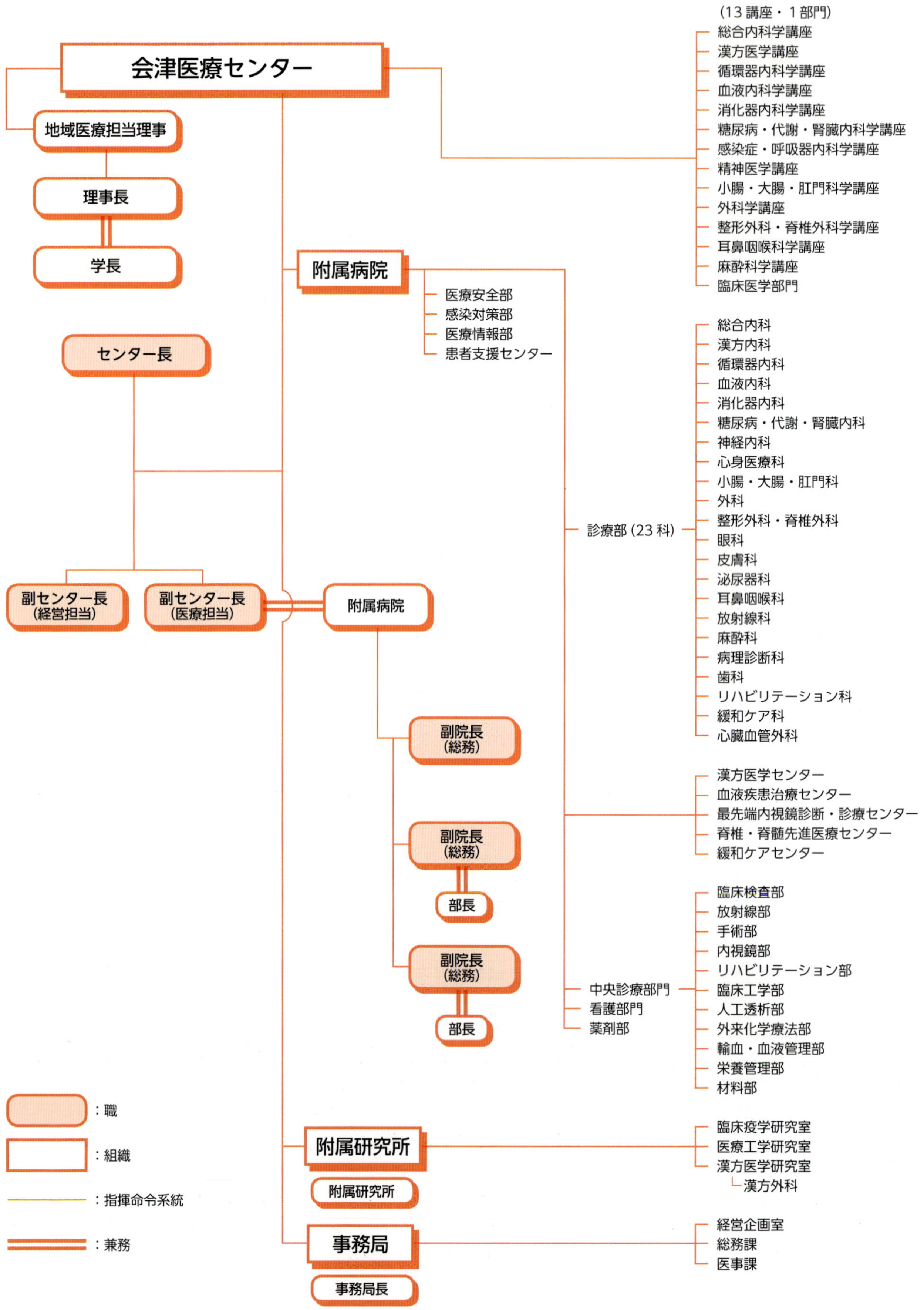
会津医療センター
地域医療担当理事
理事長
学長
センター長
副センター長（経営担当）
副センター長（医療担当）
附属病院
附属病院
副院長（総務）
副院長（総務）
部長
副院長（総務）
部長
（13講座・1部門）
総合内科学講座
漢方医学講座
循環器内科学講座
血液内科学講座
消化器内科学講座
糖尿病・代謝・腎臓内科学講座
感染症・呼吸器内科学講座
精神医学講座
小腸・大腸・肛門科学講座
外科学講座
整形外科・脊椎外科学講座
耳鼻咽喉科学講座
麻酔科学講座
臨床医学部門
医療安全部
感染対策部
医療情報部
患者支援センター
診療部（23科）
総合内科
漢方内科
循環器内科
血液内科
消化器内科
糖尿病・代謝・腎臓内科
神経内科
心身医療科
小腸・大腸・肛門科
外科
整形外科・脊椎外科
眼科
皮膚科
泌尿器科
耳鼻咽喉科
放射線科
麻酔科
病理診断科
歯科
リハビリテーション科
緩和ケア科
心臓血管外科
漢方医学センター
血液疾患治療センター
最先端内視鏡診断・診療センター
脊椎・脊髄先進医療センター
緩和ケアセンター
中央診療部門
看護部門
薬剤部
臨床検査部
放射線部
手術部
内視鏡部
リハビリテーション部
臨床工学部
人工透析部
外来化学療法部
輸血・血液管理部
栄養管理部
材料部
附属研究所
附属研究所
臨床疫学研究室
医療工学研究室
漢方医学研究室
漢方外科
事務局
事務局長
経営企画室
総務課
医事課
：職
：組織
：指揮命令系統
：兼務

外来診療のご案内

診療科一覧　２４科（※院内標榜および研究所を含む）

総合内科、漢方内科、漢方外科、循環器内科、血液内科、消化器内科、小腸・大腸・肛門科、糖尿病・代謝・腎臓内科、感染症・呼吸器内科、神経内科、心身医療科、外科、整形外科・脊椎外科、眼科、皮膚科、泌尿器科、耳鼻咽喉科、放射線科、麻酔科、病理診断科、歯科、リハビリテーション科、緩和ケア科、心臓血管外科

受付時間

午前８時～12時
※診療科によって異なりますので、お問い合わせください。

休診日

土、日、祝日、年末年始

受付窓口からお会計までの流れ

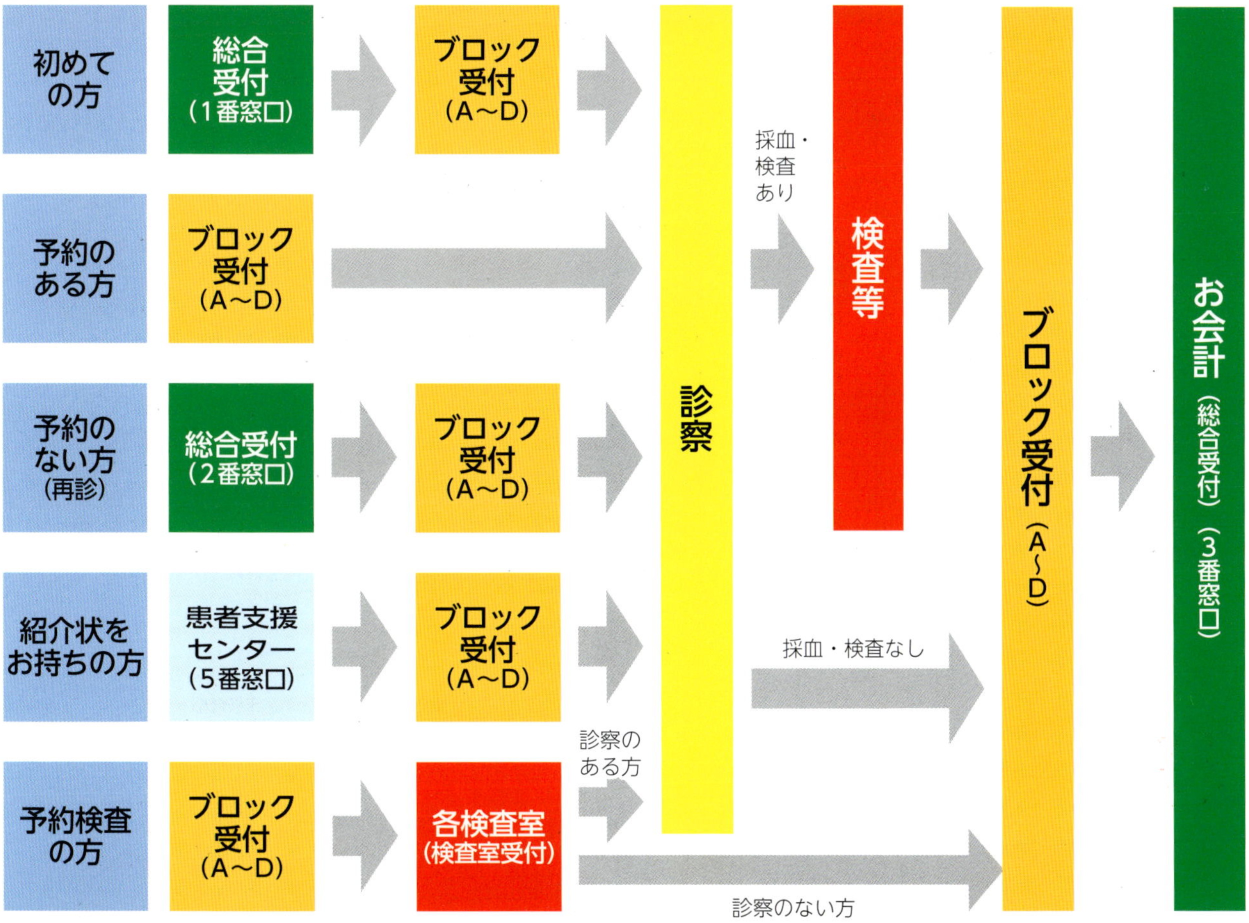

お持ちいただくもの

- **保険証**
- **診察券（IDカード）**
- **紹介状**

※紹介状をお持ちでない患者様からは初診時に「保険外併用療養費」3,090円を頂いております。

予約について

- **外来診療にお越しの方**
  外来においでの際に、診察室で次回の予約を取ることができます。
- **入院されている方**
  退院までに次回診療日の予約が可能ですので、医師または看護師にご相談ください。

フロアガイド

1F

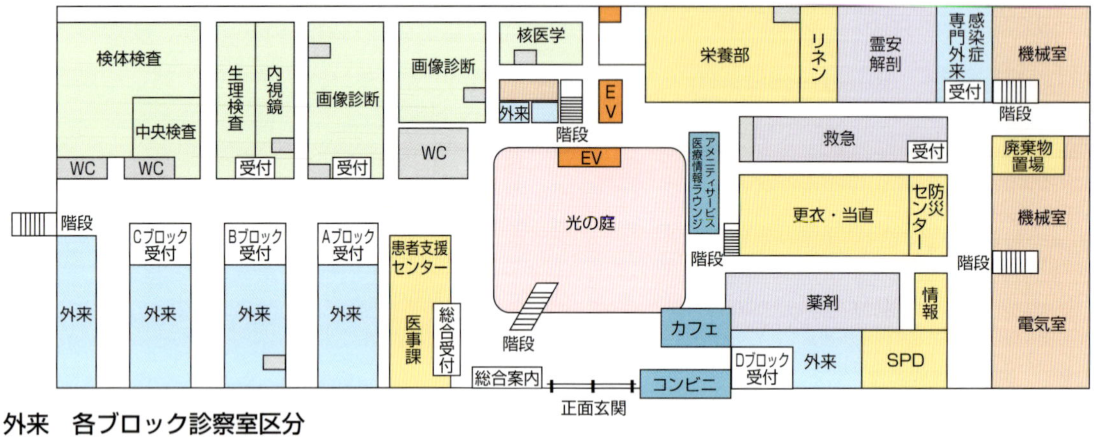

検体検査
中央検査
WC
WC
生理検査
内視鏡
受付
画像診断
受付
画像診断
WC
核医学
外来
階段
EV
EV
光の庭
栄養部
リネン
霊安解剖
感染症専門外来
受付
機械室
階段
救急
受付
アメニティサービス医療情報ラウンジ
更衣・当直
防災センター
階段
廃棄物置場
機械室
階段
階段
Cブロック受付
Bブロック受付
Aブロック受付
患者支援センター
外来
外来
外来
外来
医事課
総合受付
階段
薬剤
情報
カフェ
電気室
総合案内
コンビニ
Dブロック受付
外来
SPD
正面玄関

外来　各ブロック診察室区分

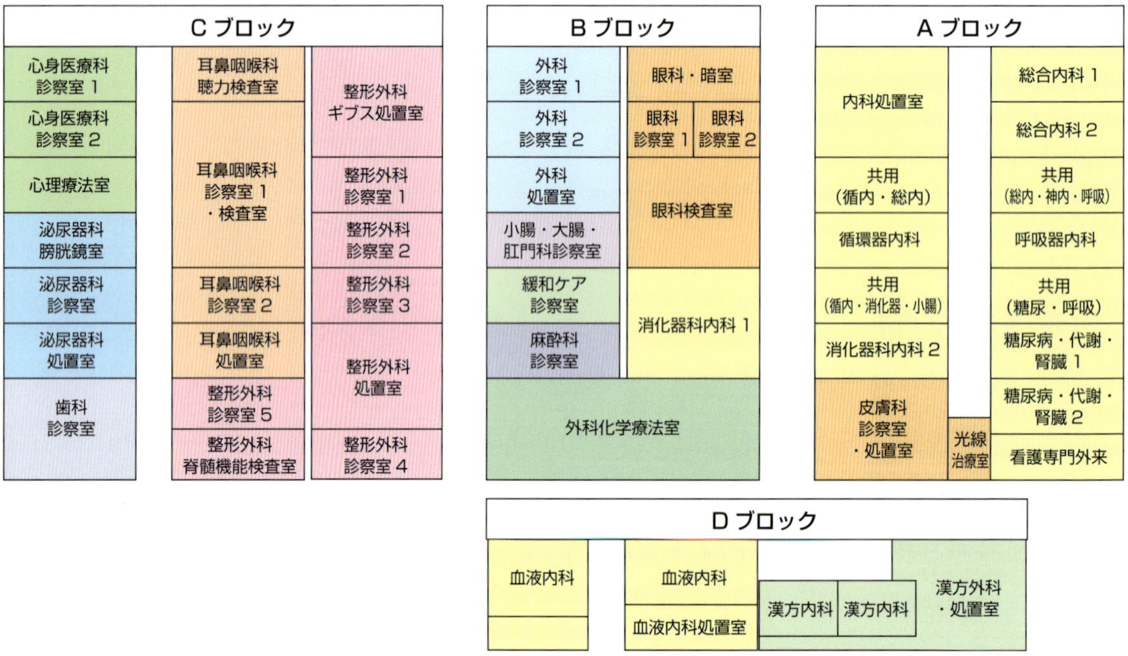

Cブロック
心身医療科診察室 1
心身医療科診察室 2
心理療法室
泌尿器科膀胱鏡室
泌尿器科診察室
泌尿器科処置室
歯科診察室
耳鼻咽喉科聴力検査室
耳鼻咽喉科診察室 1・検査室
耳鼻咽喉科診察室 2
耳鼻咽喉科処置室
整形外科診察室 5
整形外科脊髄機能検査室
整形外科ギブス処置室
整形外科診察室 1
整形外科診察室 2
整形外科診察室 3
整形外科処置室
整形外科診察室 4
Bブロック
外科診察室 1
外科診察室 2
外科処置室
小腸・大腸・肛門科診察室
緩和ケア診察室
麻酔科診察室
眼科・暗室
眼科診察室 1
眼科診察室 2
眼科検査室
消化器科内科 1
外科化学療法室
Aブロック
内科処置室
共用（循内・総内）
循環器内科
共用（循内・消化器・小腸）
消化器科内科 2
皮膚科診察室・処置室
光線治療室
総合内科 1
総合内科 2
共用（総内・神内・呼吸）
呼吸器内科
共用（糖尿・呼吸）
糖尿病・代謝・腎臓 1
糖尿病・代謝・腎臓 2
看護専門外来
Dブロック
血液内科
血液内科
血液内科処置室
漢方内科
漢方内科
漢方外科・処置室

2F

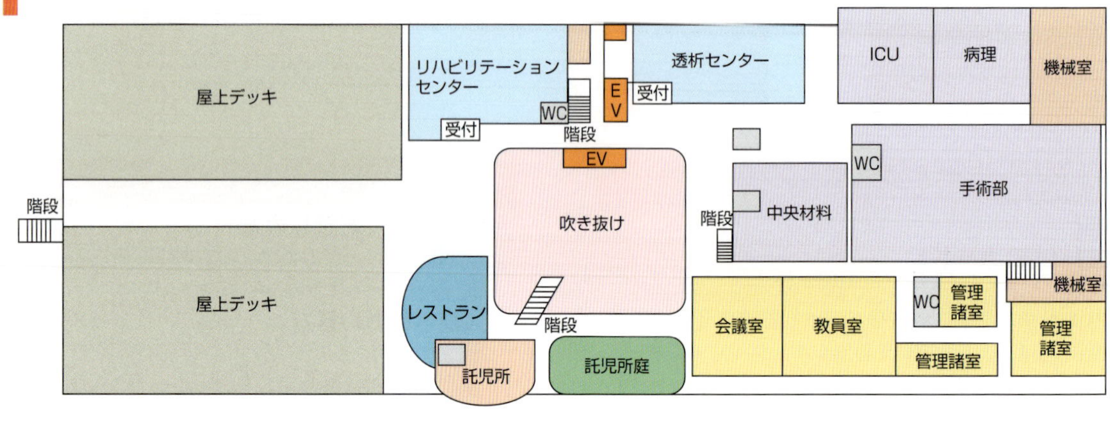

屋上デッキ
階段
屋上デッキ
リハビリテーションセンター
WC
受付
階段
EV
透析センター
受付
ICU
病理
機械室
EV
吹き抜け
WC
手術部
階段
中央材料
レストラン
階段
託児所
託児所庭
会議室
教員室
WC
管理諸室
管理諸室
機械室
管理諸室

交通のご案内

電車（JR 磐越西線）

会津医療センターの最寄り駅は「堂島駅」になります。
※堂島駅から会津医療センターまでは徒歩約 10 分です。
※広田駅から会津医療センターまでは車で約 5 分です。

会津若松駅
約 6 分
堂島駅
JR 磐越西線

喜多方駅
約 20 分
堂島駅
JR 磐越西線

会津若松駅
約 5 分
広田駅
JR 磐越西線

バス（会津バス）

会津医療センター正面玄関前に停留所が設置されています。

【喜多方から】
喜多方営業所　―　塩川　―　会津医療センター　―　アピオ　―　若松駅　―　西若松駅

（会津バス喜多方営業所）

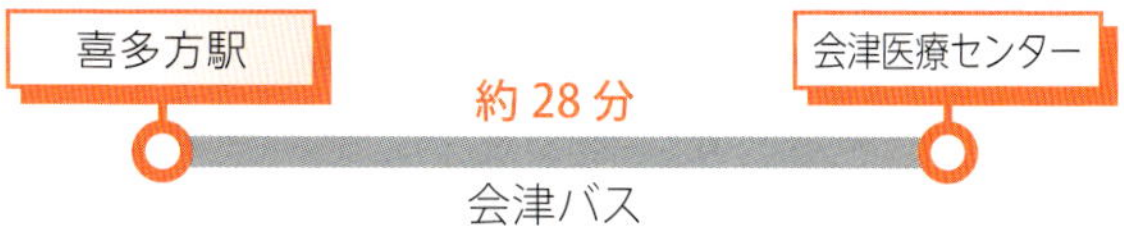
喜多方駅
約 28 分
会津医療センター
会津バス

【会津若松から】
西若松駅　―　若松駅　―　アピオ　―　会津医療センター　―　塩川　―　喜多方営業所

（駅前バスターミナル）

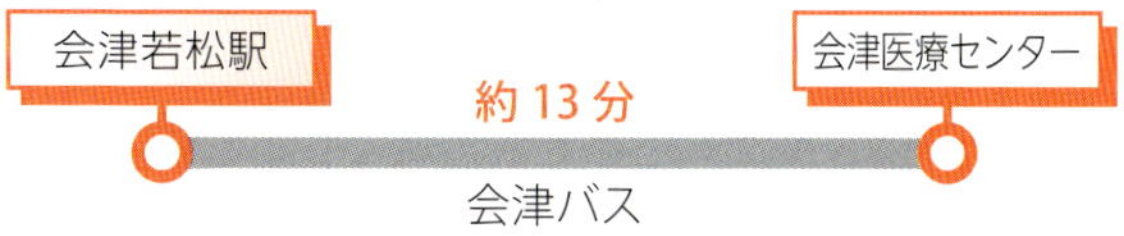
会津若松駅
約 13 分
会津医療センター
会津バス

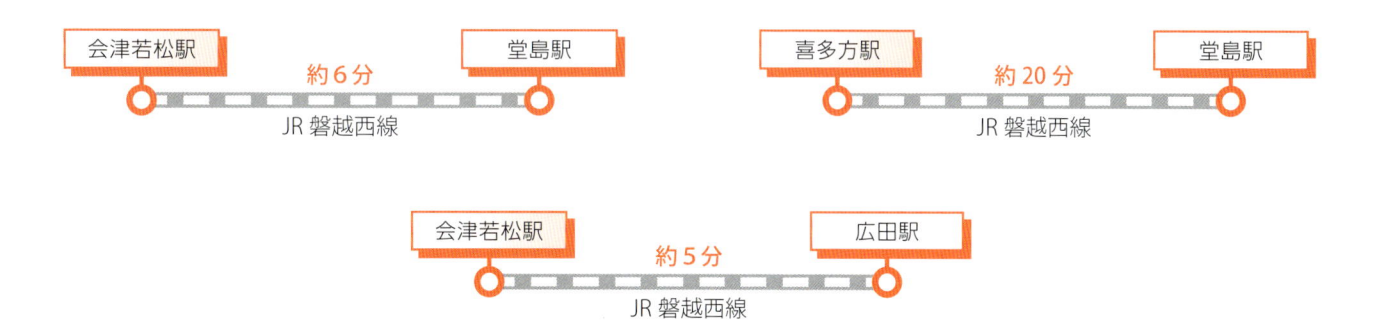

【会津坂下から】
会津医療センターから会津若松方面、喜多方方面への乗り継ぎも可能です。

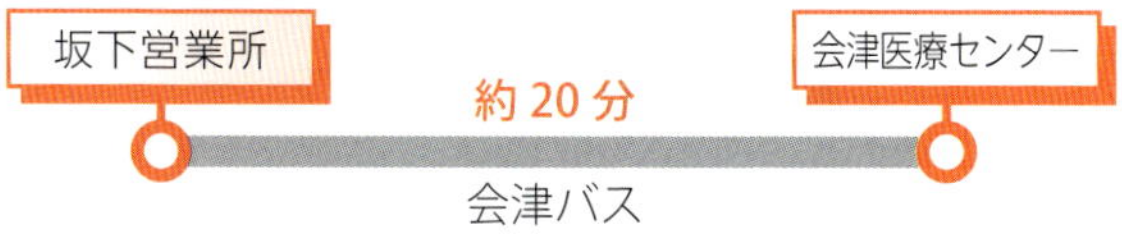
坂下営業所
約 20 分
会津医療センター
会津バス

交通のご案内

自動車

磐越自動車道　会津若松 IC から「喜多方・塩川」方面へ車で約 5 分です。

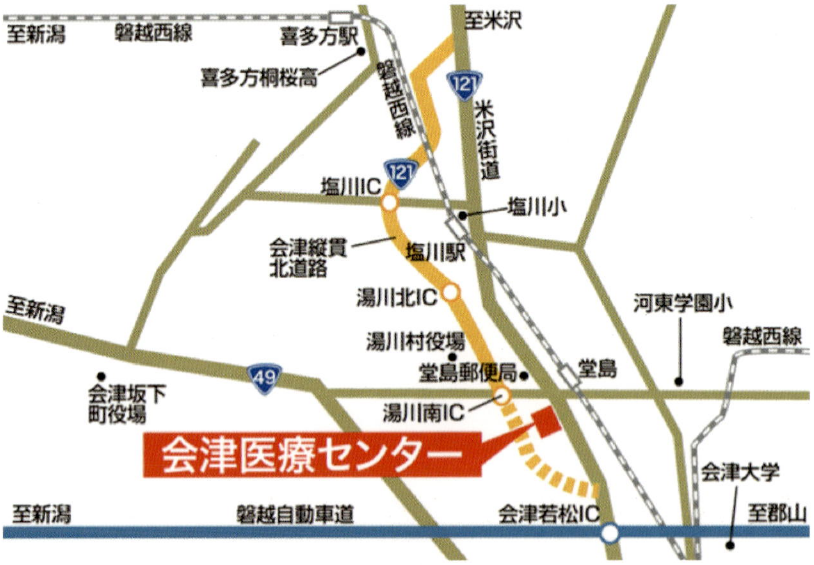

敷地案内

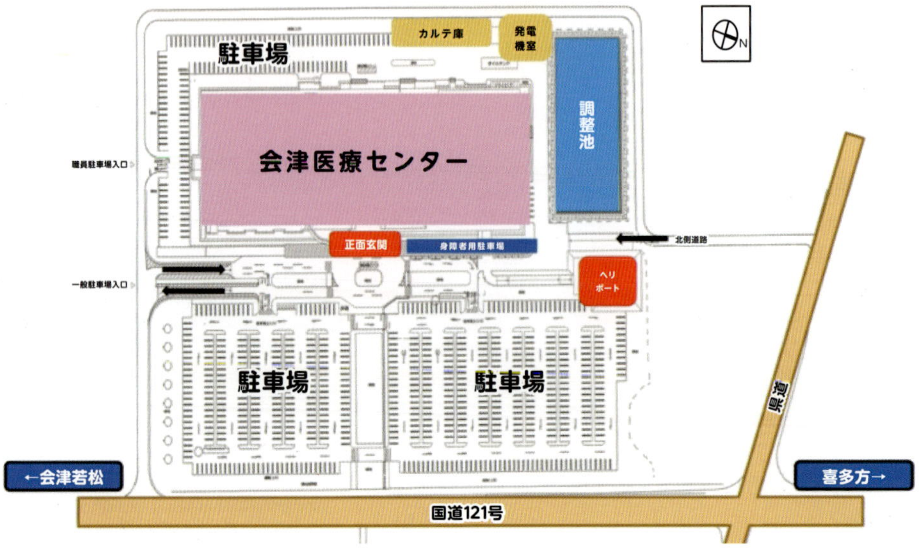

索引

症状、検査・診断方法、疾患名、治療方法やケアなどにかかわる語句を掲載しています
(読者の皆さんに役立つと思われる箇所に限定しています)。

索引

索引

索引

福島県立医科大学附属病院

〒960-1295 福島県福島市光が丘1番地　TEL:024-547-1111（代表）
http://www.fmu.ac.jp

福島県立医科大学会津医療センター附属病院

〒969-3492 福島県会津若松市河東町谷沢字前田21番地2　TEL:0242-75-2100（代表）
http://www.fmu.ac.jp/amc/

■装幀／久原大樹（スタジオアルタ）
■本文 DTP ／濱先貴之（M－ＡＲＴＳ）
■取材／伊波達也
■撮影／福田敬康
■図版／岡本善弘（アルフぉンス）
■本文イラスト／久保咲央里（デザインオフィス仔ざる貯金）
■編集協力／山田清美
■編集／西元俊典　橋口 環

福島県立医科大学附属病院・会津医療センター附属病院
最新医療がわかる本

2015年9月30日　初版第1刷発行

編　著／福島県立医科大学附属病院・会津医療センター附属病院
発行者／出塚 太郎
発行所／株式会社 バリューメディカル
　　　　東京都港区芝4-3-5ファースト岡田ビル5階
　　　　〒108-0014
　　　　TEL　03-5441-7450
　　　　FAX　03-5441-7717
発売元／有限会社 南々社
　　　　広島市東区山根町27-2　〒732-0048
　　　　TEL　082-261-8243

印刷製本所／株式会社 シナノ パブリッシング プレス
※定価はカバーに表示してあります。

ISBN978-4-86489-038-0